# 歪められた食の常識

ティム・スペクター 著
寺町朋子 訳

## 食品について聞かされた事のほぼすべてが間違っているわけ

# Spoon-Fed

Tim Spector

## Why Almost Everything We've Been Told About Food is Wrong

白揚社

ジュノーへ

# 歪められた食の常識　目次

◉〔　〕で括った箇所は訳者による補足です。

# はじめに　間違った定説はこうして生まれる

たいていの人は、食品にまつわる誤った通念を子どものころに初めて知る。私は幼いころ、いくつかの食品は特別だと聞いた。早く成長する（牛乳やシリアル）、頭がよくなる（魚）、にきびができる（チョコレート）、筋肉がつく（肉や卵）、というように。また、ポパイのように強くなれるからホウレンソウを食べなさいと言われたが、レンズ豆やインゲン豆、ブロッコリーが健康によいという話は聞いたことがない。一方、ナッツはコレステロールが多いから体に悪いスナックだと言われた。それに、まともな朝食を摂らないと病気になるとも教えられた。戦時中に育った母からは、どれほどカビが生えたって食べられなくなるものはまずないと聞かされ、食事を残すことは許されなかった。そういえば、ちゃんとした食事には必ず肉か魚が入っていたと思う。ビタミン類はとても重要な栄養素だと見なされていた。なかでも重視されたのがビタミンCで、サプリメントやオレンジジュースといった形で摂取されていた。ほかにも、当然正しいと思われていたアドバイスがいくつもある。食後一時間は泳いではいけない、寝る直前に食べてはいけない、減量には運動が大事、などだ。

実は、これらの説のうち、科学的に裏づけられているものは一つとしてなく、多くは全面的に間違いだと判明している。なのに、あまりにも繰り返されてきたせいで、私は大人になっても、それらをなかなか頭から追い払えない。私たちはみな、食品に関して似たような考えや意見をいくつも伝え聞かされている。そして、食品をめぐるアドバイスは――それが善意から出たものだろうと、そうでなかろうと――、年を重ねるにつれて増える一方だ。

脂肪を控えよう。砂糖を減らそう。一日に五皿分以上の野菜と果物を食べよう。デンプン質の野菜をもっと食べよう。食事は絶対に抜いてはいけない。少しずつこまめに食べよう。水を一日に少なくともコップ八杯飲もう。カフェインを控えよう。アルコールを控えよう。肉や乳製品を減らそう。魚をもっと食べよう。バターではなく植物油を使おう。摂取カロリーを計算して飲み物をダイエット飲料に切り替えよう。私たちは、どのように、いつ、何を食べるべきかを指示されるのに慣れてしまった。こうしたアドバイスの出どころは、いろいろだ。国が策定したガイドライン、メディア、広告、さらには食品ラベルやシリアルの箱。もちろん、病院や診療所にあるポスターや小冊子もだ。これだけアドバイスされたら、私たちはみな、本当ならもっと健康でスリムなはずだし、食生活に関連する病気にもかかっていないはずだ。だが実際には、一九八〇年以降、ほとんどの国で肥満や食物アレルギー、糖尿病の発生率が急増しているし、なぜか認知症も増えている。医療の進歩にもかかわらず、心疾患やがんの発生率は上がりつつある。最近、寿命の延びは頭打ちになっており、むしろ寿命が縮まる兆しも見えている。

食品選びでおびただしい数の選択肢を突きつけられ、誤った情報が押し寄せてくるなか、多くの人が単純で手っ取り早い解決策を求める。特に疑り深い人さえ、単純すぎるメッセージを掲げた根拠のないアドバイスをいつのまにか聞き入れていることがある。私たちは、クリーンイーティング〔加工食品や添加物を避け、なるべく自然食品を摂取する食事法〕、ビーガン食（完全菜食主義食）、ケトン食、高脂肪・低糖質食、パレオダイエット（旧石器時代食）、グルテンフリー食、レクチンフリー食など、さまざまな食習慣を勧める主張や、とにかくビタミンを補給すべきといったビタミン神話にあっさりと乗せられてしまう。もっとも、こうした食事法の提唱者や支持者は自分たちの信念に絶対の自信をもっており、その主張は説得力に満ちているかもしれない。

近年、私は栄養や食品に関する研究課題にますます力を入れている。そして、食品について言われるアドバイスの多くが、よくても誤解を招くおそれがあり、最悪の場合にはまったくの間違いで、健康に害を及ぼす危険があると知って驚くばかりだ。これから見ていくように、この状況は、アドバイスの情報源が栄養士か医師か、政府のガイドラインか、科学論文か、友人や家族の話かを問わず当てはまる。どうして、しかるべき資格のない人びとが最高の食事法を指図するような混乱が起きてしまったのだろう？　こんな状況は、医学や科学のほかの分野では見られない。

これにはたくさん理由があるが、食品や栄養についての理解を妨げている大きな障害を三つ指摘すれば、デタラメな科学、研究結果の誤解、そして食品業界だ。食事は誰もが必ずするもの、つまり誰もがもっている最も重要な薬である。すぐにでも、最適な食事法について学ぶ必要がある。

科学は単純ではない。食品と健康にかかわる栄養の研究は、特に新しい科学分野の一つであり、多くの国では一九七〇年代になってようやく登場した。加工食品産業が成長し、栄養不足を予防するため政府にアドバイスを求める声が高まったのを受けてのことだった。ほとんどの国では、栄養学はいまだに医学の領域とは見なされておらず、これら二つの領域には接点があまりない。栄養学を学んでいる医師はほとんどいないし、その逆もそうなので、医薬品の試験や食品業界への対応で生まれた経験、研究手法、試行錯誤が、栄養学者に十分に伝わっていない。栄養学では現代が抱える最重要課題のいくつかが研究されているにもかかわらず、栄養学分野は科学のなかでも特に地味で重要性も低いと見られている。私は栄養学を扱うゾエ社（ZOE）と緊密に協力している。ゾエ社では、一般に栄養学より華やかだと思われている天体物理学や数学、経済学の分野でキャリアを始めた人びとを、食品関連のビッグデータを分析する優秀なアナリストとして採用してきた。だが、世の中の栄養学研究者のほとんどは、わずかな例外を除いて相変わらず孤軍奮闘しており、自分の大学や研究助成機関から見捨てられ過小評価されているように感じている。ちなみに、そのような機関のほとんどは、食品業界から資金提供を受けている。研究者たちは、ぜひとも必要な大規模臨床試験を実施できず、ほとんどの時間を教育や、食品に関する短期間の小規模研究に充てるしかない。

ここで、はっきりさせておこう。食品について優れた研究をおこなうのは難しい。それに、ある食品と別の食品についてや、ある食事法と別の食事法について、人間を対象として比較するのに必要な長期間の大規模試験を実施するには、資金援助がはなはだ不足している。新薬を市場に送り込む費用は一〇億ドル近くにのぼるが、食品や食事法の評価に使われている金額は、その足元にも及ばない。このようなわけで、食品の健康効果やリスクについて言われていることの情報源はほとんどの場合、信憑性《しんぴょうせい》の疑わしい試験管内の研究か、人間の疾患とはほとんど関連がない人工的な疾患を起こしたげっ歯類での小規模な研究なのだ。毎日のように、メディアでは新しい研究成果が報じられる。典型的な例を挙げると、二〇一九年、クルミを毎日食べればがんや大腸炎を予防できるという報告が大きなニュースになった。だが実のところ、その科学論文に書かれていたのは、化学物質を与えて人間の疾患に似た症状を引き起こしたマウスにクルミを二週間与えると、代謝プロファイルがわずかに改善したことだけだった。(1) それは小規模な研究で、栄養学の地味な専門誌に掲載された。研究に出資したカリフォルニアくるみ協会は、ニュースがただで宣伝してくれたのを喜んだに違いないが、このような研究は、ほとんど役に立たない。なぜなら、ほかにも似たようなマウスでの実験がわりと安い費用で山ほど実施されるのに、出資者にとって「適切な」結果が出なければ、研究結果は決して報告されないという事情があるからだ。

それでも科学研究のレベルは向上しており、数万人、数十万人の人びとを何年も追跡する大規模な観察研究を科学的根拠として利用できるようになってきた。このような研究は重要な知見をもたらしているが、単純でしばしば当てにならないアンケート調査の結果に基づいている場合も多い。かつては食生活のデータを集める手段がお粗末だったので、太っている人は食品の摂取量を決まって少なめに報告し、痩《や》せている人は決まって多めに報告する傾向があった。またほとんどの人は、総じて、健康に悪いと見なされている食品の摂取量を少なめに報告する。ただこうした傾向については、スマートフォンのカメラやアプリを利用する新しい技術によって急速に改善されつつある。

二〇一八年には、栄養学分野やその観察研究をきわめて批判的に要約した論文が出され、肯定的な結果がいつも大げさに報告されるといった栄養研究の多くの欠陥が指摘された。

また、栄養研究（たとえば卵、乳製品、精製穀物、豆に関する研究）をすべて合わせた大規模なメタ分析によれば、研究対象となった一二の食品グループすべてで、死亡リスクの上昇または低下とのあいだに関連があったという。[2]もちろん、そんなことは実際にはまずありえないだろう。しかし、そのような研究結果は、食品を健康によいか悪いかの両極端に二分する非現実的な判断を助長するうえ、私たちはみな、それを信じやすい。

食品と疾患のつながりについて、相関がありそうなものを何百、何千も調べると、どうしても偽りの相関が見つかる。信頼性のある研究の実施という点で、栄養研究は薬物研究よりはるかに難しく、薬物研究とは異なる独自の研究評価フレームワークは、二〇一九年に初めて提案されたばかりだ。[3] 薬物研究で用いられる厳密な基準を食品に適用したせいで、誤った結論が得られた研究もある。

二〇一九年、カナダの研究グループが、結局のところ肉を食べても健康に問題はないと発表し、メディアに大きく取り上げられた。ところが、研究者たちが、データを要約する際に利用可能な研究の半数を除外していたことや、食品業界から秘密裏に多額の資金援助を受けていたことが判明した。カナダの研究グループはその二年前にも、砂糖は健康に悪いわけではないとする、やはり物議をかもす論文を発表していた。[4]

科学研究のせいで、食品に対して過度に単純化した見方がなされるようになった。これは、二〇年前の遺伝学に対する見方と同じだ。私がかかわった初期の遺伝子研究では、数百個のマーカーを用いることで、長い遺伝子配列と疾患のあいだに何百もの関連がある可能性が見出された。私たちの研究では、肥満、老化、骨《こつ》粗《そ》鬆症《しょうしょう》、糖尿病などに関連する新しい遺伝子が数多く発見され、かなりの注目を集めた。それ自体は科学者としての私のキャリアにとってはありがたいことだったが、そのほとんどは何の成果にもつながらなかった。新しい遺伝子チップテクノロジーによって、私たちの遺伝子はこのうえなく複雑なことがわかり、DNA上の「遺伝子領域」と呼ばれる部分一つに、以前には検出できなかった二〇〇〜一〇〇〇個ものまったく異なる遺伝子が含まれていることがたびたび示された。こうして、よく見られる病気や健康障害について、それを引き起こす単一の遺伝子を発見できるという考えは誤りだとわかった。遺伝子研究による、こうした「発見」と呼ばれたもののいくつかは、実用化への期待から数億ドルで売れたが、ほとんど役に立たなかった。

今日、食品でも同じような状況がある。食品の特性についての主張が科学的根拠に基づいているように見えても、根拠として用いられているデータは、単純な試験管での研究の結果であることが多いのだ。そのような研究では、人間やマウスの培養細胞に、特定の食品に含まれている一つの物質や、食品を加熱調理したときに放出される一つの物質を大量に加える。このようなやり方で試験された場合、ほとんどすべての物質が「安全でない」ということになる。言い換えれば、少なくとも、わずかに発がん性があることがわかるのだ。食品業界は逆に、一つの物質の作用を小規模な研究で調べることによって、食品の安全性や効能を示そうとする。だが、ほとんどの食品には何千種類もの物質が含まれているので、人工的につくり出した条件下でのように、一つの物質だけに私たちがさらされるということは決してありえない。だから、たとえそのような研究の結果に信頼性があり、ほかの研究グループによって結果が再現されたとしても（実は、再現されないこともよくあるが）、その結論にはつねに疑問の余地がある。

問題の一部は、食品科学が、食品の栄養素をわずか三つのグループ、つまり糖質と脂質とタンパク質に分類するという二〇〇年近くも前の誤解に基づいていることにある。これら三大栄養素はエネルギー（カロリー）源と見なされ、不足しないように適切な割合で摂取することが必要とされた（なお、あとで見ていくように、カロリー自体も問題のある概念で、測定単位としてまるで当てにならない）。だが、すべての食品を三つのグループに分類するのは、すべての人間をアフリカ人、ヨーロッパ人、アジア人に分類し、この粗っぽく分けたグループごとに標準的な治療法を勧めたり、健康状態や体力、知性の違いを探したりするようなものだ。たとえば、糖質を含む食品とタンパク質を含む食品は区別できるという考えは、多くのダイエット提唱者や医師が勧めているし、政府のガイドラインでも奨励されているが、科学的には意味をなさない。なぜなら、どの食品も糖質や脂質、タンパク質が複雑に混ざり合ってできているからだ。科学研究が恐ろしいほど単純化されて誤解を招いているというのに、それをもっとやさしく書き直して規則やガイドラインに落とし込んだら、伝えるべきことがいっそう歪曲されやすくなるだけだ。

問題は科学研究のやり方だけではない。研究結果が別の意味に解釈されたり誤解されたりすることも、同じくらい大きな問題だ。さまざまな研究から数多くの結果がもたらされるわけだが、興味深い知見や健康リスクに関する情報は、ネタ探しに躍起になっているジャーナリストに必ず拾い上げられ、衝撃的で誤解を与えかねないニュースに化ける。ある横断的集団研究〔集団を対象とし、ある時点で病気の有無と種々の要因の有無を調査して、病気と要因の関連を調べる研究〕で、一日にベーコンの薄切りを二枚食べると、心疾患になるリスクや死亡するリスクが上がることが示されたとしよう。それを信用しても別にいい。だが、この結果を拡大解釈して、一日にベーコンの薄切りを二枚食べると寿命が一〇年縮まると考えるのは、とんでもないことだ――これでは習慣的な喫煙による健康上のリスクをも上回っている。同じように、健康食品のなかには途方もない宣伝がなされているものもある。たとえば、特定のナッツやベリーを一握り分食べるだけで、寿命を一五年延ばせるといった話がそうだ。また、毎日ワインを小さなグラスで二杯飲むと、たとえば、ある種類のがんになる相対リスクが（飲まない人に比べて）一〇パーセント上がるかもしれないが、そもそも、ある人がそのがんになるリスクは、おそらく一万分の一（〇・〇一パーセント）にも満たなかったりする。そのようなリスクの情報は、あの手この手で私たちに伝えられるので、それらを読み解いて正しい情報を引き出せる人は少ないだろう。

だが問題は、誤ったニュースが大々的に報じられることをはるかに超えている。このような単純化されたり誤解を招いたりする科学的知見を基に、政府によって食事ガイドラインが策定されることがよくあるのだ。第二次世界大戦中に配給制が敷かれた時期、政府は国民に何を食べるべきかについて指示し始めた。当時は食料資源を辛うじてもたせている状況でありながら、政府は健康な国民を大勢必要とした。肥満はごくまれにしかなく、公衆衛生上の最大の課題は栄養失調だったので、政府はビタミン欠乏症の予防に役立つアドバイスを出した。この取り組みが早々と成功したことで、その後の六〇年間が定まった。そして、主要な栄養素と疾患のあいだに関連があることが集団を対象とした調査によって示されていたのを根拠に、健康問題は、ビタミンCを補給する、あるいは脂質の量を減らすというように、食品に含まれている特定の主要な栄養素の量を変化させれば解決できるという考え方が固まった。その結果、脂質は何十年ものあいだ悪者扱いされることになり、脂質の代わりに糖質やタンパク質の摂取を増やすことが奨励された。こうして、低脂肪の加工食品が誕生した。今では、脂質の摂取が心疾患のリスクを高めるとする脂質仮説は覆され、この問題は決着している。しかし、代わりに新たな悪者として砂糖が集中攻撃されており、さまざまな低糖の加工食品が開発されている。これまで私たちは、何か一つの食品を危険視したとき、「どの食品に置き換えられるか?」とはまったく問わなかった。そして、脂肪含有率（パーセント）の数値をいじくり回しているうちに、さまざまな健康によい食品のことを忘れてしまった。私たちは、もっとこまめに食べたほうがいいとアドバイスされ、食欲をそそるスナックや、より加工度の高い低脂肪食品にこれまで以上に手を伸ばすようになり、子どもたちにもスナックや低脂肪加工食品を食べさせた。結果として、肥満や病気になる人が増えた。

さらに、一つの成分に注目して、食品が健康によいか悪いかを判断するという問題もある。果糖（フルクトース）は多くの果物に含まれている一般的な糖で、バナナに含まれている六〇〇種類以上の物質の一つにすぎない。だが、バナナは果糖の含有量が多いので食べないほうがいいと言われたりする。目下、非難される物質としては、レクチンもある。レクチンは、人間にとって有毒な生の豆に含まれているタンパク質だ。しかし、レクチンを含む食品を悪いと主張する人びとは、インゲン豆やレンズ豆、ナッツといったレクチンの多い植物には、この世界で最高の食事の鍵となる健康によい物質が何千種類も含まれているという事実を無視している。植物は、かつて想像されていたよりはるかに複雑な生き物だということがわかっている。植物に含まれている物質の多くはポリフェノールという防御物質で（かつては抗酸化物質と呼ばれていた）、現在では、がんなどの病気との闘いにおいて、健康を守る重要な役割を果たすことが知られている。ポリフェノールの重要性は長いあいだ見過ごされてきた。なぜなら、私たちの体に直接作用しないからだ。というよりも体は、手助けなしにはポリフェノールをまったく利用できない。手助けをしてくれるのは、最近発見された「臓器」、すなわち腸内微生物叢《びせいぶつそう》（マイクロバイオーム）だ。

腸内微生物叢の研究からは、何十年ものあいだ、私たちが食品に対して、いかに単純すぎる見方をしてきたかということがわかる。腸内微生物叢は一般的な意味での臓器ではなく、微生物のコミュニティであり、その全重量は脳と同じくらいある。腸内微生物叢は最大一〇〇兆個の細菌、真菌、寄生虫、それに五〇〇兆個のウイルスの集まりで、その数は人体の細胞数より多い。微生物の大多数は大腸に生息しており、免疫細胞の多くと一緒に働く。それぞれの微生物は何百種類もの物質を生成することができる。つまり、免疫系を調節するミニ工場として機能し、気分や食欲をも左右しうる脳内物質を含めて、血中の主要な代謝産物やビタミンの多くをつくり出している。体内のほかの部分と違い、さまざまな腸内微生物の集まりやそれらの遺伝子、あるいはそこで生成される物質は、一人ひとりに固有で個人差がある。遺伝子が同一の一卵性双生児でも違うのだ。

この新しく仲間入りした「臓器」のおかげで、食品に含まれている何千種類もの物質と何千種類もの微生物種とが相互作用して、体にさまざまな影響を及ぼす物質が五万種類以上つくられていることがわかってきた。食品を摂取することは私たちのためになるわけだが、それは同じくらい腸内微生物のためにもなるのだ。以上からわかるように、食品が体に及ぼす影響は一人ひとりで大きく異なる可能性がある。今はまだ、腸内微生物叢の分野を牽引する研究者はほとんどいない。この分野の教育を受けた専門医も栄養士も栄養アドバイザーもいない。腸内微生物叢分野は遺伝学や微生物学、コンピューター科学、生化学にまたがる手強い研究分野だと捉えられており、この分野に飛び込むことは、栄養士にとってリスクを伴う孤立無援のキャリア転換だと思われている。おまけに、こうした食品のアドバイザーたちは、新しい科学の進展にまったく追いついておらず、腸内微生物叢研究が一時的な流行で終わってしまうのを願っているというありさまだ。

私たちはみな画一的な機械であり、食品に対して同じように反応するという前提は、食品をめぐる通説のなかでも、危険でありながら最も広く浸透しているものだ。この考え方が、すべてのいわゆるダイエット法の基礎になっている。だが、一人ひとり異なるのは体内の微生物集団だけではない。第1章で取り上げるように、健康な人びとでも、同じ食品に対する血糖値の反応に一〇倍も差があることがある。食品に対する反応は、同じ食品でも一人ひとり違う。だから、みなが同じアドバイスやカロリー制限に従えばいいという考えは、もはや筋が通らない。標準的な車のシートは平均的な人の体格に合わせて設計されているので、調節しない限り、すべての人にとって座り心地がいいわけではないというのと同じだ。そしてついでに言えば、一日に必要な摂取カロリーを決めたり、食品の必要量を性別で決めたりといったこともばかげている。食品業界は、一人ひとりの代謝の違いや食品に対する反応の違い、それに個人に特有の腸内微生物について、意図的に無視する、あるいは重視しない方針を採ってきた。それは、簡潔なメッセージのほうがマーケティングの効果が高いからということもあるが、食品添加物の腸内微生物に対する安全性の検査や追加の試験を何としても避けたいという理由もある。

ここで、危険なまでに不正確な食品情報を生み出している最大の元凶に思い至る。それは食品業界だ。私は研究を通じて、食品業界が驚くほど有害な影響をもたらしていることに気づいた。最近まで、ほんの一握りの企業が巨大で無尽蔵の財源と力をもっており、あらゆる人びとに影響を及ぼしていることを私は知らなかった。現状をより多くの人に知ってほしいということも、この本を書いた目的の一つだ。これらの企業が、増加する人口を支えるだけの食料を供給できることや、腐敗しにくく日持ちし、食欲をそそる安価な食品を次から次へとつくり出せることは、高く評価すべきだ。しかし、少数の超大手が、あまりにも強大な力を急速につけてしまった。ネスレ社、コカ・コーラ社、ペプシコ社、クラフト社、マース社、ユニリーバ社などの収益は、それぞれ単独で世界の半数以上の国の税収を凌駕《りょうが》する。食品大手トップ一〇が、世界中の市販食品の八〇パーセントを握っている。各社の二〇一七年の売り上げは平均で年間四〇〇億ドルを超え、(5)二〇一八年の利益は総計で一〇〇〇億ドルを上回った。こうした世界的コングロマリットは、一九七〇年代に急成長した。スーパーマーケットや、長期保存が可能な加工食品が登場したことに加え、これらの企業が、特にテレビを通じて家庭にメッセージを送り込めたことが、その要因だ。一九八〇年代には加工食品にビタミンを強化する傾向がさらに増し、低脂肪や低糖や減塩を謳った商品が飛ぶように売れた。食品業界は小躍りしながら、国の栄養専門委員会のアドバイスに従って低脂肪、低コレステロール、低糖、減塩、高タンパク質の超加工食品、言い換えれば食品のジャンクバージョンを生産したが、その委員会に影響を与えていたのは食品業界だった。これらの加工食品は、本来の自然な食品より安く生産できるので利益率が高く、品質保持期間も長いため、市場が世界に広がった。

おまけに、今やそれらの企業は、カラフルな「低脂肪」や「ビタミン添加」などの文言に加え、さまざまな健康機能表示を添えることによって、どんな超加工ジャンクフードでも、認可された、一般食品に代わる健康的な食品として売り込めるようになった。たとえば、いかに巧妙なマーケティングによって、人工着色された朝食用シリアル——おもな原材料が砂糖だったり、マシュマロやチョコレートの塊が入っていたりする——が、お菓子ではなく子ども用の健康的な食品に見えるように信じ込まされたか(そして今も信じ込まされているか)を見てみるといい。ヨーグルトは、食品のなかでも特に微生物が豊富で健康によいものだ。ところが、ほとんどの国ではもはや、超加工食品ではないヨーグルトにはなかなかお目にかかれない。つまり、余分な砂糖、果肉もどき、人工香料が入った合成代替品である低脂肪ヨーグルトばかりなのだ。しかもどのヨーグルトのラベルにも、何らかの健康機能が表示されている。砂糖が山のように入ったスナックバーは、食物繊維やタンパク質や要りもしないビタミンが少々入っているというだけで、今では健康的だと表示されている。二〇種類以上の原材料が使われているレンジ調理食品には今や、健康によい低脂肪や減塩といった、実際とは違う表示がなされている。また、糖尿病を引き起こしかねないスムージーやジュースは、「一日に五皿分の果物や野菜を食べよう」という食事ガイドラインを守るのに有用であるかのように装っている。

はっきり言えば、食品業界に君臨する大手は業績が非常に好調で現状維持を望んでおり、そのためには金を惜しまない。確かに、巨大な食品会社や飲料会社が合併して規模と力を拡大するなか、多くの人が、外からでも職業倫理がよくわかる地元の小さな企業に信頼を置くようになり、大規模小売店を敬遠しつつあるという流れはある。とはいえ、多国籍企業が小規模で倫理的な有機食品会社を恐ろしい勢いで買収している現状では（アマゾン社が自然食品スーパーのホールフーズ・マーケット社を買収したように）、どの企業が善か悪か、どの企業を信頼すべきか、しないべきかを見極めるのは難しくなる一方だ。多国籍企業は、エネルギー摂取量に占める主要栄養素の割合を定めた現在の食事ガイドラインをおおいに気に入っている。なぜなら、そのおかげで大きな自由が得られるし、超加工食品の消費の着実な伸びに注目されずにすむからだ。食品・飲料業界は自分たちの国内市場や利益を守るため、ロビー活動に何億ドルも投じている。二〇〇九年、業界上位企業はアメリカだけでロビイストたちに五七〇〇万ドル以上の報酬を払ったことを明らかにした。[6] このお金は、保健当局者に影響を与えるために使われる。企業関係者は、専門家からなる国の食事ガイドライン委員会に席を得ることもよくあり、多くの場合、委員会の報告を国民に説明する政治家に影響を及ぼす。また、企業関係者は、ほかにもさりげない方法で委員会に影響を与える。ガイドラインを作成する科学者のほとんどが、個人的なコンサルタント業務の報酬や研究助成金を食品会社から受け取っているのだ。だからといって、必ずしも科学者の考えにバイアスがかかっているわけではないが、企業の意向が反映されやすくなるという面は否定できない。

重要なことだが、食品会社は研究課題も設定する。アメリカでは、食品業界が食品研究の資金の七割を提供している。ほかの国々でも同じような状況だ。砂糖や低脂肪食品の販売を促進している企業は、研究者に気前よく助成金を出して、業界に好都合な研究を後押ししている。たとえば、低カロリー食品のメリットを探る研究、食事に含まれる飽和脂肪酸がどれほど健康に悪いかを厳密に検討する研究、(偏った食事ではなく)運動不足が肥満の蔓延のおもな原因であることを調べる研究などだ。こうした抜け目のない策略により、食品研究分野では数十年にわたり、添加物だらけの超加工食品という真の問題に目が向けられず、結果として低品質の健康に悪い加工肉製品などの食品が大量に摂取され続けた。ちなみに、たばこ業界が一九六〇年代から一九七〇年代に私たちの目を本当の科学からそらすことができたのも、まさしく同じやり口による。食品業界の企みが成功したせいで、ジャンクフードの悪影響を未加工食品と比較するまともな臨床試験が初めて実施されたのは、二〇一九年になってからだった。(7)

ほかに、食品業界が製薬会社から学んだ奥の手がある。有力な栄養専門家に、贈答品や会議や特定の情報を通じて影響を及ぼせることだ。彼らの所属機関に資金を援助するというやり方もある。製薬大手と同じく、食品業界は人工甘味料などの製品の安全面に関して、小規模で決め手に欠ける研究を通じて、誤った情報を広めた。食品会社はまた、支持者やインフルエンサーに報酬を払って、自分たちの考えに合わない結果の出た、より大規模で決定的な研究に疑問を呈してもらったり、顧問弁護士や巨額の広告予算を利用して、自分たちのやり方に反対する活動家をたきのめしたりする。現役の栄養研究者が、援助を希望するスポンサー――言い換えれば、研究者に影響を及ぼしたいと思っているスポンサー――なしに高額な臨床研究を実施することは難しい。私自身、潔白とは言えない。一〇年以上前になるが、臨床試験をおこなうために製薬会社から資金提供を受けたことがあるし、ヨーグルトと腸の健康について研究を進めるため、ダノン社から資金を出してもらっている。資金援助がなければ、研究に取りかかれなかっただろう。その意味では、自分にバイアスが入り込んでいないとは言い切れない。偶然かもしれないが、朝食に関するアドバイスについて『ブリティッシュ・メディカル・ジャーナル』誌に批判的な論評を発表してから三週間後[8]、私はケロッグ社から、同社の腸研究プログラムの顧問にならないかと非公式に打診された（この話はお断りした）。私のような研究者は、何十億ドルもの研究資金をもつ食品業界、すなわち巨人ゴリアテに、戦いを挑むダビデになったかのように感じることがある。

二〇〇〇年代に少数の人びとが、食事に含まれる飽和脂肪酸が健康にとって一番の問題だという通説に疑問をもち始めた。不当にも当時、これらの人びとは極端な信念に凝り固まっていると多方面から見なされた。自分がダイエットに関するプランや記事、本を販売していて、それに沿った思惑があるはずだと思われたのだ（実際にそのようなケースもあるにはあったが）。栄養以外の分野では、科学者や役人が誤りを認めることが確かにある。たとえば、二〇〇〇年ごろには、ディーゼル車はガソリン車より環境に優しいことがデータで示されていると言われた。だが二〇一八年、各国の政府はディーゼル車を推奨するのをやめ、ガソリン車や電気自動車に切り替えるべきだと発表した。政府は誤りが起きたことを公に認め、ドイツの自動車業界とそのロビイストたちが虚偽の情報を多数広めたことが明らかになった。ところが栄養分野では、話は違った。当局は、誤りが起きたことも修正が必要なことも認めない姿勢だった。さらに当局は、栄養に関する情報を修正するとしても、その科学的議論に最初から食品業界などの利害関係者を参加させたうえ、科学的知見を国民へのメッセージに落とし込む段階にも彼らを関与させて当然だと考えた。

情報を修正するまでには何年もかかる可能性があり、時間が長くかかるほど混乱がひどくなった。科学的知見に対する疑問が噴出し、特定の食品が、健康に悪い可能性があるとして集中攻撃されることが多くなった。一方、超加工食品が標的になることはあまりなかった。要するに、食品業界が勝つことが多かったのだ。

だが、状況は変わり始めている。この本では、食品をめぐる特に根深くて危険な通説をいくつも取り上げているが、希望がもてる理由はある。二〇一八年六月にチューリッヒで開催された栄養関連の学会で、私は変化への転換点を目の当たりにした。その学会は『ブリティッシュ・メディカル・ジャーナル』誌と多国籍生命保険会社が主催したもので、世界中から栄養専門家が集まった。私はその日、幅広い層の医療従事者が栄養学の定説に公然と異議を唱えていることに気づいた。たとえば、一般開業医たちが診ている2型糖尿病の患者たちは、最初に摂取カロリーを制限してから低糖質で高脂肪の食事を実践することによって、薬を使わずに糖尿病を管理していた。その効果はランダム化比較試験によって裏づけられたが、こうした糖尿病の管理法は、まず薬を勧める公式の治療指針や、糖尿病患者は特に脂肪を避けるように推奨するガイドラインとはまったく相容れないものだった。また、臨床医たちが、「きちんと食べる」ことの理念を支える柱の多くが、何十年も前の欠陥のある研究に基づいていることを認めていた。さまざまな研究から、たとえば糖尿病患者は塩分を制限すべきだといった実証ずみの治療法によって、実際には死亡リスクが高まることが今では示されている。ほかにも、高名な疫学者たちが、発展途上国でおこなわれた大規模な集団観察研究の結果として、飽和脂肪酸の多い食事により心疾患や糖尿病が実際には予防されたことを報告していた。低脂肪食が高脂肪の地中海食より健康に悪いことや、脂肪をどれだけ食べたかより、ほかに何を食べたかのほうが健康にとって重要であることを示す大規模な長期試験の結果も相次いで発表されていた。

私はこのチューリッヒの会議で、初期段階の研究データを発表した。食品に対する体の反応に大きな個人差が見出されたことを報告し、すべての人に適用する目的で詳細な国の食事ガイドラインを作成するのは非論理的で難があると指摘した。当初のガイドラインの大部分を作成したのは、アメリカのハーバード大学やタフツ大学といった世界有数の研究所の栄養専門家たちだが、彼らはこのところ、ガイドラインの修正が必要だと認めている。イギリスを含めた各国の当局は、アメリカより頑《かたく》なかもしれない。それでも、改革を求める一流の専門家が今や増えているので[9]、変化を受け入れようとしない役人、委員会、食品業界のロビイストでさえ、この潮流を止められないだろう。今初めて、私などの科学者は、嘲笑や中傷を受けたり無視されたりすることなく、過去数十年にわたって信じられてきたダイエットをめぐる通説に公然と異議を唱えることができる。私たちは、主要栄養素や個々の食品をめぐる定説が正しいのかどうかや、ほかに正しい説があるのかどうかについての論争にずいぶん悩まされてきた。だが今なら、その気になれば、もっと視野を広げて、栄養に関する物事の全体像をとらえることができる。

私は科学者で、医師でもある。この一〇年にわたって、自分が見出したことに衝撃を受けてきた。発見は今も続いている。今では、従来の方法で学んだ食品や健康の多くの面について、自分の意見を改めている。前著『ダイエットの科学』（白揚社、熊谷玲美訳）では、特定の食事法《ダイエット》を取り巻く通説に焦点を当て、腸内微生物叢について紹介した。研究を続けてきた今、食品のテーマ全体をはるかに広く、深く考える必要に迫られている。この本は、食生活を考え直すことや、食についてより賢明な問いかけをして科学研究や科学的知見の報告に現在より高い基準を求めることが今すぐ必要だという思いから生まれた。これからわかるように、栄養研究は現在の科学で特に進展の早い分野の一つだ。そして、この本では、キングス・カレッジ・ロンドンの私のすばらしい研究チームや世界各地の共同研究者たちと進めている先駆的な研究を含めて、最新の科学的知見も参考にしている。食品選びが環境と結びついているのは疑う余地がない。それを踏まえると、食品選びは、もはや自分自身にとってだけでなく、地球や将来の世代にとって重要だ。食品科学はほかの分野に後れを取っているが、歴史のこの重要な時点において、最終的に最も重要な分野になる可能性がある。ここ一〇年のうちに、この本で取り上げたテーマ——ダイエット飲料、ビーガン食、魚の摂取、カフェイン、ビタミンサプリメント、妊婦へのアドバイス、有機食品、環境への影響など——のほとんどについて、私の考えは変わった。そして、あなたもそうなるかもしれない。

　私たちはみな、終わりのない複雑な食品選びを日々迫られながら、人口過密で温暖化の進む地球の行く末に注目している。その地球に住む人びとの半数が肥満だ。食品と健康について、単純な白か黒かの答えはない。だが、どこでどう丸め込まれたのかに気づけば、健康によい食生活を取り戻すのに役立つはずだ。そのようなわけで、私たちはみな、毎日口にする食品やその背後にある科学的根拠について、急いで学ぶ必要がある。[10] 知識を身につければ、煙幕に惑わされることなく、より確かな情報に基づいて、一人ひとりに合った食品選びができるようになる。

# 1 個人差

## 定説　栄養ガイドラインや食事法はすべての人に適用できる

人間は複雑な生物であり、私たちの健康は多くの要因によって影響を受ける。年齢や遺伝的体質など、変えることができない要素もあれば、飲食物の選択など、自分で変えられる要素もある。さらに、腸内に生息する数百兆個の細菌も忘れてはならない。それらは総称して微生物叢（マイクロバイオーム）と呼ばれ、健康や消化に大きな影響を与える。私たちが口にする食品は、体や腸内微生物叢にさまざまな影響を与える多くの栄養素の混合物なので、食事と代謝と健康の関係を解明するのは簡単ではない。

私たちは、栄養や心身の健康という問題について、政府のアドバイスや栄養ガイドラインに従うことに慣れてしまっている。これらのガイドラインは、一般市民だけでなく、医師などの医療従事者が提供する医療も左右する。だが、生活習慣や体の生理機能は一人ひとり違うのに、はたして同じアドバイスが何億人もの国民全員に当てはまるのだろうか？　そうした画一的なアプローチが医療政策の基盤として適切だろうか？　人類は、進化によって植物も肉も食べるようになった。地球全体を見ると、イヌイットからアフリカの狩猟採集民、アジアの一〇億人を超えるベジタリアンまで、人間が健康を維持するために食べているものは多岐にわたる。文化や民族がますます入り混じる今の世界で、特定の食事法がすべての人に合うと本当に言えるのだろうか？

アメリカ農務省が発表した二〇一五〜二〇年用の「アメリカ人向け食事ガイドライン」は、多くの国で食事に関するアドバイスの基盤となっている。このガイドラインには、おもな食品グループについて理想的な摂取割合を示した皿のイラストが載っている。具体的には、果物と野菜が三九パーセント、穀物（パン、コメ、パスタ、イモなど）が三七パーセント、タンパク質類（豆、卵、肉、魚）が一二パーセント、牛乳や乳製品が八パーセント、脂肪や砂糖（糖類）の多い食品は四パーセントだ。また、果物や野菜を一日に五皿食べるように（うち一皿分を果汁一〇〇パーセントのジュースかスムージーで摂取してもいい）、魚を週に二回食べるように、そして女性は一日に二〇〇〇キロカロリー、男性は二五〇〇キロカロリー摂取するようにというアドバイスもある。[1] イギリスでも食事のアドバイスは似ているが、さらに、朝食を絶対に抜かないように、一日に水などの飲料をコップ八杯飲むようにというアドバイスもなされている。[2] これらのガイドラインには、少しずつこまめに食べたほうがいい、夜に食べすぎるのはよくないといったことも書かれている。アメリカのガイドラインは、脂肪や塩分に関してほとんどの国より厳しく、飽和脂肪酸の摂取量を一日のカロリー摂取量の一〇パーセント未満に抑え、ナトリウムの摂取量を一日二・三グラム未満（だいたいティースプーン一杯）〔食塩相当量で五・八グラム未満〕にするよう求めている。政府が推奨する食事の代わりに、ダイエットや健康維持の指導者の勧めに従って、グルテンフリー食やケトン食、低糖質食、パレオダイエット、間欠的断食などを実践する人びとにとっても問題は同じだ。これらの食事法は、すべての人に合っているのだろうか？

最近の研究によって、状況はさらに複雑になっている。同じような栄養組成の食品でも、健康状態や腸内微生物叢への影響が大きく異なる可能性があることが示されているのだ。私たちと共同研究をしているアメリカの研究者たちが、三四人の健康なボランティアに、食べたものを一つ残らず一七日にわたって記録してもらった。そして、この情報と、毎日採取してもらった便サンプル中の微生物の多様性との関連づけをした[3]。すると、予想どおり、コーヒーやチェダーチーズ、鶏肉、ニンジンなど、ほとんどの被験者が摂取している食品もいくつかあったが、ある被験者しか摂取していない食品もたくさんあった。各被験者が選んだ食品は、それぞれの人の腸内微生物叢に影響を及ぼしたが、同じ食品でも、特定の微生物株が増える人もいれば減る人もおり、食品と腸内微生物叢について、どの被験者にも当てはまる単純な相関は認められなかった。たとえば、ある被験者では、インゲン豆を食べると特定の細菌の割合が増えたが、別の被験者では、そのような影響ははるかに小さかった。

近縁の食品同士（キャベツとケールなど）は腸内微生物叢に同じ影響を及ぼす傾向があったが、

一方でそのような関連のない食品同士は、栄養組成がよく似ていても、腸内微生物叢に対する影響は著しく異なっていた。このことから、従来の栄養成分表示は、食品がどれほど「健康によい」のかを判断する最良の手がかりではないことがわかる。栄養や健康の研究分野で、腸内微生物叢はおそらく現在最も注目されているテーマであり、科学者は善玉微生物の分布状況の把握やそれらの操作に余念がないが、話にはまだ先がある。

キングス・カレッジ・ロンドンの私の研究チームは、マサチューセッツ総合病院やカリフォルニア州のスタンフォード大学、そして個別化栄養の実現を目指すゾエ社の研究者たちと共同研究をしている。(4) 私たちは「PREDICT」という名称の研究を進めている。食品に対する一人ひとりの反応は、相互作用する複雑な要因の影響を受ける。この研究はそうした要因の解明を目指すもので、この手の栄養科学研究として世界最大規模だ。特に、代謝ストレスを引き起こしたり、長期的に体重の増加や疾患の発生につながったり、食欲にも関係したりする血糖値や血中インスリン値、血中脂質値の日々のピークに着目している。私たちはまず、数百組の双生児を含むイギリスとアメリカの二〇〇〇人のボランティアを対象とし、食品に対する一人ひとりの栄養学的な反応を研究してきた。具体的に言えば、被験者に二週間にわたり、標準化した食事をしてもらった場合と自由に選べる食事をしてもらった場合について、血糖値（血中のブドウ糖濃度）、インスリン値、脂質値（中性脂肪値）などの指標を測定した。また、被験者たちの活動、睡眠、空腹感、食事のタイミングや頻度、気分、遺伝的特徴、そして（言うまでもなく）腸内微生物叢に関する情報も得た。それらのデータは数百万点にのぼる。なかには、被験者たちが合計三万二〇〇〇個の特製マフィンを食べた一三万回分の食事について、持続血糖測定器で測定した二〇〇万点の血糖値データも含まれている。『ネイチャーメディシン』誌に発表された初期の結果は驚くべきものだった。(5)

この研究では、さまざまな食品に対する一人ひとりの栄養学的反応が、タンパク質や脂質、糖質の割合に応じて予測可能で再現性があることがわかった。だが重要なこととして、反応の個人差は大きかった（最大で一〇倍）。これでは、「平均的な反応」を算出する意味などない。反応の個人差は、遺伝子がすべて同じで生活環境も近い、いわゆるクローンである一卵性双生児のあいだでも見られた。食事による血糖値変動の個人差のうち、遺伝的体質の寄与は三〇パーセント未満で、脂質値変動のうち、遺伝的体質の寄与は五パーセント未満しかなかった。そして、従来の考えからすれば意外なことに、血糖値変動と脂質値変動には弱い相関しか見られなかった。つまり、脂肪を食べて悪い反応が出るとしても、それによって、砂糖を食べたときの反応が悪いかよいかを予測することはできなかった。同じ食事をしてもらった数千人をこれまでに調べたところでは、血糖値、インスリン値、脂質値のどれか一つについては、その変動は平均に近いことが多かったが、三つの指標すべての変動が平均に近いというまさに平均的な人は一パーセントに満たなかった。つまり、九九パーセントの人は、何らかの人為的に求められた平均値には当てはまらないということだ。この研究では、一卵性双生児の腸内微生物種のうち、二人に共通する種が三七パーセントにとどまることも見出された。この値は、互いに血縁関係にない者二人に共通する種の割合よりわずかに高いだけなので、遺伝子の影響は小さいことが浮き彫りになった。この研究から、食品ラベルに表示された単なる栄養組成では、食品に対する体の反応のおよそ四分の一しか説明できず、人による反応の違いのほとんどは個別の要因によるのだということがわかった。要因としては、腸内微生物叢や遺伝子のほかに、体内時計から生じるさまざまな概日リズム、運動、睡眠、さらには、まだ解明されていないほかのものもある。

PREDICTで得られた大量のデータは現在、世界中の研究者からなる大規模な研究チームによって利用されている。また、私が協力しているゾエ社は機械学習アルゴリズムを利用し、そのアルゴリズムと個人情報に基づいて食品に対する個人の反応を予測するスマートフォン用アプリを発表した。このアプリは、より健康によい食品を選ぶのに役立つだろう。この科学研究は、家庭での調査を拡大した形で、ボランティアをアメリカとイギリスでさらに何千人も募集しながら現在も続いている。研究に参加する人が増えるほど、生み出されるデータも増えて予測の精度が上がる。精度は初期段階でもすでに七五パーセントあり、標準的な臨床検査による予測精度よりはるかに高い。

以前、私は同世代の多くの医師と同じように、政府が出している中年期の健康的な生活のためのアドバイスに従っていた。タバコを吸わず、定期的な運動を心がけ、脂肪の摂取を控えた。朝食はミューズリー〔穀物にドライフルーツやナッツを加えたシリアル食品〕、半脱脂乳、全粒粉パンのトースト、グラス一杯のオレンジジュースに紅茶かコーヒー。低脂肪で糖質の多い内容だった。最近、私はＰＲＥＤＩＣＴ研究の一環として、このかねてから「健康によい」とされてきた朝食を摂ったあとの血糖値の変化を新しい持続血糖測定器で調べた。私の血糖値は、安静時には五・五mmol/L（九九mg/dL）だったが、朝食を摂ると九・一mmol/L（一六四mg/dL）に跳ね上がってインスリンが急激に分泌され、一時間後に元のレベルに戻った。私は妻に実験台になってくれるように頼み、同じ朝食を摂ってもらった。妻の安静時の血糖値は私より低い四・〇mmol/L（七二mg/dL）未満で、食後も五・七mmol/L（一〇三mg/dL）を超えることはほとんどなかった。

私たちの体は、食品中の糖質から有用なエネルギーとしてブドウ糖を吸収し、それをすぐに利用するか、あとで利用するため筋肉や脂肪細胞に蓄えるようにプログラムされている。血糖値の高い状態が何分も続くのはよくないので、体は血中の余分なブドウ糖を急いで排除しようとする。この役割をおもに担うのが、インスリンというホルモンだ。血糖値がしょっちゅう急上昇すると、インスリンや血中の中性脂肪のせいで体の組織に長期的なストレスがかかり、脂肪細胞へのエネルギーの蓄積が促進される。(6) 明らかに私の体は、インスリンをつくり出してブドウ糖を排除しようと、ほかの人よりがんばっていたのだ。次に私は、勤務先の病院で一〇年あまり食べていた定番のランチに対する反応を調べてみた（数回）。ランチはツナとスイートコーンをはさんだブラウンブレッドのサンドイッチで、健康によさそうに見える。だが、結果は案じていた以上に悪かった。血糖値は決まって一〇〜一一mmol/L（一八〇〜一九八mg/dL）に達した。それに引き換え、妻などは、やはり私ほどピーク値が高くならなかった。一方、パスタやインド産のバスマティ米を食べたときの反応は、私のほうが妻よりよかった。つまり、サンドイッチの代わりにイタリア料理やインド料理のランチを食べていれば、体重が一〇キロも増えることはなかったかもしれない。私はブドウも日頃たくさん食べていたが、血糖値に対するブドウの影響は、ほかの人より大きいとわかった。その一方で、イチゴやラズベリーやブルーベリーの影響は小さかった。リンゴや洋ナシを食べたときの血糖値の上昇幅は小さく、バナナほど上がらなかった。ワインやビールを飲んでも血糖値はあまり上がらなかったが、オレンジジュースを飲んだら急上昇し、コカ・コーラを飲んだときより高い値に達した。私ではこのような結果となったが、あなたの結果とは違うだろうし、血糖値の変化を食品のグリセミック指数（各食品について食後血糖値の上昇度合いを示す指数。通称GI）から正確に予測することはできなかっただろう。なぜなら、グリセミック指数は、単に多くの人びとで測定された値の平均にすぎないからだ。二五センチの靴や車の一つのシートポジションが、すべての人に合うはずがないのと同じで、私は今では、自分が「ミスター平均値」ではないことがわかっている（そして、ほとんどの人がそうだろう）。

食品に対する反応の個人差が大きいことをさらに裏づける直接的な科学的根拠が、二〇一八年に発表された大規模なDIETFITS研究から得られる。私の共同研究者であるスタンフォード大学のクリストファー・ガードナーが実施したものだ。その研究では、六〇九人の過体重か肥満〔WHOの基準ではBMIが二五以上を過体重、三〇以上を肥満としている〕のボランティアをランダムに二つのグループに振り分け、健康的な低脂肪食か健康的な低糖質食を一年間食べてもらった[7]。その結果、二つのグループに減量効果の違いは見られず、この研究について伝える記事には「引き分けだ！」というタイトルがついていた。脂質か糖質の摂取量を三〇～四〇パーセント減らすと、どちらのグループでも体重が平均で約六キロ減った。ただし、データに埋もれていたが、どちらのグループでも、ほかの人よりはるかに減量できた人もいれば、逆の人もいた。二七キロも減った人もいた一方で、九キロ増えた人もいたのだ。健康的な非加工食品を食べるとしても、低脂肪食か低糖質食をランダムに割り当てるだけでは減量効果がない人もいた。政府が策定するガイドラインでは、魔法のような効果をもたらす標準的な食事法（低脂肪食など）を誰もが守るべきだと主張されている。不適切なアドバイスを受けている人がどれくらいの数にのぼるのかを想像してみてほしい。

この研究から明らかなのは、自分の代謝機能に最も合う食品を探したければ、自分の栄養学的反応を知る必要があるということだ。それは、オンラインで申し込める単純な遺伝子検査では予測できない。味覚や好き嫌いは人それぞれなので、食品に対する代謝や反応も人によって違うはずだということは直感的に納得できる。だが、この直感が科学研究で確認され始めたのは最近にすぎず、一人ひとりは独自の存在であり、すべての人に適した唯一の理想食などないということが、ようやく証明されつつあるところだ。

もちろん、健康的な食事のアドバイスで、すべての人に当てはまるものもある。食物繊維や植物性食品の摂取量は増やしたほうがいいし、糖類や加工度の高い食品は減らしたほうがいい。しかし、たとえ魅力的なダイエットインスタグラマーのアドバイスや国の食事ガイドラインがどのようなものであろうとも、すべての人に合う一つの正しい食事法はないということを最も重要なメッセージとして心に刻んでほしい。

# 2 朝食は必要なのか

**定説**　朝食は一日の食事のなかで最も重要な食事である

「卵を食べて出勤しよう！」〔一九五〇年代にイギリスの鶏卵生産者協会が打ち出した宣伝キャッチフレーズ〕「王様のような朝食を！」。朝食を摂ることが一日を通して活力や集中力、気分を高める鍵だという考えは、ほとんどの人の心に幼いころから刷り込まれている。私たちは過去五〇年にわたり、加工食品であるさまざまなシリアルやミューズリー、そしてポリッジ用オーツ麦の健康効果を絶賛するメッセージをひっきりなしに聞かされてきた。だが、朝食とはいったい何なのだろう？イギリス式のフルブレックファーストか？　あるいは、カプチーノとタバコの組み合わせで終わりというイタリアの朝食だろうか？　どのみち、カプチーノにはミルクと砂糖が入っているので、三大栄養素——糖質、脂質、タンパク質——がすべて含まれている。だから、絶食（fast）を「中断する（break）」たっぷりの食事（breakfast〔朝食〕）と同じような効果を体の代謝に及ぼすだろうが。では、ブラックのエスプレッソや砂糖の入っていない紅茶はどうだろうか？　どちらにも食物繊維やポリフェノールが含まれているが、エネルギーはほとんどない。朝食は摂らないという人も多いが、そのような人も朝一番にミルクティーやミルク入りのコーヒーを飲んでいることがよくある。その意味では、朝に何かを胃袋に入れているわけだ。

「朝食」といっても、きちんとした定義があるわけではない。これによって、朝食に関する研究が総じて乏しかった理由の一つが浮き彫りになる。アングロサクソン系の文化では、朝食は何となくつねに生活の一部だと思われてきた。そして、現代のトレンドや流行りすたりの激しい食事法のなかには、パレオダイエットをはじめ、人類の祖先たちが何万年も前におこなっていた自然な狩猟採集生活に由来するものが多くある。だが、祖先たちの食事が朝食と関連づけて検討されることはまずない。私はタンザニアで、東アフリカに今も残る本物の狩猟採集民ハッザ族のもとに滞在したことがある。そのとき、彼らが睡眠を規則的に取るのに対し、朝食を摂る習慣をもたないことに気づいた。ハッザ族の言語には、「朝食」の概念を言い表す単語もない。男性たちは、朝起きると何も口にせず狩猟に出ていた。数時間経ってから、狩りの途中でベリー類を多少ほおばるくらいはしていたかもしれないが。女性たちは野営地の近くで過ごしており、バオバブのお粥《かゆ》のような簡単な料理をつくることもあれば、貯蔵していたハチミツを食べることもあったが、ふつうは午前一〇時より前に食べることはなかった。つまり、ハッザ族の食生活には、夜に寝ている時間を考慮すると、絶食時間が一四〜一五時間あったわけだ。欧米の習慣では絶食時間が八

〜一〇時間しかないので、ハッザ族とはずいぶん違う。

食文化史家の意見は割れているが、朝食の習慣が一般的になったのは、せいぜいビクトリア朝時代からだろうと考えられる。過去数世紀のあいだ、人びとは前の晩の残り物を食べるだけだった。朝食には、一つの食事として際立った特徴もある。それは、今や世界中の人びとが、飽きもせず何年も続けて同じメニューで満足しているように見えることだ。それどころか、慣れ親しんだいつもの品がないと、人びとはえてして物足りなさすら感じる。その点は、イギリスの朝食――たとえば何もつけないトースト二枚、ゆで卵、ポリッジ――だろうと、遠い国々の朝食――たとえば点心、ロティ（インド式の無発酵パン）、アル・サーグ（じゃがいもとほうれん草のカレー）――だろうと違いはない。私はナイロビのインド系病院で医学生として働いていたとき、朝食のカレーと野菜になかなか慣れなかったのを覚えている。また、日本や韓国の朝食は欧米とはまったく違い、ご飯、野菜、味噌汁、漬物、納豆、辛いキムチなどが並ぶことが多い。

朝食は、文化的、歴史的には必須の食事ではなく、かつては世界中の人びとが毎朝、習慣的に摂っていたわけでもなかった。それは一つには、食品を一晩保存しなければならず、朝に準備の手間や時間がかかるという問題があったからかもしれない。つまり、現代の冷蔵庫が発明されるまでは、裕福で召使がいる家でないと、朝食を楽しめなかったのだ。このような事情は、長期間保存でき、ほとんど手間をかけずに食事を用意できる安価な加工食品が発明されたことで一変した。加工穀物食で初めて世に出た大手ブランド商品が、ケロッグ社のコーンフレークだ。それは一八九四年、当初は健康食品として発明され、現在では毎日、世界中でボウル何百万杯分も消費されている。コーンフレークは精製トウモロコシからつくられる。グリセミック指数は八一もあり、ジャガイモの七八より高い。トウモロコシの粒から、栄養価が高くて脂肪を含む部分を取り除き、できた穀粒（コーングリッツ）に圧力をかけて数時間加熱してから、ローラーで平らに伸ばして焼き上げる。こうしてできたものは、主として焼けたデンプンで、栄養価はほとんどないので、複数の物質やビタミンを添加して栄養価を高める必要がある。加工した朝食用シリアルの利益率は四〇パーセントを超えるので、シリアルメーカーは広告に約二五パーセントを費やせる。広告は子どもや若者を魅了するばかりか、朝食用シリアルの栄養価に対する一般市民や専門家の意見にも影響を与えている。朝食用シリアルは人気が高く、儲かるので、現在ではアメリカだけで約五〇〇〇ものシリアルブランドがある。

朝食については広く受け入れられている考えがいくつかあり、ほとんどの人には、それらに疑問を抱くことなどない。たとえば、朝食は体の代謝機能を朝に何らかの方法で始動させるので、私たちはその日、より効率的に食事をすることができるという考えや、朝食を抜くと、あとでお腹がぺこぺこになり、結局食べすぎて体重が増えるという考えがある。このような主張は、根拠がないにもかかわらず、科学的に裏づけられた事実として提示され、イギリスでは国民医療制度（NHS）の現在の食事ガイドラインで明確に述べられている。なお、このガイドラインはイギリス公衆衛生庁の科学専門委員会が策定したものだが、それには食品業界の意見も取り入れられている。アメリカ農務省が発表したアメリカ人のための食事ガイドラインや、オーストラリアの現在の栄養ガイドラインにも似たような主張が見られる。朝食の効果についてのこうした主張の影響は、多くの国のガイドラインだけでなく、世界中のメディアの報道やウェブサイトにも見つかる。だが、もし私たちが思い違いをさせられていて、朝食は大事だという説も食事にまつわる通説の一つだとしたら、どうなのだろうか？

朝食を抜くことに関する研究を評価したシステマティックレビューおよびメタ分析〔システマティックレビューは科学論文を検索して質の高い臨床研究を選び出し、一定の基準で評価すること、メタ分析は統計的手法を用いて複数の臨床研究のデータを分析すること。システマティックレビューで、同時にメタ分析をおこなうことがある〕の結果が、最終的に二〇一九年の『イギリス医師会雑誌』に発表され、私はそれに意見記事を書いた。(1) このレビューでは五二件の研究を集めて評価したうえで、そのうち多くを、選択基準に達していない、適切なランダム化がなされていない（そのためバイアスの影響を受けている可能性が高い）として分析対象から外した。さらに、所得の低い国でおこなわれた四件の研究も外した。一定の選定基準に達したランダム化比較試験は一一件あった。多くはアメリカやイギリスで実施されたもので、一件は日本で実施されたものだった。それらの研究期間は一日から六週間までとさまざまで、研究の質にも差があった。七件の研究では、体重の変化だけでなく、代謝率によって算出されるエネルギー消費量の変化も調べていた。そして、このメタ分析の結論は、根拠となるデータがこれよりも少なかった以前のレビューで導かれた結論と同じだった。すなわち、食事を抜いたら体重が増えるとか、安静時代謝量が下がるという主張を裏づける根拠はないのだ。[2] さらに、今回のデータでは、朝食を抜くと太るという定説とは逆の結果が示された。多くの研究から、朝食を抜くことは、実際には減量の有用な戦略になるという根拠が得られたのだ。では、なぜ栄養学分野では、朝食をめぐる間違った思い込みが過去に生まれたのだろう？なぜ、以前には確かなデータがなかったという事実が注目されなかったのだろうか？　考えられる理由はいくつかあり、どれも栄養や食品にまつわる従来の説と結びついている。

最近、少なめの食事をこまめに摂るとよいというアドバイスがなされている。つまり、大量の食事を消化する「ストレス」を体にかけないように、「一度にたくさん食べる」のではなく「少しずつ何度も食べる」ということだ。大食いするとインスリンが大量に分泌され、最終的にインスリン抵抗性や糖尿病を引き起こすおそれがある。このアドバイスが特に当てはまるのは、血糖値や血中インスリン値のピークがより高くなり、代謝率が下がる一日の後半だと言われている。このアドバイスの根拠になったのは、小動物を用いた複数の研究や人間を対象とした短期間のいくつかの研究だ。なかでも、医学界や栄養学界の考えを転換させた重要な研究は、権威ある医学雑誌の『ニューイングランド・ジャーナル・オブ・メディシン』に三〇年以上前に発表されている。この研究では、男性の被験者たちが、最初の二週間は食事を一日一七回に分けて少しずつ摂り、一定の期間を置いたのち、同じ食事を二週間、一日三回に分けて摂った。その結果、一日一七食の場合には、血中インスリン値が二七パーセント下がり、ストレスマーカー（コルチゾール）の濃度が二〇パーセント下がった。それはすばらしいじゃないかと思うかもしれないが、この有名な研究の被験者がわずか七人だったとわかったら、そんな印象も薄れるだろう。このような結果が得られたのは偶然だった可能性もある。だから、どう考えても、この研究の結果をすべての人に一般化したり栄養素の必要量に反映したりすべきではない(3)。

朝食を抜いたら、あとで食べすぎてしまうのではないかという心配は、理論的にはもっともだ。朝食を抜いた人は、たいてい昼食の量が多くなり、身体活動がいくらか減る。一方、食事をすると食事誘発性熱産生という興味深いプロセスが起こり、食品の消化や吸収に伴って熱が発生するので、体の代謝量が増える。だが重要なポイントは、食事を摂れば、こうした巧妙なメカニズムによってエネルギーが消費されるとしても、朝食を抜いて摂取カロリーが少なくなったことによる減量効果のほうが大きいということだ。

デタラメな科学に根差した朝食に関するあれこれの誤解は、栄養学の独断的な主張、さらには専門家が唱える定説にも深く刻み込まれている。栄養士や医師、食品業界の専門家も一般市民と同じように、いくつかの観察研究の結果を伝えるニュースに惑わされてきた。それらの観察研究では、一般集団を対象としたどの研究でも、朝食を抜いた人びとのほうが、朝食を摂った人びとより太っている可能性が高いことが示されている。だが、朝食を抜いたことが肥満の原因ではなく、それは単にバイアスによる結果にすぎない。朝食を抜いた人びとは、どちらかと言えば、朝食を摂った人びとよりも平均的に収入が低く、教育レベルが低く、健康状態が悪く、食事全般の質が低かった。このような社会的要因は、それぞれが肥満と相関があり、その相関は朝食を摂ることとは関係ない。研究から、太っている人は減量に取り組む傾向が高いことや、暴飲暴食をしたあとに罪悪感を覚えて食事を抜きがちなことも示されている。

このように明らかな問題点がいくつもあり、ランダム化比較試験によって、朝食を抜くと太るという説とは食い違う科学的根拠が着実に増えてきているにもかかわらず、朝食を抜くのは健康に悪いという考えは何十年ものあいだ優勢だ。「朝食を抜かないで」は今でも、イギリス公衆衛生庁が策定したNHSの健康的な食事に関する重要な八つのアドバイスの一つだし、アメリカ農務省が発表したアメリカ人向けの現在の食事ガイドラインやオーストラリアの栄養ガイドラインでも同様の見解が示されている[4]。業績のよい食品業界のコングロマリットは、巨額のマーケティング予算をもっていて政府当局者にも顔が利くので、公共政策に影響を及ぼせる。そのせいで、間違いだと証明できる主張が政府公認の健康アドバイスになってしまうのだ。朝食を抜き始める人が増えたらシリアルのような数百億ドル規模の産業がどれほどの打撃を受けるかを調べてみれば、なぜ朝食をめぐる通説がこれほど広く普及していて根強いのかはすぐにわかる。

では、朝食を抜くとどんなメリットがあるのだろうか？　効果のいくつかは、単に空腹の時間が伸びることからもたらされる可能性がある。食事の時間を制限して絶食時間を一二〜一四時間に伸ばすと、インスリン値が下がり、一部の人では減量効果があることを裏づける研究が相次いでいる[5]。朝食抜きのメリットを示した最近の研究成果のいくつかは、従来の考え方にそぐわないと思えるかもしれないが、腸内微生物叢が重要だという観点からすれば筋が通っている。おもに小腸に生息する一〇〇兆個の腸内微生物からなるコミュニティは、体内で一つの臓器のように機能し、私たちの健康や代謝を調節している。多くの微生物は私たちと同じような概日リズムをもっており、空腹時と満腹時では組成や機能が大きく変わる。[6] 腸内微生物の研究は、始まってからまだ日が浅いが、いくつかのデータから、食べ物がない状態が長すぎるのは腸内微生物コミュニティにとってよくないが、朝食を抜くなどして空腹状態を短時間つくるのは有効だということが示唆されている。食べ物がない状態が四〜六時間続くと、特定の種が増殖し始め、腸壁の粘膜に含まれている糖質を食べてうまく片づけてくれる。そのおかげで、腸管バリアは、より効率よく健康に機能するようになる。腸内微生物コミュニティも私たちと同じように、毎日の二四時間周期の一環として、休んで元気を回復することが必要なのかもしれない。そして、それが消化管の健康にとって重要な可能性がある。[7]

肥満を減らすというのは朝食用シリアルのマーケティング戦略でよく使われる間違った主張だが、その手の主張がもう一つある。朝食は子どもの集中力を高めるのに欠かせないというものだ。朝食を「与えられなかった」とされる子どもは、教室で抑えが効かず、低血糖のせいで成績が悪いなどという話はよく耳にする。だが、これも観察研究に基づいているところが大きく、成人について言われているのと同じように、バイアスがかかっている可能性が高い。[8] この分野で実施された多くの研究がいくつかの独立したレビューで検証された結果、それらの研究は質が著しく低かったことがわかっている。たとえば、一回の朝食がその日の注意力に与える影響のみを調べた短期間の研究が二一件あった。これらのうち、朝食がよい効果をもたらすことが示されたのは八件だけで、そのほかの研究では、よい効果が認められたのは栄養不良の男児に限られていた。記憶テストについても似たような結果が見られ、朝食のタイプ別の結果に一貫性はなかった。というわけで、朝食が子どもの集中力を高めるというのは人為的なシナリオだったのだ。だから、現実世界に当てはめることはとうていできない。朝食の学業成績に対する影響をより長い目で把握するため、一一件の研究が長期的な学校朝食プログラムについておこなわれた。注意力について調べた八件の研究のうち七件では、朝食を摂った子どもにおいて注意力の明らかな改善は見られず、記憶力について調べた五件のうち四件で、朝食の効果は認められなかった。したがって、朝食以外で栄養を十分に摂っている場合には、子どもは朝食を摂るべきだという考えを支持する確かな科学的根拠はない。子どもや若者のなかには、生まれつき朝はお腹がすかないという者もいるのだ。

世界の先進国には、朝食を摂る習慣のない人がたくさんいる。正確な数値はなかなかわからないが、シリアルやポリッジのメーカーが出資している調査によれば、イギリスなどの国では朝食を摂らない人が約五〇パーセントという「危険なレベル」にまで増えているそうだ。ただ、人は歳を重ねるにつれて朝食を抜くことが少なくなり、文化的な習慣を身につける傾向がある。それ以外の多くの人は、私もそうだが、いつも朝食を楽しんでいる。これまで朝食を抜くメリットを述べてきたが、太っている人がみな、朝食を抜けば痩せられるというわけではない。一日の早い時間帯に食べたいと思うように体が遺伝的にプログラムされている人もいれば、遅い時間帯に食べたいと思うようにプログラムされている人もいる。そのほうが、一人ひとり独特な体の代謝や腸内微生物に合うのかもしれない。

ということで、繰り返しになるが、朝食を摂るべきか、いつ摂るべきかという問題について、誰にでも当てはまる万能の原則はない。朝食を抜いても健康に悪影響がないのは確かなので、朝食なしだとどう感じるかを自分で実験してみることをお勧めする。短期的に気分や活力が変わるか、一カ月続けてみて長期的に体重が増えるか減るかの両方を確かめるといい。だが、そんなに続けるのは難しいという気がしたら、たまに食事を抜いてみる手もある。私自身、それを実践している。体の代謝に刺激を与えるため、それに夜から朝にかけての絶食時間を長くして腸内微生物を助けるためだ。朝食は一日の食事のなかで最も重要というのは、あるいは本当なのかもしれない——ただし、それが当てはまるのは一部の人だけだ。

# 3 カロリーは足し合わせできない

**定説** カロリーとは、ある食品がどれだけ太りやすいかを示すものである

体重の増減は摂取カロリーと消費カロリーのバランスで決まる。このシンプルな説明が世界中の何億人もの減量戦略を定めている。ダイエット業界はこのシンプルな考え方を拠り所としているが、最近の研究から、健康的な生活の基本と見なされている概念が間違っている――それどころか危険――かもしれないということが示され始めている。確かに、カロリー制限食の背後にあるこの中心的な考え方は、自明の理のように見える。つまり、生物の摂取エネルギーと消費エネルギーは釣り合うと思えるわけだ。しかし、あらゆる食品ラベルにカロリーが表示されているのに、たいていの人はカロリーとはいったい何なのかさっぱりわかっていない。私などの医師は、医学生のころに熱量の単位であるカロリーやジュールについて教わったが、くわしいことはとうに忘れている。世間では、カロリーやジュールは食品がどれだけ太りやすいかを直接かつ正確に

表す値だと思われているが、それは誤解だ。

フランス革命時代に生きた有名な科学者のアントワーヌ・ラボアジェは、体が食品をエネルギー源として「燃やす」ということを初めて理解した。ラボアジェは、ボンベ熱量計という小型オーブンを水槽に入れたような装置を発明し、食品に含まれる熱量を測定した。この装置では、食品を燃やしたときに、それが周囲の水に伝えた熱をもとにして、食品の発熱量を測定することができた。さらにラボアジェは似たような測定装置を発明し、モルモットにさまざまな餌を与えたうえで、モルモットを生かしたまま装置に入れて周囲を氷で覆い、モルモットが餌を熱エネルギーに変換する作用を観察した。一九世紀後半には、アメリカのウィルバー・アトウォーターという科学者が、生涯をかけて四〇〇〇種類以上の食品のカロリーを測定した。アトウォーターは食品そのものが発生するエネルギーを測定しただけでなく、ボランティアに食品を摂取してもらい、それによって発生した熱量を求めるとともに、尿と便のサンプルを回収した。それから尿と便のサンプルを注意深く燃やし、それらに含まれているエネルギーを測定した。そして、脂質のエネルギー密度が糖質やタンパク質の約二倍あることを導き出した。これが、今や健康や栄養に関する考え方の基本中の基本になっている、脂質は特に「太る」という考えの発端になった。アトウォーターが見出した食品の熱量計算法は、今日でも世界中の食品ラベル表示で利用されており、彼の業績はその後長年にわたり、エネルギーの測定単位としてのカロリーの威力と精度に絶大な影響を及ぼした。

一見すると、これは完全に納得がいく話のように思える。まず食品のカロリー値を弾き出し、つづいて痩せるためには摂取カロリーを何キロカロリーにすればいいのかを算出すれば、ダイエットできるではないか。摂取カロリーを消費カロリーより減らすというのは単純明快なダイエットの公式に見える。だから、なぜ「カロリー」が健康業界で謳《うた》い文句になったのかも容易に想像がつく。ただし、食事のカロリー値を正確に測定することはできても、カロリーと体の関係は、そう簡単にわかるものではない。私には、身をもってそれを知る機会があった。

あるとき、テレビのドキュメンタリー番組で、ウォーリック大学にある最新の熱量計のなかに缶詰めになって一二時間過ごしたのだ。この実験の目的は、私が産生する熱量を測定することで、指揮を執ったのは、人体の代謝について研究しているトム・バーバー博士だった。たいていの人の体は、生命活動を維持するために八〇ワットの電灯をともすくらいのエネルギーを燃焼する。測定装置に入るとき、私はエアロックを通って潜水艦に降りていくような気になった。ただし、そこには外から観察できるように大型のガラス窓がついていて、内部の測定室は、水ではなく数々のセンサーに囲まれていた。私が酸素を消費して二酸化炭素を排出する速度を測定するためのものだ。部屋には簡易ベッド、椅子と机、そして踏み台昇降運動用のステップ台が置かれていた。私は部屋に入ってから、まず数時間ベッドで横になって休んだ。これで私の安静時代謝量が測定された。その後、起き上がってしばらく机に向かい、この本を書くためのメモをノートパソコンで取った。この活動は、カロリーを消費するという意味では決して小さくない。というのは、安静時に消費するエネルギーの約三分の一を脳が使うからだ。つづいて、心拍数を上げるためにステップ台で一五分間運動し、私が酸素を燃料としてどれほど効率よく燃やせるのかが測定された。食事はエアロックを通して差し入れられ、私はお返しに、衝立《ついたて》の背後にある小さなトイレで用を足して、検査用の「サンプル」を慎重に生成した。私が部屋から解放されたあと、測定結果が計算され、私の基礎代謝量が推定された。基礎代謝量とは、まったく運動をしないで現在の体重を維持するのに必要なエネルギーのことで、私の場合、一日に約一六〇〇キロカロリーだった。

世界保健機関（WHO）のガイドラインによれば、一日の摂取カロリーの目安は成人の男性が二五〇〇キロカロリー、女性が二〇〇〇キロカロリーとのことだ。とすると、余分なカロリーが脂肪として体に蓄積されないように、私は毎日起きている一六時間のうちに、運動でいつも九〇〇キロカロリーほど消費しなければならないということになる。私は多忙な生活を送っており、毎日自転車で通勤している。とはいえ、自転車を一時間こいでも、理論的には二四〇キロカロリーほどしか消費されないので、カロリーはかなり余ってしまう。その分は、せかせかと動き回ったり、歩いたり、頭を使ったりして燃やさなければならない。

これこそ、すべての人に推奨されている一日の摂取カロリーという概念は、誤解を招くおそれがあるし、悪くすると有害ですらあると私が思う理由だ。体に入ってくるエネルギーは、ある程度数値化できるが、消費するエネルギーについては、そうはいかない。エネルギー消費量に影響する要因は非常に多くあり、人によって大きく異なる。そもそも基礎代謝量からして、総筋肉量や健康状態といったさまざまな要因に左右され、個人差が大きい可能性がある。基礎代謝量は、ふつうの健康な人でも一四五〇キロカロリーから一九〇〇キロカロリーまで、二五パーセントの差がありうる。当然、運動によって消費されるエネルギー量も個人差が大きいし、一日を通して体をちょこまか動かすことで消費されるエネルギーもしかりだ。たとえば、ソファーに座り込んでテレビばかり見ている人では、じっと座っていられない人より消費エネルギーが一〇パーセント少ないことがある。(1) そして、食事をする、食べたものを消化するといった身体的行為によっても少量のエネルギーが消費される。そろそろ、特定の人がよい体調と健康的な体重を維持するのに必要とするカロリー量を推定するのが、いかに難しいかが見えてきただろう。

生きて活動していくのに必要な食べ物の量は、人によって大きく違う可能性がある。それを踏まえると、一日の推奨摂取カロリーという考えを支持する科学的知見は、しょせんは疑わしいものだということがわかる。ほかにも、カロリー制限食の科学的客観性を支えている数値も疑問視され始めている。すなわち、食品ラベルに表示する推定カロリーはアトウォーターの実験に基づいて計算されるが、もともとの実験がどれほど正しいのかという問題があるのだ。アトウォーターの実験は、当時利用できる科学的知識を用いたものとしては申し分のないものだったし、彼が得た推定値はおおむね誤差が五パーセント以内に収まっている。だが、どんな食品のエネルギーも測定できるという考えはナンセンスだし、三二九キロカロリーの料理より三一二キロカロリーの料理のほうが健康的だなどという主張は笑止千万だ。

食品に含まれているさまざまな成分や、それらの相互作用についての理解が進むにつれて、食品の推定カロリーが正確でない、あるいはまったく間違っているとわかってきたものもある。たとえば、クルミに含まれている脂質は、食べてもあまり吸収されないことがわかったが、それまで長いあいだ、クルミの包装には実際より二〇パーセント多いカロリーが表示されていた。アーモンドも同じく、推定カロリーは実際より三一パーセント多かった。(2) もう一つの好例がトウモロコシだ。体が食品から摂取したエネルギーを利用して蓄積するやり方は、トウモロコシの穂軸についている消化しにくいコーンと、コーンブレッドや、加熱・加圧・焙煎がなされたコーンフレークでは大きく違う。それなのに、カロリー摂取量を軸にした単純すぎる考え方では、それぞれから得られるエネルギー量をすべて同じと見なす。さらに今では、加熱調理したら食品の構造が変わり、取り出せるエネルギー量も変わることがわかっている。したがって、生の牛肉を使ったタルタルステーキは、血のしたたるレアのステーキよりカロリーが低く、レアはウェルダンよりカロリーが低い。だからこそ、私たちの祖先たちが火を発見して料理をするようになったことで、人類の進化が飛躍的に進んだのだ。それは、摂取できるカロリーが増えたことによって、食事に費やす時間が短くなり、狩猟や思考などの活動に多くの時間を振り向けられるようになったからだ。生の食品より加熱調理した食品のほうが、腸内微生物に大きな変化を及ぼすこともわかっており、そのおかげで、人類がほかの動物とは違う進化を遂げた可能性もある。(3)

さらに状況をややこしくする事情がある。食品同士は相互作用するので、それらに含まれるカロリーは、食品と食品を一緒に合わせたときと別々のときでは異なるのだ。したがって、たとえばチーズサンドイッチから取り出せるエネルギー量は、チーズとパンを別々に測定したときの値とは違う可能性がある。さらに重要なこととして、現代の超加工食品では全般に、動植物細胞の複雑な構造が破壊されている。いうなれば、そのような食品は栄養がほとんどないお粥のようなものなので、体は尋常ならざるスピードで消化・吸収してしまえる。政府のデータによると、イギリスの平均的な人の摂取カロリーは、実のところ一九七六年よりわずかに少ないが、超加工食品から摂取されるカロリーが占める割合は、はるかに高い(4)。

アメリカをはじめ一部の国では、消費者がより健康によい食事を選べるように厳しい規制を導入しており、カフェやレストランのメニューにカロリーを表示することが義務づけられている。これらのカロリー推定値は材料や分量をもとに計算されるが、一食分の量といってもさまざまだ。研究から、料理に含まれる実際のカロリーは、メニュー上の数値から場合によっては二〇〇パーセントも外れており、店側が出している数値は、ほとんどつねに実際より低く見積もられているということが示されている。このように、食品ラベルやメニューには間違った数値が表示されているわけだが、それが減量に役立つという科学的根拠はほとんどない。

カロリー制限食の前提は、もう一つある。それは、誰もが同じ燃料をまったく同じやり方で、そしてまったく同じ効率で燃やすというものだ。私の同僚で栄養学者のサラ・ベリーは、この通説の嘘を暴くデータを示してくれた。前述したアーモンドの研究に参加した一八人の測定結果をくわしく見てみると、アーモンドから取り出せるエネルギー量は人によって異なり、「平均的な」推定カロリーをはさんで三倍の開きがあることがわかる。代謝がよい人もいれば、悪い人もいるのだ。そのため、一握りのアーモンドを毎日食べると、知らず知らずのうちに、ほかの人より一週間で七〇〇キロカロリーも多く摂取してしまう人もいる。カロリーの燃焼に関する前提では、いつ、どのようにカロリーを摂取するのかという点も無視されている。人間やマウスでおこなわれた研究から、同じカロリーの食事でも、八〜一〇時間のあいだに摂取したときのほうが、一日中ダラダラと少しずつ食べたときより体重があまり増えないことが今では示されている。[5]

人によって代謝率が違うことはすでにわかっているが、腸の長さや、食品が消化管を通過するのにかかる時間などの要素も、代謝に大きな影響を及ぼす。遺伝子や遺伝子のコピー数には個人差があり、一部の人は、ジャガイモやパスタのようなデンプン質の糖質からエネルギーを（糖類の形で）ほかの人より多く取り出す。また、デンプンの消化酵素（アミラーゼ）の生成量が、ほかの人の三倍ある人もいる。そのような人は、デンプンを消化するときに、ほかの人に比べてより多くの糖類をはるかに速く取り出す。自分の消化器系がデンプンを消化するのにどれほどうまく適応しているかは、簡単な実験で調べられる。味がついていない小麦のクラッカーを食べて、甘く感じられるようになるまでの時間を計ってみよう。私たちは、PREDICTという研究（第1章を参照）で双生児の被験者たちを調べてみた。必ずしも正確な時間がわかるわけではないので、被験者には実験を三回繰り返して平均値を求めてもらった。その結果、被験者の約四分の一は、三〇秒以内にデンプンが糖類に分解されたことに気づいた。つまり、彼らはデンプンを食べることにかけて、ほとんどの人より適応しているということだ。ただし、これが個々の人にどんな影響を及ぼすのかは、まだわからない。

消化機能の大きな個人差を引き起こしうるもう一つの要因は、人それぞれで異なる腸内微生物叢の組成だ。腸内微生物が異なるため、食品を消化してエネルギーに変換する化学工場の能力も人によって違う。最近まで、人間の消化や便としてのカロリーの排出において腸内微生物がいかに重要な働きをしているのかわかっていなかった。だが今では、いくつかの研究で、強力な抗菌性物質を被験者に与えて便サンプルのカロリーを測定する実験がおこなわれている。私たちの体も機械と同じで、一〇〇パーセントの効率でエネルギーを利用するわけではない。そのため、摂取カロリーの二〜九パーセントは消化されず、老廃物としてトイレに流される。これらの新しい研究から、(抗菌性物質の投与によって)腸内微生物が減ると、この老廃物として失われるカロリーが最大で九パーセントにまで増える可能性があることが見出された――かなりの量だ。これは、腸内微生物の量や働きの効率における個人差が、体がどれだけカロリーを吸収してエネルギーに変換できるかに大きな影響を及ぼす可能性があることを示している。以上から、明白にわかることがある。体の状況は人によって大きく異なるので、栄養や減量の指標としてカロリーを用いるのは基本的に意味がないということだ。

しかし、私たちはみな洗脳され、「カロリー」を威力絶大な減量のツールと見なしている。そのせいで、食品が違えば、たとえカロリーが同じでも体の代謝機能に異なる作用を及ぼす可能性があるという事実を見失っている。これに関するデータは、長いあいだ、実験動物を用いた研究が多少あるだけだったが、そのいくつかでは、実験用のラットやサルに脂質や糖質の割合が異なる餌を与えると、体重増加の程度に違いがあることが示されていた。そして最近になって、人間を対象としたいくつかの研究が終了しており、脂質と糖質とでは、得られるカロリーが同じでも、体に対する影響は同じとは限らないことが明らかに示されている。アメリカで一六二人を対象としておこなわれた研究では、二〇週間にわたり高脂肪食を摂取した被験者は、高糖質食を摂取した被験者に比べて代謝率が有意に上がったようだった。そのため、高脂肪食群の被験者は試験前の体重を維持するため、一日あたり九一キロカロリー多く食べる必要があった。[6] ただし、この結果は多くの被験者の測定値を平均したものだという点に注意が必要だ。必ずしもすべての被験者が高脂肪食や高糖質食に同じように反応したわけではなく、代謝が下がった人たちもいた。二〇一八年に発表されたアメリカのランダム化比較試験「ＤＩＥＴＦＩＴＳ」では、六〇九人のボランティアがカロリー制限食を一二カ月にわたって摂取した。すると、総エネルギー摂取量は同じでも、糖質を多く摂取したときに体重の減少量が大きかった人もいれば、脂質を多く摂取したときに体重の減少量が大きかった人もいた。[7]

カロリーに関しては、現実的な問題がもう一つある。それは、食品メーカーが商品の栄養成分を正確に測定してラベルに表示しているのだとしても――ともすれば一〇〇年以上前の古い科学的知識を用いてだが――、カロリー摂取量を正確にははじき出せないことだ。カロリー計算にものすごくこだわる熟練の栄養士でも、通常の生活をしているときに摂取カロリーを一〇パーセント以内の誤差で計算するのは難しい。摂取カロリーを正確に知るためには、自分ですべての料理をつくる必要があり、その際には、重さやサイズをきっちりと測った材料を使い、食品がどれだけの熱にさらされるのかを考慮に入れ、つくったすべての料理のうち、一定の割合を正確に食べる必要がある。ほとんどのダイエットプランは、カロリーを計算することや調理ずみ食品を食べることに基づいている。だが、カロリー計算に伴う誤差は非常に大きいので、ダイエットプランの指示に従ったとしても、実際のカロリー摂取量は、推奨されるカロリー摂取量とは合わない可能性が高い。

体とカロリーの関係を理解するには、車のガソリンについて考えると参考になるかもしれない。これから車で一週間の旅行に出かけると想像してみよう。走行距離は約三〇〇キロで、車には、あなたの体と同じで燃料計がないとする。その場合、あなたは、平均的な車がそれだけの距離を走るのに必要とするガソリンの平均的な量を調べ、ガソリンスタンドでその量を入れるだろう。そして、平均的な燃費の平均的な車を平均的なスピードで運転しているのだから、ガソリンは最後までもつと期待するだろう。だが、もし計算ミスをしてガソリンを入れすぎたら、車の予備タンクに（あなたの脂肪細胞のように）余分なガソリンが入ったままになり、おそらくあなたが知らないうちに車が少し重くなって燃費が悪くなる。さらに、ガソリンスタンドにはさまざまな種類のガソリンがあり、どれが自分の車のエンジンに最適なのかわからないと想像してみたらどうだろうか。

カロリーに伴う最大の問題は、カロリー計算そのものではない。カロリー計算自体は、セロリを食べたときとジャガイモを食べたときの摂取エネルギーを比較できるというように、おおまかな目的をいくらか果たしてくれる。だが、カロリーの一番大きな問題は、根拠もない安心感を与え、それが正確な指標だと錯覚させることにある。カロリーは、食品業界にとって好ましい情報であり続けている。そのおかげで「低カロリー」の食品やスナックの売り上げはうなぎ登りとなり、企業のマーケティング部門はずっと大忙しだ。また保健当局は、政府が積極的な健康対策を講じていることを数値で示せてきた。だが、ふつうの消費者にとっては、カロリーは最悪の情報だ。私たちは、食品は正確な量で提供されるものだと信じ込まされ、低カロリー食品を食べるように仕向けられている。そのような食品は、空腹を満たすことができず、栄養がない化学物質で本物の食品を薄めてつくられているにもかかわらず。私たちの体は燃料計つきの車ではない。はるかに複雑で精緻だ。何を食べるべきかについての決断を、広く使われているとはいえ恣意的で不正確なことも多い数値に基づいてくだすのではなく、一人ひとりの体や、その体が必要とするものについて理解できるようになる必要がある。

# 4　脂質をめぐる大論争

## 定説　飽和脂肪酸は心疾患のおもな原因である

　およそ二〇年前、私はバターをやめて、イタリアのオリーブオイルらしきものでできた低脂肪マーガリンに切り替えることにした。それを支持する科学的根拠には説得力があると、十分に納得したからだ。一方、私と同じく医師だが異なる食文化で育った妻（フランス系ベルギー人）は、医学論文が多少あるからといって、先祖代々受け継がれてきた食習慣を変えようとはしなかった。私たちは見解の相違を認め合い、わが家の冷蔵庫にはバターとマーガリンの両方を入れておくことになった。

　今から五年ほど前に世界各地で、バターを控えたほうがいいという知見に疑問を投げかける声があがり始めた。だが何事とも同じく、反発があった。二〇一八年、一〇〇人以上の怒れる研究者が『ブリティッシュ・メディカル・ジャーナル』誌の編集者たちへの手紙に署名した。雑誌側がバターを擁護するような姿勢を取っていることや、飽和脂肪酸は心疾患の原因だという説が大幅に誇張されたせいで私たちはだまされていたと主張する「偏った」エディトリアルコメント〔ある論文を取り上げて批判や説明を加える記事。業績のある研究者が雑誌の編集長から執筆を依頼されることが多い〕の発表を許可したことを批判したのだ。批判した研究者たちは、そのエディトリアルコメントで、スタチン系脂質異常症治療薬が心疾患のリスクを下げる効果が無視されていることにも憤っていた。その後、エディトリアルコメントへの反論が同じ雑誌に掲載された。(1) それは良識ある科学的な論争のはずだった。ところが、エディトリアルコメントの著者たちを「狂信的」だと非難する新聞記事が出たことで、火に油が注がれた。ほどなく、論争は個人の偏見や誠実さ、信念を批判する罵《ののし》り合いに成り果てた。

確かに、これらの論争には宗教戦争めいたところがある。それは多分に、栄養ガイドラインを絶対視して守ろうとする人びとのせいだ。アメリカとイギリスの現行のガイドラインは似ており、両方のガイドラインで、異論がほとんどなくコンセンサスの得られている項目がある。たとえば、摂取カロリーを抑える、野菜などの植物性食品の摂取を増やす、加工食品の摂取を減らす、甘い飲料の摂取を減らす、などだ。(2) 一方、科学的根拠について意見が割れている部分もある。それは、飽和脂肪酸の摂取を減らすべきなのかどうか、もし減らすべきなら代わりに何を食べるのかという問題だ。

この問題の中心にあるのが食事と心疾患の関連についての仮説だが、それは決して単純ではない。当初の説は一九六〇年代に提唱され、食品に含まれるコレステロールは、血中のコレステロール値を上げて動脈をつまらせるので心疾患の原因になるとされた。その後、この説は間違いだと証明されており、今日では、まともな科学者は誰もこれを信じていない。その説は、重大な欠陥があった観察研究に由来する。現在では、肝臓は体内のコレステロールのほとんどを自ら生成しており、食品に含まれるコレステロールは血中のコレステロール値に少しも影響を与えないことがわかっている。健康によいと目下考えられている多くの食品に、大量のコレステロールが含まれている。コレステロールは、細胞壁や数々の重要なビタミンをつくるのに欠かせない材料だ。すべての動物の肉や動物製品に、コレステロールが含まれている。たとえば、赤身肉〔牛やラムなど見た目の赤い肉〕や白身肉〔鶏など見た目の白い肉〕、脂肪分の多い魚、卵、そしてヨーグルトはみな、コレステロールの含有量が多い。これらのうち卵などは、観察研究で今後も心疾患と結びつけられる可能性があり、そのような研究はメディアの関心を引くだろう。一方、脂肪分の多い魚などは、一見矛盾しているようだが、心臓を保護すると言われている。なお、食品に含まれるコレステロールが心疾患を引き起こすという科学的根拠は乏しく、そのリスクはわずかなものであることが多い[3]。

だが、食品のマーケティングでは、血中コレステロール値を下げるかのような印象を匂わせて製品を宣伝し続けている。たとえば、コレステロールの吸収を抑えるとされる植物ステロール（フィトステロール）が多くの食品やオートミールに添加されているが、通常の摂取量だと血液に対する効果はほとんどなく、心疾患の発生率を下げる可能性があるという確かなデータもない。もともとの「コレステロールは悪い」という仮説は、一九八〇年ごろになると、「すべての脂質は悪い」という仮説にすげ替えられた。それはおもに、脂質は同じ重量の糖質やタンパク質よりカロリーが高いという事実があることに加えて、脂肪の層が血管壁に蓄積されると心臓発作につながるという考えがあったからだ。そして食品業界は、値段の高い乳製品に代わるものとして、化学物質や糖類を用いた加工度の高い低脂肪食品を宣伝し、それらを健康によい食品と表示することができて喜んだし、それは今でも変わっていない。

だが、脂肪は単一の物質ではない。「脂肪」は幅のある言葉で、トリグリセリド（中性脂肪）――三本の脂肪酸の鎖がグリセロールという物質につながったもの――すべてを指す。この中性脂肪は、食品に含まれる脂肪の九八パーセントを占めている。そこに含まれる脂肪酸は、鎖の長さや化学結合（二重結合）の数が大きく異なる。それによって飽和脂肪酸になったり不飽和脂肪酸になったり、固体になったり液体になったりと、脂肪の性質が変わる。これらの飽和脂肪酸や不飽和脂肪酸は、植物に含まれているものも動物に含まれているものも化学的には同じだが、食品ではそれらが混ざり合っている。たとえば、不飽和脂肪酸は一切れのラムチョップより小さじ一杯のオリーブオイルに多く含まれているが、そのどちらにも、ほかの脂肪（一価不飽和脂肪酸や多価不飽和脂肪酸など）がいろいろと含まれており、それらは体にさまざまな影響を及ぼす。なお、ほとんどの脂肪は肝臓でつくられるが、オメガ3不飽和脂肪酸などの一部の脂肪は体内でつくることができないので、食事から摂取する必要がある。

さまざまな脂肪を——善玉も悪玉も超悪玉も——合わせたものは、総脂質（総脂肪）と呼ばれる。二〇〇〇年代には、臨床試験によって、食事に含まれる総脂肪の量を減らしても健康に効果がないことが証明されつつあった。それを受け、「総脂肪は健康に悪い」という仮説は、アメリカでは徐々にすたれていった——イギリスではそうならなかったが。もっとも、ほとんどの栄養科学者は、脂肪の多い食品は健康に悪いという考えを手放したがらず、飽和脂肪酸は健康に悪いという仮説を支持し続けた。この仮説は主として、欧米人から得られた観察データ（およびいくらかの遺伝子データ）に基づいている。すなわち、LDL（低密度リポタンパク質。コレステロールを含んだ小さな粒子）の血中濃度は心疾患の発生率と相関しており、食事で摂取する飽和脂肪酸の量が増えるにつれて、HDL（高密度リポタンパク質。大きな粒子で健康によい）よりLDLの値がわずかに増えることを示したデータだ。このデータは、脂肪がどの食品に由来するのかを区別していなかったが、ごく最近まで確かな科学的根拠だと考えられていた。ところが、欧米と環境の異なる低所得国でおこなわれた大規模な観察研究では逆の結果が出た。都市と農村の住民を対象とした前向き疫学調査（PURE研究）〔前向き調査とは、集団を複数の群に分け、ある時点から将来に向かって（つまり前向きに）一定期間観察し、死亡率や疾患の発生率を比較する研究〕の一環として、一八カ国、一三万五〇〇〇人を七年間追跡した結果、乳製品や飽和脂肪酸の多い食事を摂取していた人びとのほうが、糖質を多く摂取していた人びとより死亡率が低いことが示されたのだ。(4)

重要なことを挙げれば、いくつかの研究が試みられたにもかかわらず、脂肪の量がふつうまたは多い食事から、脂肪が少ない食事または飽和脂肪酸が少ない食事に切り替えると、心疾患の発生率や死亡率が下がるということは、これまでに示されていない。地中海食の効果を調べた大規模なPREDIMED研究などの試験では、実際には逆の影響が示されている。この試験では、七〇〇〇人のスペイン人を低脂肪食群と高脂肪食群に分けて調べ、心疾患の発生率や死亡率が高脂肪食群で約三分の一下がることが示された。ただし、この効果は、純粋に飽和脂肪酸によるものではなく、おもに総脂肪によるものだった[5]。このような新しい研究結果によって、飽和脂肪酸の多い食事の効果が示されているうえ、飽和脂肪酸を減らすことの効果を裏づける科学的根拠は乏しい。にもかかわらず、食事ガイドラインでは、飽和脂肪酸を含む食品はすべての人にとって健康に悪いという過度に単純化された考え方が修正されていない。アメリカの観察研究では、飽和脂肪酸の摂取量と心疾患のリスクに相関があることが示されたが、飽和脂肪酸の摂取量が多いことは、生活習慣が全般的に不健康であることを表しているだけかもしれないという点は、ほとんど無視されている。イギリスやアメリカでは、揚げ物を頻繁に食べると健康に悪いとされるが、イタリアやスペインでは、飽和脂肪酸をたっぷり使ったシーフードの揚げ物を食べるのはよくあることだ。ただし、サラダが添えられていることが多い。サラダに入っている物質が脂肪と相互作用して、心臓を保護する別の物質（レゾルビン）が生成されるのかもしれない[6]。

飽和脂肪酸の含有量が多いせいでヒーローからいったん悪役にされ、その後ヒーローに返り咲いた食品としては、卵もある。卵の約一一パーセントが脂質で、ほとんどはコレステロールといくつかの飽和脂肪酸だ。長期にわたって大規模な集団を観察した研究のみを参考にすれば、一日に一個までなら、卵を食べることによる重大な問題は見つかっていない。また、アメリカ以外でおこなわれたいくつかの研究では、卵に心臓を守る効果があることが示されている(7)。ほとんどの国では、コレステロールの摂取を控えるべきだとする食事指針に従って、国民が卵をしょっちゅう食べないように指導してきた。アメリカの当局は最近、そのアドバイスを覆し、今では適度になら卵を食べても問題ないと発表したが、肉などの脂肪の多い食品は控えるべきだという見解は変えなかった。このように矛盾が見られるのは、卵のマーケティング組織であるアメリカン・エッグ・ボードのロビー活動がその原因かもしれない。

脂肪の一部のグループを不健康なものとして分類するのには、ほかにも問題がある。そのような脂肪は、健康によいとされる多くの食品にも含まれているので、健康を改善するためには、具体的にどんな食事をするようにアドバイスすればいいのかが問題になるのだ。目下のところ、飽和脂肪酸を含む食品は、デンプン質の糖質か不飽和脂肪酸を含む食品に置き換えるべきだとアドバイスされている。これは、たとえばバターをやめて低脂肪スプレッド（マーガリンの新しい名称）にするということだ。誰にでも適用できるシンプルなメッセージが何としてもほしいという望みが、「すべての飽和脂肪酸を減らすように」といったアドバイスにつながっており、問題を引き起こしている。このような単純化には、食品の複雑さや質、食習慣、一人ひとりの食品の好みが考慮されていない。要するに、個人差が完全に無視されているのだ。[8] しかし、研究者たちの考え方は急速に変わりつつあり、食品を単に主要栄養素やカロリーといった観点から見るのではなく、食品に含まれている何百種類もの物質といった観点から見るようになってきている。それらの物質は互いに相互作用するだけでなく、一人ひとりに固有の膨大な数の腸内微生物とも相互作用する。

たとえ個人差を考慮しなくても、一五カ国の合計六三万五〇〇〇人が対象となった複数の独立した研究データを合わせて検討すれば、飽和脂肪酸の多いバターを食べても、総じて悪影響はないことがわかる。[9] 不思議なことに、現代の低脂肪スプレッドを食べることによる健康への影響について、同様に長期間調べた研究データはない。それは、低脂肪スプレッドには「健康によい」脂肪が含まれていると言われていたからだろう。

とはいえ、一九八〇年代から一九九〇年代にかけて推奨された初期のマーガリンは、ほとんどの人にとって非常に有害だ。こうした初期のマーガリンには、トランス脂肪酸が含まれていた。トランス脂肪酸は、食品業界が室温で液体の油を固体にするために油を化学的に加工する過程で生じる。体は、この人工的につくられた油を処理できない。トランス脂肪酸によって心疾患のリスクが三倍に高まり、アメリカでは毎年二五万人が死亡したと推定されている。だが、食品業界によるロビー活動の影響が大きく、ほとんどの欧米諸国では、世論が変わるのを待つ形になったため、トランス脂肪酸の削減は約一〇年遅れた。

残念ながら、過去の教訓は生かされていない。乳製品の代わりに飽和脂肪酸の少ないスプレッドを推奨すれば、複数の食品添加物や、よくわかっていない新しい加工油脂の入った安価な加工食品を食べさせることになる。今では多くの国で、エステル交換という複雑なプロセスによってつくられたさまざまな加工油脂が、トランス脂肪酸の代わりにビスケットやスナック、スプレッドで使われるようになった。エステル交換は、脂肪分子の脂肪酸を取り替えるプロセスだ。この技術によって食品業界は、飽和脂肪酸（ステアリン酸やパルミチン酸など）と不飽和脂肪酸をブレンドし、それぞれの製品に適した融解性の脂肪をつくり出すことができる。これらの加工油脂は、おおむね安全だと考えられているようだが、食品業界が飽和脂肪酸と不飽和脂肪酸の理想的な組み合わせを探して試行錯誤を続けるなか、人間での適切な長期試験で安全性が確かめられることなく、さまざまな食品に少しずつ使われ始めている。

加工が最小限で多価不飽和脂肪酸が豊富な高品質の植物性スプレッドは、人によっては健康によいかもしれない。だが世界的に見ると、多くの人が、バターの代わりに植物性スプレッドを食べたほうがいいというアドバイスに戸惑ったり疑念を抱いたりしているし、政府のガイドラインをしばしば無視している。消費財業界大手のユニリーバ社は最近、市場動向を踏まえてスプレッド事業を売却した。また、「天然」のバターが「人工的」な低脂肪スプレッドのシェアを奪う形で売り上げを伸ばしている。脂肪や食事についてふつうの人より深く理解しているはずの医師でさえ、ガイドラインに従っていない。私が最近『ブリティッシュ・メディカル・ジャーナル』誌に意見記事を寄稿したのち、約二〇〇〇人の開業医がオンライン世論調査に回答した。それによれば、バターをやめて飽和脂肪酸の少ないマーガリンを食べるべきだとするイギリスのガイドラインに従っているかどうかという質問に対し、八三パーセントが「ノー」と答えた。つまり、多くの医師が政府のアドバイスを無視していたということだ。

健康や食生活を改善するためには、二つの点を変える必要がある。第一に、一つの主要な食品グループ（や特定の種類の脂肪）を悪者扱いするのは間違っている。食品には多様な飽和脂肪酸、一価不飽和脂肪酸、多価不飽和脂肪酸がいろいろな割合で含まれており、それぞれの脂肪酸が単独で存在することはない。これは、食品中の脂肪が健康によい影響を与える可能性もあれば、悪い影響を与える可能性もあるということだ。健康への影響は、消化されてから血中を流れる脂肪の粒子が、実際のところ体にどんな作用を及ぼすかによって決まる。第二に、私たちは「平均的な人」という考えにきっぱりと別れを告げる必要がある。食品に対する体の反応は、思った以上に個人差が大きいのだ。二〇一八年、カリフォルニア州スタンフォード大学の研究チームが六〇九人の過体重の成人を対象としておこなったＤＩＥＴＦＩＴＳ試験の結果が発表された。それによれば、被験者を低脂肪・高糖質食群と低糖質・高脂肪食群に分けて一年間追跡した結果、体重が減った人の数は、どちらの群でも同じだった。[10] 高脂肪食群のなかでは、体重が大きく減った人も多かったが、まったく減らなかった人もいた。脂肪がすべての人にとって健康に悪いと思い込むのは明らかに間違っているし、脂肪の摂取に関する画一的なアドバイスが、すべての人に当てはまるとは思えない。

政府のガイドラインを批判したり、国民全体に対する画一的な働きかけを疑問視したりする医師や科学者を狂信的だと非難するのは危険だ。昨年だけでも、臨床で長年信じられてきたいくつもの有力な考えが、新しいデータによって誤りだと証明された。たとえば、アスピリンは心疾患の予防に有効、ビタミンDの補給は骨折の予防に有効、減塩食は心不全の予防に有効、オメガ3脂肪酸のサプリメントは糖尿病に有効といった定説が覆された。今では、これらすべてに効果がないことが示されている。要するに、時代遅れでなかなか変更されないガイドラインよりも、批判的な人びとや開かれた議論が必要なのだ。

私の個人的な食品の選択がどうなったのかを報告しておけば、七年ほど前に私は、（いつものごとく）妻が正しいと気づいた。妻は、バターをめぐる人騒がせな情報に決して過剰に反応しなかった。そして私は、不飽和脂肪酸の豊富な植物性スプレッド――少量の低級オリーブオイルと保存料と黄色の着色料入りで、容器には笑顔を浮かべたイタリア人農夫のイラストが入ったしろもの――を捨てて、ごまかしのない古きよきバターをまた食べることにした。だが、どちらを選ぶのかはあなた次第だ。

# 5 サプリメントの科学的根拠

**定説** ビタミンサプリメントを摂取すると、健康が改善して病気を予防できる

私たちは、サプリメントを常用する国民になってしまった。アメリカ人とイギリス人の半数がサプリメントを毎日飲んでおり、世界では約一〇億人がサプリメントを頻繁に摂取している。ビタミンの発見から一世紀がすぎても、私たちが相変わらずサプリメントに夢中なのは明らかだ。ビタミンは、がんの治療をはじめ、脱毛の予防、二日酔いの治療、さらには活力の向上など、ありとあらゆることに効果があると言われている。二〇二五年には、世界におけるビタミンサプリメントの年間売り上げは一九三〇億ドルに達すると見込まれる。サプリメントメーカーは製薬大手と同じくらい羽振りがよくなるだろう。裕福な人びとは、今やそれらの栄養素を毎日注射してもらうこともできる。

私たちは、ビタミンやミネラルを食品に加えれば「栄養価が高まる」という考え方にほれ込み、

牛乳や朝食用シリアル、パン、さまざまな超加工食品など、ますます多くの食品にビタミンD、カルシウム、葉酸、ビタミンB、鉄を加えるようになっている。こうした栄養強化のおかげで、公衆衛生当局は「医療」とは見なされない手段によって国民の健康を「自然」に、かつ安い費用で改善していると胸を張れる。だが、私たちはサプリメントの効果を過大に評価する一方で、リスクを過小評価している。ほとんどのサプリメントは効果が証明されていないばかりか、悪影響があることを示唆する科学的根拠が増えつつあるのだ。

食品にビタミンなどの栄養素を補充する必要があるという考えは、栄養不足が蔓延していた一九三〇年代に生まれた。現在ではジャンクフードによる栄養過多が問題となっているのに、その考えが根強く残っている。ビタミンを添加すれば食品がより「健康によい」ものになるという考えには、研究による裏づけはない。だが、その考えが幅を利かせているおかげで、食品会社は、ビタミンやミネラルを強化した加工度の高い食品は何となく健康によいのだと消費者に思わせている。たとえば、食品会社は「コーンフロスティ」のような砂糖をまぶしたシリアルの栄養素を強化する。そうすれば、ビタミンDの「よい供給源」だという健康機能表示を合法的におこなえるし、小さなボウル一杯に、子どもに対して推奨される一日の砂糖摂取量の半分以上が含まれているという事実をカムフラージュできるからだ。

サプリメントをめぐる市民の混乱や誇大宣伝の多くは、巧妙な販売キャンペーン、サプリメントで病気が治ったという体験談、さらにはくだらない迷信から生じる。たとえば、ビタミンCは免疫機能を高めるという通説の発信源は、おそらくノーベル化学賞と平和賞を受賞したライナス・ポーリングだ。ポーリングは一九六〇年代のはじめに、ビタミンCを服用すれば風邪を予防できるという仮説を立てた。だが、信頼性の高い多くの研究によって、その仮説は誤りであることが証明されている。いくつかの研究から、ビタミンCと亜鉛のサプリメントを一緒に服用することによって、風邪の症状が平均で六〜一二時間ほど緩和する可能性が示されている。とはいえ、オレンジジュースをコップ一杯飲むかキウイを一個食べれば、おそらく同じような効果が得られるだろう。ただ、それをきちんとした研究で確かめるための資金を誰も出していないだけの話だ。(1)

鮮やかな色の果物や野菜をたっぷり、それに魚をいくらか、乳製品を少量、質のよい肉を少々という健康的でバランスのよい食事をして、太陽の光を毎日浴びれば、九九パーセントの人はビタミンやミネラルを十分に摂取できるはずだ。さらに、腸内微生物はビタミンB群や葉酸、ビタミンKなどをつくり出す。果物や野菜の摂取によって病気のリスクが下がるという確かな科学的根拠があるのに、イギリス人の果物や野菜の摂取量は過去一〇年間ほとんど変わっておらず、あらゆる年齢層と性別で、「一日に五皿」という推奨摂取量を下回っている。そして、アメリカ人の九〇パーセントが、果物や野菜を一日に四〜五皿という政府の食事ガイドラインを満たせていない。みな、こう考えているのだ。果物や野菜、脂肪分の多い魚を食べると健康によいことが研究で示されているので、これらに含まれている化学成分のいくつかをサプリメントとして摂取すれば、同じような健康効果が得られるはずだ、と。だが、大規模な臨床研究から、そうではないことがわかっている。

実を言えば、私はかつてビタミンDのサプリメントやオメガ3脂肪酸を含む魚油サプリメントなどを摂取していたが、六年前に考え直した。本を執筆したり、ビタミンDやカルシウムに関する研究論文を三〇本以上発表したりしてきた過程で、適切に実施された、バイアスのない研究をいくつも検討した。その結果、サプリメントは効果がないだけでなく、多くの場合、実際には悪影響を及ぼす可能性があるとわかったのだ。しかし、そのような科学的根拠が増えているにもかかわらず、政府や保健制度のせいで、サプリメントは健康によいという誇大宣伝に拍車がかかっている。私たちは、ビタミンという特別な名前のせいで、それらがふつうの「物質」だということを忘れてしまったようだ。イギリス政府は、さまざまな食品の栄養を強化したがっている。最近では、ビタミンDが健康によいことを示す科学的根拠は非常に有力なので、六〇〇〇万人の国民すべてが、一年の半分は毎日ビタミンDサプリメントを摂取すべきだと公言した。

アメリカでは、医薬品とは違って、サプリメントに対する食品医薬品局（FDA）の規制は緩い。そのせいで、薬局の棚にずらりと並んだ何万種類ものサプリメントの安全性や有効性が評価されておらず、中身が本物かどうかさえ確認されていない。一九九一年、この増大する問題を取り締まる法案が提出された。だが業界が、サプリメントの使用は個人の自由だとする一連の広告を用いてロビー攻勢をかけた結果、一九九四年に「栄養補助食品健康教育法」が可決された。このとんでもない法律があるせいで、FDAは八万五〇〇〇種類の市販サプリメントについて、費用のかかる研究を独自におこなわない限り、メーカーのデータやサプリメントの中身、健康効果の主張に疑問を呈することができない。これによって、サプリメント業界は西部開拓時代さながらの「何でもあり」の風潮になっている。ヨーロッパやオーストラリアでも、サプリメントの安全性を確かめる試験は必要ないし、製品に警告を表示する必要すらない。多くの医薬品の効果を阻害するセイヨウオトギリソウのサプリメントも野放しだ。

現在でも、世界中の企業が大げさな主張や虚偽の主張を自由に展開できる状況が続いている。サプリメントの生産は家内産業として始まったが、今やグローバルなビジネスだ。ヨーロッパにおける健康機能表示の規制は、アメリカよりやや厳しいかもしれない。とはいえ、たとえば、サプリメントに多少の認可済み成分――微量の亜鉛など――を配合すれば、この製品を飲めば「活力がアップする」などと断言できてしまう。たとえ、この主張の元になった研究が、四〇年前のものだとしてもだ。ビタミンの分子そのものはきわめて小さいので、ビタミンサプリメントの錠剤（タブレット）やカプセルは、賦形剤や保存剤をはじめ、主成分以外のさまざまな微量の物質を添加して、かさを増す必要があるが、そのような成分は検査されない。マルチビタミンには極秘の成分が入っていることもある。一部のマルチビタミン液体サプリメントには、粉砕したバイアグラやアナボリックステロイド（筋肉増強剤）が添加されていることがわかった。このような規制されていないマルチビタミンを服用している五〇万人以上を観察した研究から、それらの人びとが、マルチビタミンを服用していない人びとよりも、がんや心疾患になる可能性が高いことが示されている。[2]

「日光ビタミン」とも呼ばれるビタミンDは、サプリメント界の代表格であり、ビタミンDを補給したほうがよいことを裏づける科学的根拠は、きわめて有力だと一般に考えられている。私はビタミンDについて二五年間研究し、私の研究グループはビタミンDに影響を与える遺伝子を発見した。私はビタミンDに関する科学論文を二〇本以上書いており、なかには、閉経期の健常人女性を対象として実施したサプリメントのプラセボ対照臨床試験の報告もある。私はビタミンDによって病気を予防できると信じていたので、みながビタミンDをもっと摂取すべきだと思っていた。ビタミンDはもともとビクトリア朝時代に、くる病の治療薬として都市部貧困層の子どもたちに与えられた。現在では、骨折を予防するため、数百万人に日常的に与えられている。私自身、骨や関節に異常がある患者のほとんどに、ビタミンDの摂取を勧めていた。ビタミンDはどうやら骨以外にも効果があるようで、数百件の観察研究によって、自己免疫疾患や心疾患、うつ病、がんなど、ほぼすべてのよくある病気に対して、たとえば疾患のリスクが下がるというようなことが示されている。[3]だが今では、私は考えを変えており、ほとんどの人では（寝たきりの人や、多発性硬化症患者などのまれなケースを除いて）、ビタミンDの効き目はなく、リスクが効果を上回ると考えている。

ビタミンDの効果を報告した観察研究は、すべてゆがめられている。なぜなら、ビタミンDの欠乏はたいてい病気の結果であって原因ではないし、ビタミンDの血中濃度が低いことが本当の病気と間違われてきたからだ。さらに重要なのは、複数の質の高いランダム化比較試験の結果を総括すると、ビタミンDのサプリメントの有効性は示されなかったことだ。最近、ビタミンDの骨折予防効果を調べた過去最大規模の臨床試験の結果が報告された。その試験には多くの国から二三の集団の五〇万人以上が参加し、約一八万八〇〇〇箇所の骨折について、ビタミンDの血中濃度の代わりにビタミンD遺伝子を利用して解析がおこなわれた[4]。その結果、ビタミンDにも牛乳にも骨折の予防効果は認められなかったので、カルシウムには骨折リスクを抑える効果がないとわかった。

そもそもビタミンDは、実際にはビタミンではない。なぜなら、ビタミンとは本来、体内で生合成できないので食品から摂取しなければならない栄養素を指すが、ビタミンDは日光に当たれば皮膚のなかで自然につくられるからだ。その意味では、ビタミンDのことは「ステロイドホルモンD」と呼ぶべきだが、そうしたらビタミンDの人気はガタ落ちになるだろう。ビタミンDは水に溶けにくく油に溶けやすい性質なので、ビタミンA、E、Kと同じく、脂肪組織に蓄積されて体内で過剰になるおそれがある。サプリメントの摂取量としては通常、少量にとどめることが推奨されているが、どうしても飲みすぎてしまう人が大勢いる。たとえば、インターネットで高用量の製品を購入する人などだ。ビタミンD過剰症（中毒）はまれだが、ビタミンDが過剰になると血中のカルシウム濃度が高くなる。すると、心臓や腎臓、脳に深刻な影響が及び、それが数カ月にわたって続く可能性がある。ここ数年、ビタミンD過剰症は増えている。インターネットでサプリメントを簡単に購入できるし、ビタミンDが強化された食品を摂取する人も多くいるので、この傾向は続きそうだ。[5] 通説や宣伝のせいでビタミンDを補う必要があると思われがちだが、日光に一日一五分当たるか、サケなどの脂肪分の多い魚を一切れ食べるか、ビタミンDの豊富なキノコ類を一握り分食べれば、十分な量を体内に取り入れることができる。

アメリカでは、牛乳やチーズ、ヨーグルト、朝食用シリアル、フルーツジュース、それに水ですら、当たり前のようにビタミンDや鉄、カルシウム、葉酸を添加されており、イギリスやオーストラリアでも次第にそうなりつつある。それらの摂取を避けるのは難しく、過剰摂取が増えている。アメリカでは鉄の過剰摂取が問題になってきている。鉄はパスタやシリアルをはじめ、多くの食品にごくふつうに添加されており、低品質の元素鉄（鉄粉）が添加されていることも少なくない。ビタミンに関する近年の取り組みのなかで、妊娠を望む女性に葉酸を補充したことは大きな成功事例の一つだと言われている。それによって先天性欠損症が約七〇パーセント減ったことから、多くの国が葉酸を万人向けの食品にも加えるようになった。だが、フランスはこの傾向に抵抗しており、葉酸の添加にはリスクがあると判断している。だからフランスでは現在でも、葉酸を何にでも添加することは認められていない。そして葉酸については、フランスの考えが正しいかもしれない。高濃度の葉酸によって、健康問題が起こったり、がんの発生リスクが上がったりする可能性があるという科学的根拠が増えているからだ。多くのビタミンでは、健康によい摂取量の範囲が狭い。摂取量の調整は、本物の食品なら容易にできるが、ビタミンが化学物質として添加された場合には難しい。ビタミンの製造は、化学とは対極にある自然志向の家内産業だとよく思われているが、ほとんどは中国などの巨大な工場で化学合成されている。ビタミンブランドのトップ一〇〇は、ネスレ社やP&G社、バイエル社といったグローバル企業一四社が所有している。

ビタミンDサプリメントの飲みすぎと、骨密度の減少、転倒や骨折の増加とのあいだに関連があることが、いくつかの臨床試験で見出されている。[6]一方、カルシウムのサプリメントは、臨床試験や遺伝学的研究で心疾患や脳卒中の発生リスクのわずかな上昇と関連づけられている。それはおそらく、カルシウムが主要な動脈をつまらせ、損傷させるからだろう。[7]人体は、自然の食物源から摂取されたビタミンやミネラルならば腸内で処理して吸収できるが、大量に摂取された化学合成サプリメントには対処できない。

おそらく、現在大ブームとなっているものとして、タンパク質のサプリメント（プロテイン）と高用量水溶性ビタミンが挙げられる。だが、どちらも摂取量が栄養所要量を上回ると、体外に排泄される。つまり、余分な量はだいたいトイレに流されてしまうということだ。プロテインは一六〇億ドルのスポーツ栄養市場の有力商品であり、二〇一六年にはアメリカ人の最大四〇パーセント、イギリス人の最大二五パーセントが使っていると報告された。欧米諸国のほとんどの健康な人では、タンパク質の摂取量は不足しているどころか一日あたりの推奨摂取量を超えているが、企業の宣伝によれば、そうではないという。食品業界は時流に乗り、チョコレートバーやグラノーラバーにタンパク質を数グラム加えている。それは、カロリー満載の製品について、以前は高カロリーだったが今は「高タンパク質」なのでジムに行く際にバックに忍ばせるのに最適なスナックだと売り込むためだ。

プロテインが上腕二頭筋を大きくして筋骨隆々の体をつくるのに役立つことは、みな知っている。これが、プロテインを粉末や飲料として製造コストの一〇〇倍の価格で販売する前提になっている。パワー型アスリートのタンパク質所要量は、平均的なカウチポテト族より多い。だが、その差は一日あたりわずか約五〇グラムであり、これは鶏胸肉を一枚食べるか、ベイクドビーンズ（インゲン豆のトマトソース煮）を一缶食べるだけで簡単に摂取できる。それに、筋肉を鍛えるという意味で植物性タンパク質と動物性タンパク質に違いはないので、タンパク質を摂取する目的でステーキや卵を食べなければならないわけではない。食品業界やダイエット業界が資金を援助した多くの小規模な研究などによって、運動を終えてから四五分以内にプロテインスナックやプロテインドリンクを摂取すると筋肉の回復が促進されることが示唆されている。だが、より質の高い多くの研究から、運動後のタンパク質の摂取には運動前の摂取と比べて利点はないことが今では示されている(8)。したがって、高額なサプリメントを摂取しなくても、ジムに出かけるときかジムから帰ってきたときに、コップ一杯の牛乳を飲んだり一握り分のナッツを食べたりすれば、サプリメントに匹敵する効果が得られる。

今では大量のタンパク質を摂取することが腎臓に悪いとは見なされていないが、人気の高いサプリメントブランドの多くには、適切な試験がなされていない添加物や化学物質、香料が何種類も入っている。[9] ふだん、運動したあとに乳清や大豆ベースのプロテイン粉末を摂取しているのなら、家でつくるミルクセーキや高タンパク質の炒め物といった自然な形で、このような高タンパク質食品を口にするほうがはるかにいい。プロのアスリートでもない限り、タンパク質に富む食品を毎日いくらか食べていれば、タンパク質所要量を高く設定したとしても、ほぼ確実に満たせている。

では、なぜこれほど多くの人が、高用量のサプリメントのほうが本物の食品より優れていると思うのだろうか？　たとえば、ごくふつうのトマトを見てみよう。トマトにはリコピンがもともと豊富に含まれている。リコピンは、心疾患のリスクの低下と関連があるとされている強力な抗酸化物質だ。しかし、多くの人が、トマトを食べる代わりに高用量のリコピンサプリメントをオンラインで購入している。三〇件以上の研究を分析したレビュー論文から、それらの人びとがお金を浪費している可能性が示唆されている。研究では、ほとんどの場合、本物のトマトのほうがサプリメントより健康効果が高かった。おそらく、トマトにはリコピン以外の物質が何百種類も含まれているからだろう。ブロッコリーなどのほかの野菜についても、同様の研究結果が得られている。[10]

サプリメントのなかには、大規模な試験で疾患の発生リスクが実際には上がることが示されているものもある。たとえば、二〇〇九年に発表された大規模な試験では、ビタミンEとセレンのサプリメントが前立腺がんの発生リスクを高めることが示唆された[11]。私は長年、ほかの医師たちと同じく、オメガ3脂肪酸を含む魚油カプセルは健康によいと信じていた。というのは、関節炎や心疾患、認知症など、万病に効くとして販売されているからだ。そんな印象をさらに定着させてきたのが、アメリカ心臓協会などの諸機関だ。同協会は、冠動脈疾患の患者はサプリメントでオメガ3脂肪酸を補充したほうがいいと勧めているが、このような判断の背景には、考えの甘さ、スポンサーの存在、広告、それに単純な解決法を示すことで患者自らが医療に参加することを促したいという願望があるのではないだろうか。アメリカ人の魚油サプリメント購入額は、年間一〇億ドル以上にのぼる。だが、全部で一一万二〇〇〇人を対象とした七九件のランダム化比較試験を合わせて検討した最近のレビュー論文では、長鎖オメガ3脂肪酸（魚油に含まれるEPA、DHAなど）のサプリメントを摂取しても心臓によい効果はなく、あらゆる原因による脳卒中や死亡のリスクが下がるわけでもないと結論づけている[12]。二〇一九年に発表された、二万五〇〇〇人のアメリカ人を対象とした大規模な試験では、魚油に心疾患やがんの予防効果は認められなかった[13]。今ではほかの重要な試験でも、魚油に失明やアルツハイマー病、前立腺がんを予防する効果はないことが示されている。オメガ3脂肪酸（多価不飽和脂肪酸）の人気を背景に、オメガ9脂肪酸（一価不飽和脂肪酸）のサプリメントなども販売されているが、オメガ9脂肪酸は必須脂肪酸ではないし、ほとんどの食品にもとから含まれているので、そのようなものを売り込むのはとんだイカサマだと言える。私たちは、無知なせいでカモになってしまうのだ。

政府や公衆衛生団体、食品会社が何と言おうとも、健康な人にサプリメントは必要ない。私たちは、サプリメントに頼るなどという面倒なことはせず、さまざまな生鮮食品を食べて一日に数分間日光を浴びるべきだ。九九パーセントの人びとは、それだけで健康に必要なビタミンやミネラルをずっと摂取することができる。

だが、もしあなたが、この章を読み終えたあともサプリメントの摂取を続けるのなら、サプリメントの種類や量を正確に把握しよう。なぜなら、これらの化学物質の過剰摂取は健康に悪い可能性があるからだ。ビタミンやミネラルのサプリメントのうち、健常人を対象とした適切なランダム化比較試験で効果が示されているものが事実上ないことや、健康に悪影響を及ぼすリスクが示されているものが増えていることを忘れないでほしい[14]。これらの化学物質は、「サプリメント」という名称で保護されていなければ、おそらく使用が禁止されるだろう。食品メーカーは年々、ますます多くの加工食品の栄養を強化しているが、それは、安価な食材と健康機能表示を組み合わせることに商機を見出しているからにすぎない。

私たちがサプリメントブームにはまるのは、手っ取り早く健康問題を解決しようとしたり、驚くべき健康効果を求めたりするあまり、ビタミンやミネラルのサプリメントを毎日摂取することが理想的な方法に見えてしまうからだ。誰でも、「自分のために何かよいことをしている」と思いたがっている。だが、サプリメントを摂取しても、お粗末な食生活の悪影響を帳消しにはできないし、サプリメントの効果を裏づける科学的根拠はまったくない。

# 6 人工甘味料の甘くない話

**定説** シュガーフリーの食べ物や飲み物を摂れば安全に減量できる

世界各国で砂糖税が導入され、加糖清涼飲料は健康に悪いという一般市民の認識が定着するにつれて、人工甘味料入りの飲食物への切り替えやそれらの受け入れが進んでいる。ほとんどの国の政府が出している食事ガイドラインでは、飲料として水が推奨されているが、人工甘味料入り飲料は加糖飲料の適切な代替品と見なされている。人工甘味料入り炭酸飲料は、ほとんどカロリーがないので「ダイエット炭酸飲料」と呼ばれることも多い。保健当局はそれらにいそいそとお墨付きを与えている。飲んでも安全で、減量の助けになるとほのめかしているのだ。同じく、当局のアドバイスでは、何としても摂取カロリーを減らすべきだという点が強調されており、消費者は砂糖（糖類）ではなく人工甘味料の入った低カロリーの超加工食品やデザートを選ぶように仕向けられている。

国にもよるが、「コカ・コーラ」「ペプシ」「スプライト」「ファンタ」の平均的な缶には小さじ八〜一二杯の糖類が入っており、栄養素がほとんど含まれていない「エンプティー」カロリーが約一四〇キロカロリーある。二缶で、一日の推奨カロリー摂取量の一〇パーセントを超える。二〇一三年にアメリカで生産された炭酸飲料の量は、一人あたりに換算すると約一六〇リットルだった。だいたい一人一日あたり一缶という計算だ。イギリスの生産量はアメリカの約半分だが、それでも国民一人あたり八一リットルを超えている。炭酸飲料は、大量の糖類が入っていてカロリーが高いので、ゼロカロリーの炭酸飲料に切り替えれば、減量に役立つし健康問題が減るはずだと考えるのは、とても理にかなっている。これが、大勢の人（イギリス人の三人に一人、アメリカ人の四人に一人）が加糖炭酸飲料から人工甘味料入り炭酸飲料に切り替えている理由の一つだ。

しかし、人工甘味料入り炭酸飲料は、ふつうの加糖炭酸飲料より本当にそれほど健康によいのだろうか？　二〇一九年に発表されたメタ分析では、ランダム化比較試験を一七件含む五六件の研究を要約したところ、その多くが小規模で質が低いことがわかった。だが、研究の規模や質を調整したうえで、それらをまとめて分析した結果、一般的な人工甘味料入り炭酸飲料には、ふつうの加糖炭酸飲料と比べて明らかな減量効果はないことが示された。[1]とすると、何がどうなっているのだろう？　カロリーがほとんどなく、生物学的に不活性な人工甘味料入りの飲料が、虫歯を減らすことを別にすれば、どうして加糖飲料より健康によいと言えるのだろうか？

世界で最もよく使われている人工甘味料は、スクラロースとアスパルテームだ。どちらも別の人工甘味料であるアセスルファムカリウムと合わせて使われることが多い。これらの人工甘味料は、あらゆる清涼飲料の三分の一以上、そのうえヨーグルトをはじめ、ガムやビスケットなどの低糖で「健康的な」食品、ビタミン、医薬品、歯磨き粉といった多くの加工品に添加されている。人工甘味料を使えば、加工度の高いさまざまな食品を、より安く、より効率的に生産できる。人工甘味料のおかげで賞味期限が延びるし、食品の多くをより甘くすることができる。スクラロースやアスパルテームは甘味が砂糖の二〇〇〜六〇〇倍あり、砂糖と組み合わせて加工食品や菓子に使われることが増えている(2)。

子どもたちは絶えず人工甘味料にさらされている。人工甘味料をしょっちゅう口にすることによって、もっと甘さの強いものを食べたいと思うようになるかもしれない。そして、それが習慣になり、大人になっても軽度の「甘いもの依存症」として尾を引く可能性がある。食品業界はこのところ、カロリーを減らすためだけではなく消費者の行動を戦略的に変えるために人工甘味料を利用しているようだ。タバコやシガリロ（細い葉巻）、新しい無煙タバコは、人工甘味料が入っているほうが人気も依存性も高い。タバコ産業は依存症に関して何十年もの経験をもっているわけで、タバコでうまくいく戦略は食品でもうまくいく。将来の顧客、すなわち食品で言えば子どもをターゲットにすることは、マーケティングの肝の一つだ。

一九七〇年代以降、消費者は人工甘味料の発がん性について心配してきた。こうした不安は、初期に登場したサッカリンなどの合成甘味料にまつわる話から始まった。サッカリンは一〇〇年以上前にコールタールから得られた甘味料で、ラットで膀胱《ぼうこう》がんを引き起こした。とはいえ、このような実験が完全に再現されたことはなく、人間で現実の問題になるということも示されていない。しかも、ラットで膀胱がんを引き起こすには、人間で言えば一日あたり数百缶分に相当する量のダイエット炭酸飲料をラットに飲ませる必要があった。当初、飲料メーカーは、人工甘味料に発がん性の疑いがあることが世間の注目を集めたことに悩まされたが、まもなく解決策にたどり着いた。「発がん性はない」と証明できたのだ。発がん性と人工甘味料を結びつける確かな科学的根拠はいっさいなかった。もっとも、消費者が発がん性のことを心配し続けたことで関心がほかの問題からそらされ、結果的に食品業界は助かった。安全規制当局は、新しい人工甘味料をげっ歯類に与えたときに珍しいがんが引き起こされるかという点を注視したが、ほとんどの場合、発がん性はないことが証明された。だがその陰で、人工甘味料と糖尿病や肥満といったほかの重大な健康問題との関連は見逃されたり軽視されたりしたのだ。

このように、強力な飲料業界が問題の焦点をそらして煙に巻く策を推し進めたため、栄養の研究者や専門家の見方はゆがめられ、さらには操られた。最近、流出した電子メールによって、有識者の意見に影響を及ぼす目的で使われた金の額が明らかになった。たとえば、アメリカのコカ・コーラ本社は、大学の研究者に研究助成金を提供するためだけに二〇一〇年から二〇一七年にかけて一億四〇〇〇万ドルを費やしていた。また、コカ・コーラ社とペプシコ社は、一六の医療機関を含むアメリカの九五の保健機関に、さらに多くの額を提供していた。[3] これで大学研究者たちは目をそらされっぱなしとなり、多忙な日々が続くことになった。糖類や人工甘味料入りの製品が安全であることや、肥満のおもな原因は運動不足であって無害な甘い飲料ではないことを示す論文の執筆に忙殺されたのだ。イギリスでは二〇一五年、『ブリティッシュ・メディカル・ジャーナル』誌の調査によって同様の資金提供網が暴かれ、砂糖業界から栄養学界の主要な専門家に多額の金が流れていることがわかった。[4] 研究が業界からの資金援助によっておこなわれることは、アメリカやイギリス以外の国でもよくある。そして、このような「研究助成金」を通じて研究に投じられる金額は、ほとんどの栄養学科が政府や慈善団体から受け取る一般的な助成金のわずかな額とは比べものにならないほど大きい。

したがって、多くの大学研究者が、キャリアを積み続けるために企業の出資する小規模な研究に参加するのも不思議ではない。大学による食品や飲料の研究では、飲料業界が出資した場合、出資者にとって好ましい結果が出る可能性が、業界と無関係におこなわれた研究の二〇倍もある。飲料業界は、「第三者」機関による研究データの要約も支援するが、そのような機関は、しかるべき手数料で業界の望む結果を提供する。人工甘味料に関する四〇〇件以上の研究のうち、少なくとも三割は飲料業界の出資でまかなわれている。例外はあるものの、このような研究は規模が小さい傾向があるうえ、おもにげっ歯類でおこなわれるので、その結果の解釈にはより多くの混乱を伴う。

しかもこれは、食品業界が影響を及ぼすやり方としてはまだ穏やかなほうだ。飲料業界にとって市場の規模が最も大きく収益性が最も高いメキシコや南米では、利害関係の衝突はさらに過激になる。砂糖に反対する運動家は、雇われの殺し屋によって物理的に脅迫され、政治家は次の選挙資金を出してもらう見返りとして、砂糖に規制をかける法案を最後の瞬間に取り下げるよう説得されている。研究者や規制当局は、飲料業界や、ときには全国各地からも、こうした不当な影響を受けているし、ジャーナリストにも影響は及んでいるかもしれない。人工甘味料入り飲料が、一般の炭酸飲料より減量に効果的なわけではないことを認識するのにずいぶん時間がかかり、人工甘味料入り飲料がいまだに「ダイエット飲料」と呼ばれることに誰も異議を唱えないのには、このような事情があるのだ。

では、人工甘味料入り飲料は、カロリーがほとんどないのなら減量に役立つはずなのに、なぜそうではないのだろうか？　飲料業界の説明では、人工甘味料の分子は味覚受容体を刺激し、通常の砂糖と同じような味覚をもたらすが、カロリーがなく人体の代謝を変化させないので、忍者のごとくひそかに体を通過するという。だが、これが単なるおとぎ話だったらどうなるだろうか？　私はダイエット実験で持続血糖測定器を装着したことが何度かある。そしてそのときに、胸が悪くなるほど甘いスクラロースの小袋をいくつか水で溶かし、甘ったるい酒のように飲み干した。実験をした三回のうち二回で、私は血糖値を測定した。すると、スクラロースを飲んでから三〇分後に血糖値が三〇～四〇パーセント上がり、その後、正常範囲内に戻った。実験の一回は、環境が厳重に管理されている代謝測定室のなかでおこなわれた。にもかかわらず、スクラロースを飲んでから三〇分後、血糖値が一時的に上がった。まさかということが明らかに起きたのだ。スクラロースが私の腸に影響を与えていただけでなく、脳や味覚受容体をだましていたのは明白だった。

これが起こりうるメカニズムを解明するうえで、二つの研究が役立った。一つは脳に対する影響を調べたもので、もう一つは腸に対する影響を調べたものだ。一つ目の研究は二〇一七年、一五人のボランティアを対象としておこなわれた。被験者はみな平均的な体重で、数日にわたって五種類の飲料を与えられた。そして、その期間のなかで特別な脳スキャン装置のなかに横たわり、脳の活動が測定された。活動が活発な脳の領域は、画像が明るく変化する。これらの脳機能画像装置は、バイアスが入り込む可能性を排除するため、嘘発見器のような形で用いられた。なお、五種類の飲料は、人工甘味料の配合割合やカロリーが異なっていたが、被験者にはそれらの区別がつかないようにしてあった[5]。この実験から、脳の報酬センターは、カロリーが本当にある甘い飲料よりも、スクラロース入りの（つまりカロリーがほとんどない）甘い飲料を摂取したときのほうが明るく光ることがわかった。研究者たちは、甘い味がするのにカロリーがないというミスマッチによって脳が混乱し、間違った代謝の指令を体に出すのではないかと推測した。脳は、期待したエネルギーが届かず、だまされているのだとわかると、脂肪を蓄積したり活動を低下させたりして、この届くはずだったエネルギーを取り戻そうとする。ただ、実際のところ、確かなことはわかっていないし、人工甘味料はどれも作用の仕方が違うので、それらははるかに複雑な影響を及ぼすだろう[6]。

二つ目の重要な研究は、二〇一四年にイスラエルの研究者から発表されたものだ。その研究では、肥満や糖尿病によって起こりうる副次的な影響に腸内微生物が関与しているかどうかが調べられた。まず、さまざまな人工甘味料がマウスの腸内微生物にどんな影響を与えるのか試験された。その結果、一般的な人工甘味料（スクラロース、アスパルテーム、サッカリン）はどれもマウスの腸内微生物の組成を変化させ、それによって血糖値が異常に高くなることがわかった。人工甘味料を与えたマウスの腸内微生物を無菌マウスに移植すると、組成が変化しているこれらの腸内微生物は、新しい宿主である無菌マウスの血糖値を上げた。無菌マウスに抗菌性物質を与えて腸内微生物の多くを殺すと、異常な高血糖反応がなくなったことから、腸内微生物が血糖値の急上昇に対して重要な役割を果たしていることが示された。次に、七人の人間のボランティアにサッカリンが与えられた。すると、四人では血糖値が一時的に上がったが、三人では変化はなかった。続いて、血糖値が上がった被験者の腸内微生物を無菌マウスに移植すると、やはり血糖値が上がった。以上から、腸内微生物の組成の変化は、血糖値が上がったことによる結果ではなく、血糖値を上げた原因だということが示された[7]。今では複数の研究から同様の結論が得られており、サッカリン、スクラロース、そして糖アルコールのキシリトールに関するデータは一貫している。ただし、研究のほとんどはマウスでおこなわれたものなので、人工甘味料の用量が適切だったのかや、研究の質はどうだったのかという点に多少の疑問はある。[8] マウスより人間に近いブタの例を挙げれば、養豚家はサッカリンなどの人工甘味料を子ブタに与えて腸内微生物の組成を変化させ、成長を早めている。[9] 人工甘味料を使って子ブタを早く太らせることは、農家にとっては理にかなっているが、人工甘味料にそのような作用があるとすれば、現代人にとっては都合が悪い。当然ながら飲料業界は、人工甘味料と腸内微生物叢に関するこうした新しい研究や、科学界や世間の目が厳しくなっていることをずいぶん気にしている。

これまでのところ人間の研究データは限られているが、私たちはPREDICT研究（第1章を参照）の一環として双生児の被験者たちにスクラロースやアスパルテームを摂取してもらい、データを集めている。[10] これらの人工甘味料に対する反応には、大きな個人差があるように見える。それはおそらく、人によって腸内微生物の組成が異なるからだろう。これまでの実験結果をまとめれば、六人あたり約一人の割合で、人工甘味料を与えたあとに明らかだが説明のつかない血糖値の上昇が認められるが、それ以外の人では、血糖値の変化は小さいかほとんどない。私が自分でアスパルテームやアセスルファムカリウムを摂取したときには、血糖値の明らかな上昇は見られなかった。もっとも、私の体には、直接には測定できない別の影響があったかもしれない。

人工甘味料は、食品には存在せず化学合成によってしかつくれない。これらのほとんどは、科学者が指をなめてみたら甘い味がして驚いたという偶然によって発見された。一口に人工甘味料と言っても性質はそれぞれ大きく異なり、スクラロースのように、血中に吸収されず腸にとどまるものもあれば、アセスルファムカリウムのように、血中にすぐさま吸収されるものもある。二〇一九年に発表された、一五四人を対象とする一二週間の研究では、主要な人工甘味料が体重に及ぼす影響はそれぞれ異なることがわかった。具体的には、サッカリンの影響は砂糖に似ており、アスパルテームは体重をわずかに増やし、スクラロースは減量に多少の効果があった。だが、それぞれの人工甘味料に対する一人ひとりの反応は、著しく異なる可能性が高い[11]。もし人工甘味料の味が甘くなくて苦かったら、それらは有毒な薬物として扱われただろうし、食品に添加される前に、多くの厳格な臨床試験が求められただろう。

というわけで、食品業界がいくら否定しようとも、あらゆる科学的根拠から、人工甘味料は生物学的に不活性どころではないことや、飲料やほかの加工食品に入っている糖類の健康的な代用品では決してないことが示唆される。たいていの物事と同じで個人差は大きいだろうが、概して、人工甘味料を摂取すると体重が増える可能性が高い。それに、人工甘味料は体の代謝やインスリン経路に好ましくない影響を及ぼすので、糖尿病のリスクを高める可能性もある。心配なのは、人工甘味料がいくつも一緒に使われていたり、キシリトールやマンニトール、イソマルトなど、ポリオール（糖アルコール）として知られる別の糖質と組み合わせて使われたりしていることだ。ちなみに、糖アルコールはふつうの砂糖（ショ糖）より甘味が少ないが、カロリーも比較的低い。こうした複雑さを増す化学物質の組み合わせは、私たちがかつて経験したことがないものであるため、体は混乱するだろうし、腸内微生物は混乱をきわめるだろう。そのせいで、私たちの正常な代謝や行動が変わってしまう可能性もある。

そもそも砂糖は、植物からつくられる。では、実験室で合成される人工甘味料を捨て去って砂糖の自然な代替品を見つけることはできるだろうか？「ステビア」は南米の植物に由来する新しい甘味料で、「ダイエット」飲料業界の救世主としてもてはやされている。ステビアは砂糖の三〇〇倍の甘味をもち、二〇〇八年にアメリカで安全性が認められた。コカ・コーラ社は砂糖とステビアを用いて、あの「化学的な」飲料の「自然な」バージョンをつくり出し、「コカ・コーラ ライフ」と名づけた。だがあいにく、「コカ・コーラ ライフ」は、最終的に販売の終了を余儀なくされた。というのは、あまりにも多くの消費者から、甘草《カンゾウ》のような匂いがして後味が苦いというクレームが寄せられたからだ。これはステビアが甘味受容体と苦味受容体を同時に刺激することによるもので、多くの人がそれをまずいと感じたのだ。解決策の候補は二つある。一つは、ステビアを低糖飲料と組み合わせることによって、カロリーを抑えつつ後味の悪さを消すこと。もう一つは、原料植物から甘味成分だけを抽出することだ。しかし、甘味成分だけを利用して、それ以外の部分を廃棄するとすれば、ステビアを大きく成長させる必要があるのでコストがかかる。現在、さまざまなベンチャー企業がステビアの葉を巨大なタンクに入れて酵母で発酵させ、ステビアより微量しか含まれていないレバウジオシドM（ＲｅｂＭ）という甘い化学物質を大量に生産している。ＲｅｂＭには嫌な後味がない[12]。

発酵させたステビア、つまり改変したステビアは、究極の甘味料になりうるのかもしれないが、例のごとく、そこには落とし穴がある可能性もある。人間を対象としたある研究では、ステビアを摂取した被験者で一二週間以上にわたり体重がやや増えたことが示された。ただし増加の程度は、アスパルテームを摂取したときよりも少なかった[13]。ステビアには抗菌作用が多少あるので、リステリア菌やサルモネラ菌などの病原菌が食品表面で増殖するのを防ぐ効果があるかもしれないが、ステビアが友好的な腸内微生物にもダメージを与えてしまう可能性もある[14]。ステビアはラットを用いた実験では、発がん性は認められていないが、人間の腸に対する影響を適切に調べた研究はまだない。

糖類への反対圧力が高まっているので、ステビアからつくられるさまざまな甘味料は、糖類を含むほぼすべての加工食品に遠からず添加されるだろう。この分野で投資ブームが起きているのも意外ではない。ただ、ステビアは天然の植物かもしれないが、天然という意味ではドクニンジンもそうだ。「有毒な」砂糖の代わりに自信をもって安全にステビアを用いるためには、入念な試験がもっと必要だ。ほかの人工甘味料や添加物については、何も知らない市民がそれらに飛びついた結果、肥満の蔓延に拍車がかかってしまった。同じ間違いを繰り返してはならない。

ダイエット飲料に含まれている合成甘味料を週に一度くらい摂取しても、長期的に重大な影響はなさそうだが、そのような飲料の味が好きな多くの人は、たいてい一日に二缶以上飲む。それどころか、ダイエット飲料フリークは一日に二〇缶も飲むこともざらだ。人工甘味料入り飲料を避けている人でも、人工甘味料は低カロリーのインスタント食品やケーキ、ビスケット、フルーツヨーグルト、そのほかデザートに添加されていることが多いので、知らないうちに摂取しているかもしれない。私自身、サイクリングのあとにほんのり甘いスポーツドリンクを飲んでいたのだが、それには本物の砂糖に加えてスクラロースが入っていることに気づいた。だが、正面のラベルには、そうとわかるような表示はなかった。私たちのまわりには、これらの有害かもしれない人工甘味料だらけの加工食品や飲料があふれている。だからこそ、その事態についてもっと真剣に考えるべきだ。まず、「ダイエット」や「低カロリー」といった言葉を使用禁止にすることが先決ではないだろうか。なぜなら、これらのマーケティング用語には、人工甘味料入りの飲食物が、痩せられるような印象を与えておきながら実際には体重を増やすことを示唆する新しい科学的根拠が反映されていないからだ[15]。

# 7 ラベルに書かれていないこと

## 定説 食品ラベルは健康的な食品選びの役に立つ

食品ラベルがあれば、健康によい食品を選ぶようになると思われているが、食品ラベルを頻繁に確認する人は、アメリカ人ではわずか三分の一、イギリス人では四分の一以下しかいない。食品のラベル表示は一九七〇年代に始まった。「食事に対して特別なニーズ」のある患者のために、カロリーや塩分量の情報が一部の食品に表示されるようになったのだ。当時、食べるものはほとんどの場合、家庭で基本的な食材からつくられていたので、栄養成分の表示を求める声はほとんどなかった。だが今日では、アメリカ人の約四〇パーセントは毎日ファストフードを食べており、食事の五分の一は車のなかですまされている。イギリスでは、購入される食品の半分以上が超加工食品だ。出来合いの食品への依存がこのように高いことに加え、それとは矛盾するように食生活や健康への関心が高まっていることが、栄養成分の表示に対する需要につながっている。二〇一五年、三万人を対象とした心身の健康に関する世界的な調査の結果が発表された。それによれば、八八パーセントの回答者が、機能性食品や非遺伝子組み換え食品、「すべて天然の」製品などの「健康的な」食品には通常より多くのお金を出してもよいと答えた。ところが、食品業界は科学的情報や栄養成分情報をごまかして、超加工食品を一見、健康によさそうに見せかけている。

先進国では肥満や糖尿病の人が増え続けているので、どう見ても食品ラベルは健康の増進に役立っていない。食品ラベルの表示を支持する研究で質の高いものはほとんどなく、公表されている研究の多くは、質が低いか、食品業界や飲料業界がスポンサーになったものでバイアスがかかっているかのどちらかだ。私は、食品ラベルの改善や透明化にはおおいに賛成だ。ただ、食品の原料や産地に関しては、独自におこなわれたいくつかのレビュー論文から、現在では食品ラベルの情報が多すぎて消費者が混乱しており、頭がパンクしているということが示唆されている。(1)

食品業界は、消費者が栄養に関心を抱いていることに目をつけた。それからほどなく、「飽和脂肪酸はきわめて少量」といったあいまいな宣伝文句が食品ラベルや販売キャンペーンに登場するようになった。今日では、ほぼどんな食品にも「すべて天然」や「スーパーフード」といった文言が当てはまる。というのは、明確な定義も規制もないので、これらの言葉は宣伝文句として好都合だからだ。たとえば、ゴジベリー（クコの実）などの「天然のスーパーフード」は、スーパーフードでも何でもないイチゴ《ストロベリー》と栄養特性は似たようなものなのに、イチゴの一〇倍以上の値段で売られていたりする。

食品ラベルのシステムをいち早く合法的に操作した食品大手の一つがケロッグ社だ。同社はアメリカの国立がん研究所と協力し、一九八四年、シリアルの箱の裏面に、コーンフレークは食物繊維の豊富な朝食用シリアルで特定のがんのリスクを下げるという宣伝を載せた。食品医薬局（FDA）がこの販売キャンペーンに待ったをかけなかったことから、これを機に、世界各地で同様の宣伝に乗り出す道が他社にも開かれた。(2) 今日では、食品ラベル表示の規制はいくらか改善されているが、消費者は依然として惑わされている。たとえば、シリアルバーのメーカーは、要は甘いビスケットである製品を「高繊維」食品として宣伝することができ、実際には食物繊維が一・二グラムしか入っていない（一日の推奨摂取量は三〇グラム）一本あたり二〇グラムのシリアルバーを提供している。パンにサワー種《だね》が一パーセント以下しか入っていなくても、そのパンを「健康的なサワードウブレッド」と呼んでもいいし、砂糖たっぷりのチョコバーは、タンパク質が二〇パーセント入っていれば「高タンパク質」と表示できる。このように表示ルールが嘆かわしいほど緩いおかげで、製品に本当の健康効果をもたせなくても、食品業界は食品ラベル表示によって大きな利益をあげることができる。

ほかにもよく知られた手口として、「ハロー効果」〔対象を評価するときに、目立つ特徴に引きずられ、ほかの特徴についての評価がゆがめられる現象〕がある。たとえば、「カルシウム源」といった栄養表示があると、消費者はその食品が健康によいものだと錯覚し、飽和脂肪酸や砂糖や塩がたくさん入っていても見落としてしまうのだ。食品会社は、「カルシウム源」と表示したミルクセーキを健康的だと消費者に信じ込ませようとしている。実際には、ミルクセーキに砂糖が山ほど入っているうえに、そもそも消費者がカルシウム不足ではないとしてもだ。

多くの消費者は、E番号〔EUで許可された食品添加物に与えられる分類番号〕がついている食品添加物をはじめ、添加物やその他の「致命的」だと思われている化学物質の有無をチェックするために食品ラベルをくわしく調べるが、メーカーはこのような添加物に、天然のものらしい印象を与える「ニンジン濃縮物」や「ローズマリー抽出物」といった名前をさりげなくつけている。それらもやはり精製され、加工されているが、そのほうが消費者に受けるからだ。E番号による分類システムは、安全性が評価され、EUの食品基準に照らして安全だと見なされた七〇〇種類以上の食品添加物を規制および特定する仕組みにすぎない。それで、たとえばパプリカはE160c、ウコンはE100というように、日常的に消費される多くの食品にもE番号がついている。加工デンプンは多くの加工食品に入っている一般的な食品添加物で、名称も親しみやすさを感じさせる。だが、構造や食品同士を接着させる特性の違いによってさまざまな種類があることや、酸や糖を用いる非常に複雑な化学プロセスを経てつくられることを知っている人はそういない。

食品ラベルに関する規制はほとんどないため、包装の前面で堂々と健康効果を謳っている食品が、実際にはきわめて健康に悪いこともある。多くの食品ラベルには、その食品が地元の家庭的な農家でつくられているかのような表示がなされているが、それはまったくのまやかしだ。基本的に、食品の宣伝文句やラベルを信用してはいけない。

アメリカでは、食品ラベル表示に対するFDAの規制は、科学的見解が変わっているのに三〇年間そのままだ。FDAは、カロリーの表示が消費者の助けになるという根拠がないにもかかわらず、カロリー含有量をこれまでより太い文字ではっきりと示す新しいラベルの導入を提案している。また、食事性コレステロールは健康にほとんど影響を及ぼさないということが今では広く受け入れられているのに、食品ラベルには相変わらずコレステロール含有量が表示されている。[3]食品ラベルには、その食品の一回摂取基準量に各栄養成分が一日の摂取量の何パーセント含まれているかも表示されている。ただし、一日の標準的なエネルギー摂取量が二〇〇〇キロカロリーとされているのが、そもそも非現実的だ。平均的なアメリカ人は、その倍に近い量（三六〇〇キロカロリー）を摂取している。[4]巧みなロビー活動の結果として、イギリスにおける食品ラベルの規制はさらに緩く、食品の包装の背面に栄養成分を表示することが義務づけられたのは二〇一六年になってからだった。食品ラベルには、食品の名称、アレルギー誘発物質、正味量、原材料、賞味期限、保存や利用上の条件、食品事業者の名称や住所など、EUで特に定められている情報が含まれていなければならない。だが、はっきりしない理由により、アルコール飲料は食品ラベルの表示義務を免除されているし、生鮮食品や、温め直すという前提がある場合にはパンもそうだ。それに、化学物質は、含有量が〇・一パーセント未満ならば、作用の強さや濃縮度合いに関係なく表示義務の対象外だ。そして、この変わりやすい世の中において、食品ラベルが今後どうなるのかは誰にもわからない。

ヨーロッパでは二〇一三年、包装前面に任意で栄養情報を表示するシステムが導入され、EU加盟国の半数ほどに採用されている。それらの国のあいだで表示内容が統一されているわけではないが[5]、たとえばイギリスでは、一〇〇グラムまたは一〇〇ミリリットルあたりのカロリー含有量、特定の分量あたりのカロリー含有量、脂肪・飽和脂肪酸・糖類・塩分の含有量、一食分の量、各栄養素について一日の摂取量に占める割合を必ず表示しなければならない。さらに、脂肪、飽和脂肪酸、糖類、塩分の多さを信号機の三色で色分けして表示する必要があり、それぞれの含有量が多い（赤）、中程度（黄）、少ない（緑）が一目でわかることになっている。食事ガイドラインには、緑や黄が多くて赤が少ない食品をおもに選んだほうがいいと漠然と述べられているが、赤が多くても、それを食べてはならないというわけではない。ガイドラインでは、「赤が多い食品をどれほど頻繁に、どれほどの量を食べているかに気をつけること」を勧めているが、頻度についても量についても許容範囲は定められていない。それでもイギリス公衆衛生庁は、こうした食品ラベルの情報が健康によい食品選びに役立っていると誇らしげに主張する。このような欠陥の多いシステムのもとでは、ギリシャヨーグルト、チーズ、オリーブオイルドレッシング、ナッツはみな、黄や赤の表示ばかり並ぶため、食べるのを減らすか避ける必要があるということになってしまう。だが実際には、それぞれが健康によいものだと示されているし、それらは世界でも特に健康によい食事である地中海食の一部として食べられている[6]。

オーストラリアは、食品のヘルシーさを星印で格付けして包装前面に表示するという、EUよりはるかに単純な任意の表示システムを導入している。このシステムは、ある食品が全体として健康によいかどうかについて星の数（〇・五〜五個）で評価するもので、食品を健康によい面と悪い面に基づいて総合的に評価するアルゴリズムを用いている。食品メーカーや小売業者は、その評価システムを正しく用いる責任を負っているが、製品が実際より健康的に見えるように、評価が操作される可能性もある。それはともかく、この単純な評価システムも、フランスが導入している栄養スコアのような、より基本的な色別評価システム以上に消費者を混乱させている。(7)

もしかしたら、私たちはチリに注目すべきかもしれない。チリでは児童の四人に一人が肥満に分類される。二〇一六年、チリ政府はジャンクフードを規制するきわめて単純なシステムを導入した。甘くて健康に悪い超加工食品すべてに対して、包装前面に黒い八角形の警告サインを表示するようにしたのだ。これは、消費者が健康によい食品と悪い食品を区別できる単純で直接的な方法である。警告サインのある製品は、学校で販売や宣伝をしたり、一四歳未満の子ども向けの広告を出したりしてはならない。このシステムの効果が見え始め、母親が子どものために買う食品が健康によいものに変わりつつある。ただし、食品業界はこのシステムに不服で、このように正面切って包装に警告を出すのは強烈すぎると受け取られるし、消費者が食品を主体的に選べなくなると訴えている。だが、いくつかの調査によれば、消費者の八八パーセントがこのシステムに賛同しており、包装前面の警告表示があると食品選びに気をつけられるようになると回答している。(8) 要するに、メッセージはなるべく単純で、食品業界はなるべく口を出さないほうが、効果が高いということだ。

政府は食品ラベルの表示を、食品業界の金儲けを邪魔することなく健康的な食事について市民を教育できる控えめな方法だとして支持しており、そして食品業界も表示に関して「透明性」を保っていると主張している。政府は、食品ラベルには効果があると考えているが、そこには、ドーナツのカロリーやピザに含まれる脂肪のグラム数を伝えれば、消費者は食べる量を控えるだろうという時代遅れの安易な前提がある。果物にも少量の脂肪が含まれているし、どの食品も主要栄養素と微量栄養素が混ざり合ってできているのに、私たちは政府や食品業界から、すべての食品は単純で計測できるという考えを信じ込まされてきた。食品ラベルは、科学的にデタラメなことはもちろん、効果がないことが繰り返し示されている。もし、どうしてもドーナツが食べたくて、それが買える値段ならば、ほとんどの人は、何カロリーあろうと脂肪が何グラム入っていようと食べるだろう。

さまざまな研究のメタ分析から、食品ラベルがあれば、摂取カロリーが統計的に有意ではないわずかな程度減ることが示されているが[9]、いくつかの研究から、食品ラベルに弊害がある可能性も示されている。消費者に、もっと食べてもよいという無条件の許可を与えてしまうのだ。アメリカの二万三〇〇〇人以上の成人を対象とした研究では、過体重や肥満の人は健康的な体重の人より低カロリーのダイエット飲料を多く飲んでいただけでなく、食品も多く食べていたことがわかった[10]。このようなことが起こるのは、太っている人びとが、液体のカロリーを減らしたので

「健康によい」ことをしていると思い、無意識のうちに、たくさん食べてもよいことにしてしまうからだろう。

アメリカのレストランチェーン店やファストフード店では、メニューにカロリーを表示する義務がある。そんなことをしても無駄なのに、イギリス政府は子どもの肥満対策の一環として、同じ取り組みを計画している。店側に料理のカロリー計算を委ねるのは、マフィアに公正なカジノを運営させるようなものだ。レストランは意図的に料理のカロリーを実際より少なく見積もり、料理がより健康的に見えるようにカロリー表示をごまかす。アメリカの一〇四軒のレストランチェーン店で提供された二五万食の料理についての大規模な研究によれば、メニューへのカロリー表示が導入されると、客が選ぶ料理のカロリーが、導入以前より四パーセントだけ減ったが、やがて減少効果はなくなった[11]。ニューヨークのファストフード店を調べた別の研究では、メニューに推奨摂取カロリーを表示すると、予想に反して客が摂取したカロリーはわずかに増えた[12]。

すでにおわかりのように、カロリー含有量は食品の質を判断する方法として使い物にならない。ほぼすべてのジャンクフードで、味をよくして日持ちさせるために砂糖や塩、安い脂肪が使われ、化学物質の添加や複雑な加工がおこなわれている。このような原材料から消費者の目をそらすために、食品会社は製品を「低カロリー」と銘打って販売している。ナッツは標準的な一食分で一四七キロカロリーあり、脂肪も多いが、チョコレート菓子の「キットカット」は一〇六キロカロリーだ。しかし、カロリーが低いからといって、「キットカット」を選ぶほうが健康によいわけではない。キットカットは加工度が高く、原材料のなかで元の正常な構造を保っているものはない。それに、精製された脂肪、砂糖がたくさん入っており、食物繊維はほとんど含まれていない。一方、ナッツは元の形のままだし、健康によい多価不飽和脂肪酸や多くの食物繊維に加えて、植物性タンパク質もいくらか含まれている。また、体に吸収されない脂肪のほか、ビタミンEやマグネシウムといった微量栄養素も含まれている。ちなみに、脂肪はポリフェノールとともに腸内微生物の餌になる。

食事ガイドラインは科学を大衆化して骨抜きにしてしまう。すべてのカロリーが同等なわけではない。体によい脂肪も多いのだから、すべての脂肪をひとくくりにすべきではない。現在使われている食品ラベルで、食品の質や栄養価、多様性、それに重要な「臓器」である微生物叢への影響が考慮に入れられているものはない。食物繊維は健康によいことがよく知られているが、食品に含まれる食物繊維の量を表示することは、多くの国で必須ではないし、病気のリスクを減らすと考えられている植物由来の健康によい物質（ポリフェノール）も無視されている。カロリーや脂肪、糖類、塩分の含有量は、「一食分」を食べたときの摂取量として包装に表示されていることが多いが、大多数の人が、推奨される一食分の二倍の量を食べる。たとえば、ほとんどのシリアルの箱には、推奨される一食分の量として三〇グラムと書かれているが、それはとても小さなボウルに収まる程度の量だ。ほとんどの人は、推奨される一食分――栄養成分の含有量を計算するのに用いられる量――の倍は食べるだろう。

では、欠陥のある食品ラベルに対して、どんな解決策や対応策があるだろうか？　一つの方法は、食品の栄養特性をもっと包括的に評価することだ。そして、チリで導入されている黒い八角形の警告サインのように、食品がどの程度加工されており、どの程度健康に悪いのかについて、包装前面に警告ラベルで表示するといいかもしれない。もう一つの方法は、食品がどこでつくられ、どれくらい長期間保存されているのかについての情報を提供する代わりに、役に立たない消費期限や賞味期限の情報をなくすことだ。そのような情報があるせいで、とかく不要な食品廃棄がおこなわれてしまう。あくまでも食品ラベルを使い続けるのなら、わかりやすい表示形式を強く求める必要がある。たとえば、清涼飲料ならば、一〇〇ミリリットルあたりの砂糖のグラム数ではなく、一缶や一瓶に砂糖が小さじ何杯入っているのかを表示する、というように。こうすれば、消費者は正しい方向へ踏み出せる。

とはいえ、政治家が食品ラベルの改革に動くまでは、そこに表示されているカロリー含有量や脂肪のグラム数、あるいは健康効果のもっともらしい謳い文句を当てにするのではなく、原材料の質や多様性によって食品を判断するのが最善の方法だ。例外はあるが、だいたいにおいて、原材料の数が少ないほど、そして食品の加工度が低いほど、健康によい可能性が高い。食品に何十種類もの化学物質や添加物が入っていたら、それをしょっちゅう食べてよいものか考え直したほうがいい。食品に関する市民への啓発が進めば、食品ラベルなどいっさい要らなくなるだろう。

# 8　加工食品もいろいろ

**定説**　加工食品はすべて健康に悪い

二〇一九年、ファストフードの世界市場は五七〇〇億ドル以上に達した。その額は、ほとんどの国の経済生産高を上回る。しかし、加工食品の評判はよくない。だいたいにおいて、それは当然と言える。健康的な食事に関するガイドラインでは、加工食品の摂取は控える必要があると書かれている。なぜなら、加工食品はたいていカロリーが高く、脂肪や糖類が多い一方、栄養が乏しいからだ。加工食品を食べすぎると太るし心臓病や糖尿病になると、私たちは警告されている。流行中のクリーンイーティングという考え方によれば、あらゆる加工食品が有毒であり、ハンバーガーを半分食べただけでも、クリーンな植物ベースの食事による一カ月分の健康効果が帳消しになるという。加工食品と言えば、ホットドッグやハンバーガー、冷凍ピザ、ポテトチップス、カップ麺、スナックや菓子、それに加糖飲料や人工甘味料入り飲料が頭に浮かぶかもしれない。

だが、チーズや冷凍野菜、パンはどうだろうか？　これらの食品も、ある程度加工されている。では、どの加工食品が健康に悪いのかを見極めるには、どうすればいいのだろうか？

食品の加工には、原材料を冷凍する、缶詰にする、焼く、乾燥させる、といった単純なプロセスもある。電子レンジで調理できる冷凍ラザニアやスーパーマーケットで買える安い食パンと、職人がつくったサワードウブレッドには明らかに大きな違いがある。そこで最近では、工業的に加工された食品を指すのに「超加工」という用語が使われるようになった。だが、食品に添加物が含まれていても、それらがすべて超加工食品というわけではない。食品業界はこうした不明瞭さに乗じて金を儲け、ふつうの消費者が両者をなかなか区別できない状況を喜んでいる。食品ラベルにカロリーや主要栄養素だけでなく健康関連の注意書きがごちゃごちゃ並んでいることも、この不明瞭な状況に輪をかけている。このような食品業界のやり方に対抗するため、おもに工業的加工の程度によって加工食品を区別する「NOVA分類」というシステムが開発された(1)。

NOVA分類では、食品を四つのグループに分類する。グループ1は、未加工食品や加工が最小限の食品で、果物や野菜、穀物、豆、魚、肉、卵、牛乳などが含まれる。これらは食事の基礎をなしているはずだ。グループ2は、グループ1の食品をおいしくするための加工食材だ。たとえば、ハーブ、スパイス、バルサミコ酢、ニンニク、油などがある。グループ3には加工食品が含まれる。それらの食品は、原材料の特性を改善したり変えたりするため、油や糖類、塩が加えられたうえで包装されている。たとえば、缶詰の魚、燻製《くんせい》肉、チーズ、焼き立てで販売されるパンなどが、このグループだ。これらの食品には手が加えられているが、だからといって健康に悪いということではない。最後のグループ4が超加工食品だ。工業生産された超加工食品には、五〜二〇種類の原材料が含まれていることが多い。そのような原材料は食材そのものではなく、多くは、製品の味を改善しておいしさを引き立てるために食材から抽出されたり研究室で合成されたりした物質だ。超加工食品は、油で揚げる、高圧で蒸す、成形する、製粉する、さらには食品ラベルには表示されない酵素や化学物質で処理するといった複数の過程を経てつくられる。見栄えや香り、食感をよくする目的で多くの原材料が加えられているし、消費者を病みつきにさせるために味や食感が高度に加工されているので、一度食べたら止まらなくなる。NOVA分類は完璧ではないので、それに対する批判もある。だが案の定、その出どころのほとんどは食品業界と、食品業界からお金をもらっている多くの人びとだ。

一部の超加工食品は「健康的」「自然」「有機」「低脂肪」として販売されている場合がある。このような言葉は、元の原材料の特性を表しているかもしれないが、その加工食品がつくられたプロセスや、最終製品の特性を伝えるものではない。多くの食品会社は調理法をアレンジし、そもそも原材料の多いスナックに天然植物油、天然香料、全粒粉といった「健康的」な印象を与える原材料を加えることで、製品の栄養価を高く見せかけている。とはいえ、要するにそれらのスナックはやはり超加工食品であり、大量の糖類や脂肪や塩はもちろん、得体の知れない化学物質がいろいろ入っている。イギリスはヨーロッパ一九カ国のなかで超加工食品の消費量が最も多く、購入される食品の半分を超加工食品が占める。[2] 一方、ポルトガルはイギリスより裕福ではないものの、購入される食品のうち超加工食品は一〇パーセントにとどまる。

それでも、イギリスの食事はアメリカには及ばない。アメリカで消費される食品のほぼ三分の二が超加工食品で、ファストフードに費やされる金額は毎年二五〇〇億ドルを上回る。[3] 多くの人がファストフードばかり食べて生きている。そのような食品は、食べたらすぐエネルギーになるカロリーが多いわりに、栄養はあまりないことが多い。ファストフードの過剰摂取は、肥満度の高さや社会的地位の低さと関係がある。[4] これらの超加工食品はスナックとして余分に摂取されることが増えており、今では総エネルギー摂取量の二〇~三〇パーセントを占めている。現在はスナックを食べることは当たり前で、そのせいで食事の時間や規則的な食事のパターンが乱れている。こうした食習慣の急速な変化は今や世界中で起きており、中国（「スナック」などという言葉は、一五年前には知られていなかった）などの国では現在、これらの安価で大々的に販売されている製品を欧米と同じくらい消費している。超加工食品市場は急成長しており、中国におけるスナック食品の売り上げは、すでに八〇億ドルを超えている。超加工食品の消費が特に多い国々で、食料供給の七五パーセントがわずか四、五社の巨大な超加工食品会社やスーパーマーケットに牛耳られているのは偶然ではない。

これらの超加工食品は、私たちのウエストを大きくしているだけでなく、確かな科学的根拠から、腸内微生物や心臓、脳、代謝にも悪影響を及ぼすことが示唆されている。[5] たとえミューズリーやグラノーラバーに含まれている主要栄養素や糖類が「健康的な」量であるように見えても、添加されている化学物質や酵素が健康問題を引き起こす可能性がある。私たちは大量の保存料や乳化剤、酵素、人工甘味料を摂取しているが、それらの長期的な影響、特に組み合わせた場合の影響を調べたデータは不十分だ。合成化学物質の使用に関する規制は時代遅れであり、それらがげっ歯類でがんを引き起こすかという点が今なお注目されているが、腸内微生物叢に対する影響はわかっていない。

前著を書くために調査研究をしたとき、当時二二歳の学生だった息子のトムが、もっぱらファストフードのハンバーガーとチキンナゲットの食事を一〇日間続けるという、映画『スーパーサイズ・ミー』を模した実験に「志願」してくれた。すると、わずか一〇日間でトムの腸内微生物の多様性は減り、検出可能な微生物種の四〇パーセントが失われた。低所得者層にはファストフードに頼っている人が多くいるが、このような食品は原材料の多様性に乏しいことは明らかだ。超加工食品の八〇パーセントは、トウモロコシ、小麦、大豆、肉という四つの原材料だけでできており、食品添加物が大量に入っているが、食物繊維はほとんど含まれていない。結局、トムの腸内微生物の量や多様性は、数年間落ち込んだままだった。これはもしかしたら、食物繊維を餌にすることができた正常な腸内微生物たちが一掃されてしまい、果物や野菜ではなかなか復活できなかったからかもしれない——そのことを、ときどき息子からつつかれる。二〇一四年に発表された、四五人の過体重のフランス人男性と女性を対象とする研究では、体脂肪率にかかわらず、ジャンクフードばかりで野菜の少ない食生活をすると腸内微生物の多様性が減り、複数の疾患のリスクを高める血中の炎症マーカーが増えることが確認された(6)。

食品業界は超加工食品から莫大な利益を得ている。安価な原材料を使って大部分は大量生産しているし、税金による助成を受けているからだ。超加工食品(ジャンクフード)の生産コストは過去二〇年で着実に下がってきたが、それに比べて果物や野菜の生産コストは上がっている。多くの国の政府が、ますます安くて質の悪い超加工食品の生産を促すことで大衆の満足度を保とうとしている。そして、糖類や塩、脂肪の量を少しばかり減らすように食品業界を説得し、国民の健康に注意しているようなふりを装っている。食品業界は、このやり方を歓迎している。なぜなら、何らかの製品のつくり方を変えて化学物質を加えれば、今度は「減塩/低脂肪/低糖」と銘打って販売できるからだ。ここには、食品は脂肪と塩と糖類を合わせたものにすぎないという古くさい概念があるが、そんなものはナンセンスだ。あらゆる科学的根拠から、ジャンクフードをしょっちゅう食べていると、ほかのものを食べている場合よりも体重が大幅に増え、健康に悪影響が及ぶことが示されている(7)。

食品業界が加工食品の開発に乗り出した当時、業界にとっての最大の関心事は、細菌を殺して製品の賞味期限を延ばすことだった。特に、アメリカのような大きな国で流通問題が重要だったことを踏まえると、それも当然だ。ヨーグルトやザワークラウト、ピクルス(細菌が含まれている)などの発酵製品では鮮度が保たれることは知られていたが、ケーキやビスケット、スナックは問題だった。その後、砂糖を十分に加えると、細菌の増殖が抑えられることがわかった。また脂肪分を増やすと水分が減り、それによって細菌や真菌の増殖が抑えられた。そしていよいよ、脂肪と砂糖を加えたうえに、三位一体の三つ目である塩が加えられた。塩も微生物の増殖を抑えるので食品の保存が利くようになり、賞味期限が延びた。こうして脂肪と砂糖（糖類）と塩の三つが合わさることで、肥満の急増につながる条件が生み出されることになった。

現在、一見それとはわからない多くのジャンクフードが、健康によい食品としてますます販売されるようになっている。その好例がフルーツヨーグルトだ。フルーツヨーグルトの売り上げは過去三〇年で大幅に増えたが、それらには糖類や人工甘味料、果物の香りに似せた香料などの化学物質が大量に入っている。ヨーグルトを健康的にするため、メーカーは脂肪を取り除き、代わりに糖類や甘味料を加えている。そうすれば、健康によくないにもかかわらず、「低脂肪」として販売できるのだ。「オレオ」や「ダイジェスティブビスケット」といった人気の高いさまざまなビスケットは、一〇〇年以上前からある製品だとしても、現在ではきわめて加工度が高い。それらには塩、転化糖シロップ、パーム油など、一〇種類以上の原材料が使われている。私はたまにビスケットを少しずつかじるのが大好きだが、紅茶やコーヒーを飲むたびにクッキーやビスケットを食べる人が大勢いる。ほかの例としては、グルテンフリー食品やラクトースフリー食品として分類されるように、さまざまな加工がなされている食品がある。それらの食品は、加工度が高いことが巧妙に隠され、「健康によい」という紛らわしい食品ラベルがついていることも多い。

子ども向けのほとんどの果汁入り飲料は健康的な食品と見なされているが、きわめて加工度が高く、コーラより糖類が多いこともある。たとえば、「天然果汁」入り飲料として堂々と販売されている「ライビーナ」には、砂糖が一〇パーセント以上含まれている。五〇〇ミリリットルのボトルに含まれている砂糖は、子どもで推奨される一日の砂糖摂取量の二倍以上であり、クッキーの「オレオ」一一枚分に相当する。

ただし、家にある加工食品を一つ残らず処分する前に、すべての加工食品が健康に悪いわけではないということを忘れないでほしい。たとえば、健康によいものとして、缶詰の果物や野菜やベイクドビーンズ、そしてチーズや牛乳などがある。私たちは「新鮮なものが一番だ」としょっちゅう聞かされる。だから、缶詰の果物を「健康によい食品」とは思わない人もいるかもしれない。多くの人は、食料棚や果物の鉢が空っぽだったときに、仕方なくナシやミカンの缶詰を開ける。だが、ほとんどの果物や野菜は、つみ取られてすぐ缶詰にされるので、栄養価の多くが残っている。缶詰の製造過程は次のとおりだ。果物や野菜は、まず皮をむきやすくするために蒸気やアルカリで処理し、皮をむいてからカットして缶に詰める。そして、砂糖シロップや天然果汁、塩水を加え（それらのほとんどは、食べる前に洗い流せる）、密封してから加熱殺菌後、冷却するのだ。

缶詰の果物や野菜というと、加熱によってビタミンCが壊れているという印象をもつ人が多い。一般に、缶詰の過程でビタミンCは三分の一減るが、多くのポリフェノール——すべての植物に存在する天然の防御物質——は缶のなかで、製造後の数カ月の間にむしろ増えていることがある。ベイクドビーンズは、イギリスでは毎年一〇億缶ほど購入され、英語圏の多くの国で人気がある製品だが、健康によくないという評判がある。だが実は、ベイクドビーンズは出回っているおもな加工食品のなかでも健康によいほうであり、豆そのものは栄養価がとても高い。ベイクドビーンズは、一食分相当のわずか半缶で〔一缶四〇〇グラム入りが多い〕、タンパク質を約七グラム、食物繊維を約八グラム摂取できる。これは、全粒粉のパンを四枚やコーンフレークをボウル六杯食べたときに摂取できる量を上回る。多くの国では、ベイクドビーンズに砂糖がたくさん入っていたが、イギリスやヨーロッパでは半缶につき小さじ二杯半ほどに減らされている。ということで、今では低糖のベイクドビーンズも購入できる。

加工食品は大衆向けの製品だというイメージがあるおかげで、多くの果物や野菜は冷凍品や缶詰だと驚くほど手頃な値段で買える。たとえば、冷凍ベリーの値段は、生の三分の一しかしない。しかも、冷凍は果物や野菜の微量栄養素を保つすばらしい方法だ。冷凍する前に、ほとんどの野菜と一部の果物は熱湯で数分間処理されて、色や香り、風味、栄養価を損なう酵素を失活させる。そのため冷凍の野菜や果物は、生に匹敵するほどの微量栄養素を含んでおり、エンドウ豆にいたっては、急速冷凍した場合、ビタミンCはむしろ生より多いほどだ。[8] 調理ずみの缶詰の豆は、ほとんどの製品が安く、乾燥豆より栄養価が高い。乾燥豆は、貯蔵室できわめて長期間保管されていることがあるのだ。そのほか、缶詰のトマトは、皮をむいた新鮮なトマトより劣ると思われがちだが、栄養価は生のトマトと比べてもほとんど差がない。また、脂肪分の多い魚の缶詰も、同じように栄養価が高くて健康によい。缶詰のサケには、実は生のサケよりカルシウムが多く含まれている。というのは、缶詰をつくる過程でカルシウムの豊富な小骨が柔らかくなり、骨も食べられるようになるからだ。

多くの人からすばらしい「スーパーフード」と見なされているナッツも、スーパーマーケットの棚に並ぶ前にいくつかの加工段階を経る。たとえば、カシューナッツなら次のような加工工程がある。まず、硬い殻（人間にとって有害な腐食性の油が含まれている）を柔らかくするため、高温・高圧の蒸気で焙煎《ばいせん》処理する。そして外側の硬い殻を割り、なかに入っている種子の皮を除いて食用部分である白いナッツ（仁《じん》）を取り出す。皮をむいたナッツを、ふたたびオーブンで加熱してカリッとさせてから、梱包して出荷する。加工度が高いが健康的な食品としては、ほかに凍結乾燥（フリーズドライ）の果物や野菜もある。ほかの乾燥方法とは異なり、凍結乾燥では食品の形状や色が保たれるので、質の高い加工食品が生み出される。凍結乾燥は干しシイタケやクコの実をつくるのによく使われる方法で、食品を凍結させてから気圧を下げ、氷を取り除く。凍結乾燥品は、水に数十分間ひたしたり、お湯を加えたりして戻せば料理に使える。

牛乳や乳製品も、ほぼすべてが何らかのやり方で「加工」されている。低温殺菌は牛乳生産の重要なプロセスだ。牛乳に熱を加えることで病原菌が死滅し、消費期限が延びる。もっと加工度の高い牛乳もある。たとえば超高温殺菌牛乳（ロングライフミルク）がそうで、未開封なら室温で最長一年間、保存できる。牛乳に似せた豆乳やアーモンドミルクなどは、健康によいと称して販売されているが、たいてい複数の原材料が入っており、加工度がきわめて高い。ヨーグルトやチーズなどの伝統的な乳製品はすべて、ある程度加工されている。職人がつくる最高級のチーズでさえ、攪拌《かくはん》、加熱、圧搾などの工程を経るし、凝乳酵素（レンネット）や塩、風味づけの材料などが加えられる。だが、こうしてつくられる質の高いナチュラルチーズと、超加工食品であるクラフト社のプロセスチーズでは、どちらも加工されているとはいえ雲泥の違いがある。

ただ、私たちは、高級な食品にだけ価値を置く本物志向にはならないようにすべきだ。安いことは、必ずしも健康に悪いということではない。確かに、果物や野菜、全粒粉、豆といった新鮮で加工されていない丸ごとの食材を摂取することに加えて、魚や肉をときどき摂取することが健康にとてもよいという科学的根拠は圧倒的な数にのぼる。とはいえ、偏見にとらわれてはいけない。ベイクドビーンズの缶詰や冷凍のエンドウ豆は、健康的でバランスのよい食事に取り入れてもいいことを覚えておこう。加工食品と超加工食品には明らかな違いがある。超加工食品の広がりを食い止めるためには、私たちは食品をめぐる定義を変更し、食品に関する知識を向上させなくてはならない。

仮に、食事に導入される一つひとつの新しい超加工食品が、製薬会社によって開発された薬で、肥満が病気に分類されるとしたら、その加工食品の効能とリスクに関するデータが大量に蓄積されるだろう。しかし、食品については、医薬品のように安全性を確認する手段がまだない。だからこそ、食品を買うときには、その供給源や原材料について慎重に検討すべきだ。木から収穫されたリンゴと、加工度の高い瓶詰めのリンゴソースでは、栄養や健康にかかわる特性がまったく異なる可能性がある。同じことが、牧草で育てられた牛のステーキと冷凍のハンバーガーパティについても言える。もし、食品の加工度が非常に高くて産地がよくわからない、原材料のほとんどが確認できないということがあれば、それはおそらく、その食品をいっさい食べないほうがよいという警告サインだ。

私たちは、外で購入したり配達してもらったりした超加工食品をますます頼るようになっている。このような食品はたいていの場合、すぐにエネルギーになるカロリー、脂肪、塩、糖類がたくさん入っていて、栄養素の多様性や健康効果がほとんどない。チキンナゲットやピザ、アイスクリームなどの加工食品であっても、自分でつくれば、健康的な食事になる。ダイエット指導者、ダイエット本、ダイエットプログラムの違いにかかわらず、一致する意見が一つある。それは、超加工食品やファストフードを日常的に大量に食べるのはよくないということだ。そうと知っていながら、私たちはこのような製品が税金で助成されるのを間接的に許している。それに、そのような製品が、社会のなかで最も貧しくて教育水準の低い脆弱な層に大々的に販売され、彼らがジャンクフードに依存してしまうのを黙認している。超加工食品メーカーは、欧米の市場が飽和しているのを見て、今や発展途上国に狙いを定めており、目覚ましい成功を収めている。一〇年後に私たちは振り返り、こんな疑問を抱くのではないだろうか。なぜ超加工食品が健康に及ぼす影響に目をつぶり、少数の貪欲な食品会社が私たちを超加工食品中毒にさせるのを許してしまったのか、と。

# 9 ベーコンよ、カムバック

**定説** 肉はすべて健康に悪い

過去何百年ものあいだ、肉はほとんどの人にとって、たまにしか食べられないごちそうだった。だが今では多くの国で、筋肉や健康な体をつくるのに欠かせない高タンパク質食品と見なされている。一九六一年の時点で肉を日常的に食べる習慣があったのは、北米や北ヨーロッパの高度に工業化された少数の国に限られていた。今日、それらの国で肉が摂取される頻度は、当時よりわずかに高いだけだ(1)。しかし、ほかの国々では、一人あたりの肉の摂取量は四倍に増えており、伝統的にベジタリアンが多いインドなどの国を除いて、国の裕福さやGDPと高い相関関係がある。

肉の摂取量が増えている一方で、肉には悪い評判もある。赤身肉は危険でがんを引き起こす、肉は地球に悪い影響がある、といったメッセージがあふれている。世界保健機関(WHO)は最近、赤身肉や加工肉製品を発がん物質に分類することにまで踏み込み、タバコと同じ危険レベル

に指定した。これは食肉産業や農産業から多くの批判を受けた。(2)

それはさておくとしても、WHOの発表が恐怖を煽ったのはたしかで、多くの人が牛肉のステーキの代わりに焼いたカリフラワーや、ビートの根を使ったハンバーガーを選ぶようになっている。植物性の食事やビーガン向けの代替肉がビッグビジネスになりつつあり、代替肉産業は毎年一五パーセントほど成長している。一兆ドルの食肉産業とはまだ比べものにならないが、この状況は変わる可能性がある。アメリカの小さな会社、ビヨンド・ミート社は、ビル・ゲイツや食肉最大手のタイソン・フーズ社から出資を受けており、二〇一九年末の企業価値は早くも八〇億ドルに達した。ライバルのインポッシブル・フーズ社は、GV（旧Googleベンチャーズ）社をはじめとするシリコンバレーの企業から資金を得て追い上げている。ネスレ社などの巨大食品会社も、独自の代替肉ブランドを立ち上げている。(3)

二〇一八年には、イギリス人の五人に一人が肉の摂取量をすでに減らしていた。今や私たちは肉を食べない日を週に数日設けるよう促されており、「ミートフリー・マンデー（月曜日は肉をやめよう）」や「ビーガニュアリー（一月はビーガンになろう）」といった世界的なキャンペーンを大物著名人が率いている。こうした動きは食肉業界に波及的影響を及ぼしている。イギリスでは二〇一六年に牛肉、豚肉、羊肉の売り上げが四パーセント減り、アメリカの食肉消費量は一〇年間で一五パーセント減った。人口の九八パーセントが肉を食べる中国でも、都市部の住民を対象とした二〇一七年の調査では、三六パーセントの人が豚肉の摂取を減らそうとしていると回答した。イギリスは、肉を食べない人の割合がヨーロッパのなかでも特に高い。肉を食べないと自己申告している人が約六人に一人にのぼり、約五〇人に一人がビーガンだ。この割合はフランス人の四倍、肉が大好きなアメリカ人の約八倍に相当する。肉を食べない理由はさまざまだが、最も多いのは動物福祉や環境に関する懸念だ。また、肉を食べないほうが健康によいと考えられているから、という理由も増えている。

ただ、肉は健康に悪いと私たちは信じさせられてきたものの、本物の肉はそれほど悪いわけではない。肉には水、タンパク質、脂質のほか、数種類の糖質、それに鉄、亜鉛、ビタミンB群が含まれている。肉に含まれているタンパク質というのは、動物が動くのに必要な筋肉のことだ。赤身肉には、鉄の豊富なミオグロビンというタンパク質が多く含まれ、それが赤身肉に特徴的な色のもとになっている。赤身肉にはそのほか、セレンや亜鉛、ビタミンB群などの栄養素も含まれている。一方、鶏肉や七面鳥などの白身肉は、ミオグロビンや鉄、亜鉛が少なく、牛肉より柔らかくて脂肪が少ない。人間の筋肉は主として、マラソンを走るのに適した赤い筋肉からなる。対照的に、長い距離を走らないブタの筋肉は、おもに白い筋肉からなる。ニワトリの筋肉には赤い筋肉と白い筋肉の両方があり、つねに使われる脚の筋肉は色が濃く、ほとんど使われない翼を動かす胸の筋肉は白っぽい色をしている。

肉の危険性をめぐる混乱の多くは、食事性の脂肪や心疾患に対する固定観念からもたらされている。第4章で見たように、脂肪の摂取は死を招くという考えは一九六〇年代に生まれた。当時、食品に含まれるコレステロールが、心疾患の原因だとして初めて非難されたのだ。しかしその後、この説は間違っていることが証明された。次に、さまざまな観察研究の結果から飽和脂肪酸が槍玉に挙がり、この飽和脂肪酸悪玉説は、おもに欧米の集団でおこなわれた短期間の臨床試験によって裏づけられた。それらの試験で、ＬＤＬコレステロール――心疾患のマーカー――の値が高いことと、食事から摂取される飽和脂肪酸が多いことに関連があることが示されたのだ。乳製品や肉は確かに飽和脂肪酸の源だ（ナッツやオリーブオイル、ココナッツオイル、そのほかのいわゆる「健康によい食品」も同様）。その結果、偏見が形成されてしまった。だが、低所得国の一三万五〇〇〇人を対象とした最近の観察研究（ＰＵＲＥ研究）（第４章を参照）によれば、肉や乳製品から比較的多くの飽和脂肪酸を摂取している人では、糖質を多く摂取している人より死亡率が低いことがわかった(4)。したがって、肉を食べることのよし悪しは、背景や状況を踏まえて判断しなくてはならない。ちなみにＰＵＲＥ研究では、肉や乳製品の摂取量は欧米人の一般的な摂取量よりはるかに少なかった。肉を食べることは、裕福さとも関連している。そのため、この研究では経済要因の補正がおこなわれたが、それでも死亡率の結果にバイアスが生じてしまった可能性がある。とはいえ、この研究から、飽和脂肪酸は悪いという従来の前提に異議を投げかけるべきなのは明らかだ。しかし、今でもイギリスやアメリカの食事ガイドラインでは、飽和脂肪酸の摂取量を抑えるように求めている。一日の総エネルギー摂取量の二〇パーセント未満にすることが目標とされ、赤身肉を脂肪の少ない鶏肉や七面鳥の肉などに置き換えること、肉から脂肪を取り除くこと、低脂肪のソーセージやひき肉を選ぶことが推奨されている。残念ながら、肉の摂取量や飽和脂肪酸について調べた研究の多くでは、肉の複雑さや、たとえばミートパイの生地に含まれている脂肪のことが考慮されていない。にもかかわらず、赤身肉を食べすぎると心疾患が起こるという考えが、依然として栄養に関するアドバイスの中心にある。

この栄養アドバイスの背後にあるデータをくわしく見ると、よくあることだが、話はとたんに複雑になる。アメリカやヨーロッパ、アジアの一〇〇万人以上を対象とした観察研究では、赤身肉を日常的に食べると死亡率や心疾患の発生率がわずかながら上がることが確認されている。一日に食べる肉の量が一食分増えるごとにリスクが一〇～一五パーセント高くなり、加工肉の場合には最大で三〇パーセント高まった。[5]がんのリスクについては、約一五パーセントという小幅な増加が見られた。これらのリスクの推定値は、アメリカのデータで特に一貫性があった。おそらく、アメリカ人は、ほかの国の人より肉を多く食べるからだろう（アメリカ人の肉の年間摂取量は一二七キログラムで、イギリス人は八四キログラム）。このデータに基づいて、肉の摂取量をヨーロッパ人が半分に減らすかアメリカ人が三分の一減らすと、早期死亡が約八パーセント減ると推定された。

だが二〇一九年、以前に四つの研究グループが検討したのとまったく同じデータについて調べた別のメタ分析の結果が発表され、メディアに大きく取り上げられた。その分析で引き出された結論は、まったく異なっていたのだ。メタ分析論文を書いたカナダの研究者たちは、赤身肉や加工肉を食べると健康に悪いということを示唆する確かなデータはないと述べた。[6] 私は、その結果や、この研究が引き起こした論争に驚いた。[7] だが、その件について、アメリカの同僚であるクリストファー・ガードナーと共著で記事を寄稿してほしいと『ブリティッシュ・メディカル・ジャーナル』誌から依頼されたので、調べてみた。すると、メタ分析論文の著者たちが、疫学研究や短期間の研究の多くを選択的に除外し、赤身肉や加工肉が健康に悪影響を与えなかったことが示された少数の研究結果のみを分析対象にしたことがわかった。それに、メタ分析の上席著者が、食品・飲料・食肉業界とテキサス州のある大学が運営するＩＬＳＩ（国際生命科学研究機構）という、研究機構とは名ばかりの業界団体から資金提供を受けていたことや、やはり砂糖の安全性についても、同様の結論を以前に発表していたことが明らかになった。[8]

とはいえこれは、肉の摂取量を減らしたほうがよいということが、研究データからはっきり示されているという意味ではない。ヨーロッパ人とアジア人の集団を別々に見た場合、アジア人では心疾患による死亡に赤身肉が影響を及ぼすのかどうかはよくわからない。おそらく、肉とともに食べる健康的な植物性食品の効果があるからだろう。肉の摂取量が欧米よりはるかに少ない日本や中国、韓国の三〇万人を対象とした研究からは、赤身肉の摂取によって、実際には男性では心疾患による死亡リスクが下がり、女性ではがんによる死亡リスクが下がることが示唆されている。[9]

肉の摂取量と健康の関連については、科学的根拠として観察研究より有力なランダム化比較試験で食事の変更による影響を調べたデータが見落とされている。たとえば、一〇〇〇人を対象とした八年間の大腸がん予防研究や、三万八〇〇〇人の女性を対象とした低脂肪食による八年間のがん予防試験などだ[10]。これらの試験の被験者たちは、食事の内容を変える一環として、肉の摂取量を約二〇パーセント減らした。しかし、両方の試験ともに、赤身肉の摂取を減らしても、がんの発生率や死亡率は下がらなかった。

二〇一一年、赤身肉や加工肉の摂取と大腸がんの発生に関連があるという報告を受け、イギリス政府はそれらの摂取量を一日七〇グラム以下に減らすよう国民に勧めた。そして、食肉産業へのさらなる打撃となったのが、二〇一五年にWHOが出した報告書だ。二二人の科学者からなるWHOの作業部会が八〇〇件以上の研究を評価し、赤身肉と加工肉に関する報告書を作成した[11]。これが世界中の多くの人びとを動揺させることになった。報告書によれば、毒性に関するすべての医学的根拠や実験的根拠から、赤身肉は発がん性物質である「おそれがあり」、加工肉は発がん性物質であることが「はっきりしている」。そして、一日にベーコンの薄切りを二枚食べると大腸がんのリスクが一八パーセント高まることが示されているという。だが、この報告書には、栄養研究のほとんどの分野に共通する問題がいくつもあった。第一に、その結論は観察的疫学データに基づいていた。観察的疫学研究は原因と結果を区別できないので、科学的根拠として薄弱である。第二に、観察的疫学データより科学的根拠として有力で（肉の発がん性が否定された）臨床試験のデータが取り上げられていなかった。前述したように、がん予防試験では、肉の摂取をやめた被験者たちにおいて、がんの発生率が下がらなかった。合計一〇〇万人以上を対象とした観察研究について最近おこなわれた、より大規模なメタ分析では、WHOの見解とは反対の結論が得られている。すなわち、赤身肉の摂取は、がんの発生率に影響を及ぼさず、加工肉の影響はわずかしかないことが示されたのだ。[12] 第三に、作業部会の研究委員は、完全に中立の立場でバイアスがかかっていなかったというわけではなく、赤身肉についての研究実績をもつベジタリアンが過半数を占めていた。そして第四に、この報告書は、すべて公表されるという約束だったが、実際にはそうされず、査読もおこなわれなかった。つまり、科学研究では当たり前とされる、科学的批判を受ける場がなかったのだ。

WHOが赤身肉をタバコやプルトニウムと同じ発がんリスクのグループに入れたのは、ばかげた脅しの戦略だった。言うまでもなく、ハンバーガーをときどき食べても、タバコを一箱吸うのと同じくらいリスクが高まるわけではない。要するに、量が重要なのだ。しかし、研究委員――それに研究結果を報道するほとんどのジャーナリスト――は、例によって背景情報を伝えるのを怠った。本来なら、ベーコンの発がんリスクは、薄切りを毎日一〇〇枚食べたならば毎日の喫煙による発がんリスクと同じ程度で、肉を食べるイタリア人の平均的な発がんリスクは、一年にタバコを三本しか吸わない場合のリスクに等しいということを指摘すべきだった。それに、WHOの報告書では、肉の品質や種類も区別されていなかった。たとえば、塩や飽和脂肪酸、食品添加物の多い大きなハンバーガーをたくさん食べることと、有機牧草で育てられた牛のステーキを少量食べることは同じではない。後者には、心臓の健康によい可能性があるオメガ3脂肪酸がはるかに多く含まれている。[13] したがって、ニュースに「ベーコンはがんを引き起こす」という見出しがあったとしても、かなり割り引いて受け止めるべきだ。

では、肉を食べれば発がんリスクが上がるという説に疑いを抱くべきだとすると、環境上の問題はどうだろうか？　植物性食品を中心にした食事をすれば、地球を救えるし、世界の人間を養えるという考え方が次第に受け入れられつつある。国際的な研究者グループが二〇一九年はじめに発表した「EATランセット」報告では、健康のためだけではなく温室効果ガスの排出を削減するために、肉や乳製品の摂取量を大幅に減らさなくてはならないと主張している。[14] この報告書では史上初めて、世界中の人びとの健康と地球の環境持続性を両立できる食事指針として、具体的な栄養目標量を発表した。模範とされる「地球にとって健康的な食事」では、穀物や果物、野菜、乳製品の厳密な推奨摂取量とともに、一日の推奨摂取量として、卵については一三グラム（卵一個は平均で五〇グラム）、牛肉や羊肉や豚肉については一四グラム（小さめのステーキは八五～一〇〇グラム）という数値を挙げている。これはコンピューターのアルゴリズムによって設計された食事だ――卵を三分の一個やステーキを一〇分の一切れ食べるというのは、なかなか難しい。この報告で焦点となったのも、摂取する肉の質ではなく量だった。この報告は、消費者に対して食品業界と互角の影響力をもとうとしている非営利団体の資金提供を受けた科学者グループがまとめたもので、こうした取り組みのなかでも最初のものだった。科学者グループは、見出した知見を広めるためにPR会社まで利用した。

この報告書の方向性を左右したのが、最近発表された三つの研究だ。一つ目は二〇一八年に発表された研究で、四万カ所の農場を調査したものだった。この結果は、温室効果ガスや地球温暖化の要因のなかで、改善可能な最大級の要因の一つが農地であることを気づかせてくれる。温室効果ガスのうち、農地からのガスが二五〜三〇パーセントを占めている。畜産農場はすべての土地利用の八三パーセントを占めており、面積はアメリカ、ヨーロッパ、中国、オーストラリアを合わせた広さに相当する。地球上に生息する哺乳類のなかで、人間が消費する家畜として農場で飼育されている種はごくわずかだが、その頭数は哺乳類の全個体数の約九五パーセントを占める。すべての家畜のなかで、肉牛はタンパク質の生産と温室効果ガスの排出という観点から見て最も効率が低く、牛肉生産の環境効率は、平均すると（世界的に見て）豚肉の約七分の一、鶏肉の約一〇分の一、ナッツや豆腐から得られるタンパク質の約三〇分の一しかない[15]。ただ、同じ動物の畜産でも環境への影響は農場によって大きな違いがあり、五倍の差がある場合もある。とはいえ土地利用の環境効率は、最も持続可能な牛肉でも、最も環境効率の悪いナッツや豆の四分の一にとどまる。それでも、最低の畜産農家が生産する持続可能性の低い牛肉を食べないようにするだけで、食料生産に利用されている土地を四分の三減らせる。持続可能性を阻む元凶の一部はグローバル企業にある。単に安い牛肉を生産する目的で、ブラジルでは放牧地や、大豆やトウモロコシの農場を増やすために、マンハッタンの面積並みの熱帯雨林が日々、伐採されている。それに出資しているのがグローバル企業なのだ。

二つ目の報告書では、食料を通じて気候変動を抑え、畜産による温室効果ガスの排出を半減させるためには、一般の人は食事の摂取量について、牛肉を七五パーセント減らし（アメリカ人は九〇パーセント減らし）、卵を半分の個数に減らし、インゲン豆などの豆を三倍に増やし、ナッツを四倍に増やす必要があると結論づけていた[16]。

三つ目の研究はモデリング研究で、赤身肉と加工肉に課税した場合の健康や経済への影響を調べたものだ[17]。それによれば、肉の摂取に関連する病気によって年間二四〇万人が死亡し、健康関連コストが二八五〇億ドル発生しているが、赤身肉と加工肉に課税すると年間二二万二〇〇〇人の命が救われる可能性がある。ということで、論文の著者たちは、アメリカでは加工肉に一六三パーセント、赤身肉に三四パーセント課税することを提案していた。イギリスでは加工肉に七九パーセント、赤身肉に一四パーセントの課税を求める声があがっている。これに対して反感をあらわにしたのが当時のイギリス環境相マイケル・ゴーブで、肉への課税を「過保護な福祉国家の最悪の例」だと表現した。だが、酒税やタバコ税については、もはやそのような反対論は聞かれない。ほかの国々でも現在、同様の課税について議論されているが、ドイツは最近、ソーセージへの課税策を撤回した。一般市民の激しい反発を招いたからだ。

アメリカ畜産業者同盟やカリフォルニア大学デイビス校畜産科学科などの農業組織は「ＥＡＴランセット」報告を痛烈に批判し、この報告書では肉の栄養上の利点に見向きもせず、健康に対する悪影響をひどく誇張しているうえ、地域の食肉産業の効率を無視していると抗議している。牛肉産業では、特にアメリカで、同じ量の牛肉生産に必要な土地の面積が数十年前と比べて三分の二未満になっているなど、環境への負荷が減少してきたが、こうしたいわゆる「効率の向上」に伴って、動物福祉の問題や環境に対する見えない懸念が生じている。[18]

WHOや「EATランセット」の報告書では、肉の摂取量を大幅に減らしても健康に悪影響は出ないと想定されている。しかし欧米型の食事では、赤身肉は日々摂取するタンパク質、ビタミン、鉄や亜鉛といったミネラルの主要な供給源だ。慎重な計画や適切な代替品がないまま赤身肉のような大きな食品グループを取り除けば、栄養不足のリスクが高まりかねない。

イギリスでは、ティーンエイジャーの少女のほぼ半数で鉄分の摂取量が最小推奨摂取量を下回っており、推定によれば、五パーセントの少女に鉄欠乏性貧血がある。[19] また、植物性の食事で育った乳幼児で鉄欠乏症の割合が増えている。赤身肉を食べない人が多くなると、鉄欠乏症の割合は増えるだろう。なぜなら、食事由来の鉄という意味で、赤身肉は鉄の最大の供給源だからだ。植物性の食事をしても、鉄などの栄養素の所要量を満たすことはできる。特に、アメリカでは多くの食品の栄養成分が強化されているので、それは可能だ。しかし、植物性食品に含まれる鉄は、肉に含まれる鉄より吸収されにくいし、強化食品には吸収されにくい元素の鉄（鉄粉）が入っていることもあるので、十分な量の鉄を確実に摂取するためには、アドバイスや栄養の知識が特別に必要となる。

多くのビーガンやベジタリアンがぶつかる栄養上の問題は、ほかにもある。というのは、肉にはビタミンB12や亜鉛、セレンが含まれているが、それらは植物性食品にはほとんど含まれていないからだ。そのため、サプリメントに頼らざるをえないビーガンがたくさんいる。私はビーガン食を短期間、実践したことがある。六週間ほど続けたとき、健康診断で血中のビタミンB12の濃度が下がったことがわかった（ビタミンB12は脳の健康にとって欠かせない栄養素だが、天然では動物性食品にしか含まれていない）。やむをえずサプリメントを摂取し、さらにはビタミンB12の注射まで受けたが、あるとき、人工的なサプリメントに頼るのは、自分が目指している健康的なライフスタイルに合っていないと悟った。今では月に何度か良質な赤身肉を食べており、ビタミンB12の濃度は正常に戻っている。

それに良質な肉を少量食べることは、むしろ健康によい可能性すらある。[20] いくつかの新しい研究から、少量の赤身肉を摂取することによって、うつ病や不安障害といった心の健康問題のリスクが下がることが示唆されている。一〇四六人のオーストラリア人女性を対象とした研究では、赤身肉の摂取量が減ると、うつ病（大うつ病性障害）や不安障害のリスクがほぼ二倍になることが見出され、赤身肉の摂取量がオーストラリア人に推奨される目安（一日あたり六五グラム）を下回ることと、心理症状の増加や不安障害と診断される率の上昇に関連があることがわかった。[21] このような研究は、繰り返して再現性を確認する必要があるが、この論文の著者たちは、赤身肉の摂取は、食事全体の質はどうあれ心の健康に一定の役割を果たしている可能性があると結論づけた。一方で、肉の種類は、心の健康に影響を与える可能性がある。アメリカで一般的な穀物飼育牛は、栄養面で牧草飼育牛に見劣りがする。牧草飼育牛では、心の健康の改善と結びつけられているオメガ3脂肪酸の含有量が高い[22]。

肉の調理法も重要なようだ。料理の仕方によって食品の構造が変わり、ひいては食品から取り出せるエネルギーも変わることが、今ではわかっている。たとえば赤身肉は、加熱時間が長いほどカロリーは高くなる一方、いくつかの有益な抗酸化物が失われる。ソーセージなどの食品を焦がすと、しばしばメディアを賑わせるアクリルアミドという化学物質が形成される。アクリルアミドは、アミノ酸のアスパラギンが、食品にもともと含まれているいくつかの糖類と化学反応することによって生成される。トーストからソーセージ、ステーキまで、どんな食品でも焼きすぎるとそうなるのだ。イギリス食品基準庁は二〇一七年、主要メディアを使ってキャンペーンをおこない、焦げたソーセージを食べてはいけないと無防備な市民に警告した。こうした健康への警告を出したのは、WHOの専門組織である国際がん研究機関が、アクリルアミドを「人に対しておそらく発がん性がある」というグループに分類したからだ。だが実際のところ、この恐ろしい話の元になったのは、ソーセージの焼け焦げに含まれる量とはかけ離れた大量のアクリルアミドを用いた数件の動物実験と、スイスのあるトンネル付近で放牧されていたウシの群れに謎の病気が発生し、地元の川に含まれている大量のアクリルアミドが原因だとわかったという観察結果だった。しかし、より重要な人間での研究を検討したレビューでは、アクリルアミドに明らかな発がん性は認められなかった[23]。

同じことが、食品を直火で焼いたりバーベキュー料理をしたりしたときに生成される多環芳香族炭化水素にも当てはまる。多環芳香族炭化水素ががんを引き起こすという説は、実験室での研究の結果と、消火活動で煙にさらされる消防士では、がんの発生率が高いという最近の観察データに由来する[24]。だが、これらの知見は信頼性が低く、基づいているデータは少数だ。バーベキューで肉をしょっちゅう黒焦げにしない限り、心配することはない。私たちはみな、何百種類ものよからぬ化学物質に毎日さらされている。だが、重大な健康問題が起きるのは、それらが大量で、いくつも組み合わさった場合だ。もちろん、私は焦げた肉を毎日食べることを支持しているわけではない。なにしろ、加熱しすぎると肉の味わいが台無しになってしまう。だがそれはさておき、肉を食べることは気に病むようなことではない。

肉を食べることの危険性について伝えるニュースでは、赤身肉に注目が集まりがちだが、ほかの肉はどうだろうか？　実際には、赤身肉が白身肉や魚肉（次章で説明）より著しく健康に悪いという根拠はほとんどない。そもそも、「赤身肉」の統一された定義はなく、豚肉は、栄養学的に解釈すれば赤身肉に含まれるのがふつうだが、料理の世界では白身肉と見なされることもよくある。多くの人が、牛肉や羊肉から、鶏肉や七面鳥肉、豚肉などの安くてたいていは脂肪の少ない白身肉に切り替えつつあるが、これは必ずしも健康によいとは言えない。豚肉の売り上げは、アメリカなどの国で二〇一一年以降伸びており、豚肉は牛肉より健康的だという科学的根拠がないのをよそに、肉の全般的な消費量の減少傾向とは逆の動きを示している。ほぼすべての観察研究によれば、鶏肉や魚などの白身肉を多く食べると死亡リスクがわずかに（五～七パーセント）下がるが、加工品（チキンナゲットやスキャンピ〔エビを油やバターとニンニクで炒めた料理〕）を食べると死亡リスクは高まる。健康に対する影響が白身肉と赤身肉で違うというデータは腑に落ちないものであり、おそらく誇張されている。白身肉と赤身肉による違いは、単にデータの収集方法がずさんだったり、肉以外に食べているものについての情報が不正確だったりすることで生じた可能性もある。[25] 二〇一九年に発表された臨床試験では、一一三人のアメリカ人に鶏肉か牛肉を四週間食べてもらった。その後、血中脂質値について補正をおこなってから心疾患のリスクマーカーを比較したところ、鶏肉群と牛肉群に違いはなかった。[26]

　一方で、白身肉を食べることにはさまざまなコストが伴う。工業的畜産では免疫系の弱いブタが狭苦しい環境で飼育されている。そのせいでアフリカ豚熱がアジアで広がっており、養豚数の減少と豚肉価格の上昇につながっている。推定によれば、二〇二〇年には中国だけで三億五〇〇〇万頭のブタが処分されるという。バタリー飼育〔多段式の鶏舎でニワトリを集約的に飼育する方法〕で生産された超安価な鶏肉は容易に手に入るようになったが、栄養価と品質が犠牲にされている。スーパーマーケットで買った安い鶏肉を食べているのなら、それはおそらくバタリー飼育された鶏肉だろう。ニワトリは、感染症が疫病のように広がる窮屈なケージに押し込められ、そこでは化学物質や殺虫剤が広く日常的に使われている。イギリスでは、EU離脱《ブレグジット》と貿易戦争の先行きが不透明なことが食料供給に影響を及ぼしており、塩素処理されたアメリカ産鶏肉の輸入に対する危機感が高まっている。鶏肉を塩素処理すれば有害な細菌が除去されるが、安全性に懸念があるため、EUでは塩素処理は一九九七年から禁止されている。この措置により、すべてのアメリカ産鶏肉の輸入が事実上ストップした。ヨーロッパ食品安全機関は、塩素洗浄そのものには害がないことを示唆する科学的根拠を認めている[27]。だが心配なのは、鶏肉の塩素処理が、家禽産業におけるもろもろの間違った慣行を反映していることだ。ほとんどの養鶏農家はニワトリの感染率を気にしておらず、当座の解決策として塩素に頼っている。以前は、感染症を予防したり家畜の成長を促したりする目的で、抗菌性物質が大量に使われていた。だが、そのせいで鶏肉で薬剤耐性菌が検出される割合が過去最高レベルとなり、人間における薬剤耐性菌問題——人間の健康に対する最大級の脅威——という世界的な危機が続くことになってしまった。そのためEUでは二〇一八年、家畜への抗菌性物質の予防的な使用が禁止された[28]。だが、今なおニュージーランドやインド、中国などの多くの国で、抗菌性物質は家禽の生産に広く使われている。アメリカでは、使用率は下がっているとはいえ、二〇一八年にはまだ約五〇パーセントのニワトリが抗菌性物質を日常的に与えられていた。だが、イギリス人がうぬぼれないように釘を刺しておけば、バタリー式養鶏場では今も、禁止されていないイオノフォアという抗菌性物質を寄生虫感染症の治療用として日常的に使っている。そしてイギリスでは、ほとんどの鶏肉やその包装がサルモネラ菌やカンピロバクター菌に汚染されており、年間約三〇万件の食中毒が起きている[29]。

赤身肉や加工肉について言えば、私たちはみな緩やかな菜食主義者《フレキシタリアン》になることを真剣に考えるべきだ――健康のためではないとしても、地球温暖化を減らすために。肉の消費量を減らすこと、特に穀物飼育牛のように低品質で持続可能性の低い肉の摂取量を減らすことは、地球のためにできることとして最も重要かもしれない。地球上の約二〇億人が、肉をまったく食べずに生きている。だから、私たちは肉を食べないことに慣れていないかもしれないが、肉が必須の食品でないことは明らかだ。データからは、赤身肉を多く食べる人の死亡率は、そうでない人よりわずかに高く、加工肉を食べる人の死亡率は、さらに高いことがわかる。したがって、肉に含まれる何かのせいか、肉を食べることで野菜が不足するせいか、肉を食べる人に別の食習慣があるせいかのいずれにせよ、私たちは肉を食べすぎており、それは健康のためになっていないと考えていいだろう。だが、赤身肉をやめて、バタリー飼育で大量生産された鶏肉のような、ただ安くて脂肪の少ない白身肉に切り替えるのは正しい解決法ではない。

　何にせよ食べすぎは健康によくないが、私たちはスーパーマーケットの魔術にかかってしまった。大量生産の肉が超低価格で売られているので、今はほとんど心構えもなく肉を毎日のように食べている。今では、多様な動物の肉の食べ方が忘れられてしまった。ウサギ（アナウサギ）、ノウサギ、狩猟の対象となる野生動物、アヒルやさまざまな鳥、ヤギ、そして飼育するのにコストがかかりすぎる雄の動物の多くは、廃棄されるかドッグフードとして利用されている。私たちは、祖父母の時代には食べられていた栄養豊富な肉や臓器に背を向け、地球の限られた資源を無駄にしている。

ほぼあらゆる肉の価格が世界中で劇的に下がっている。それは、肉の生産にかかる時間と費用が、かつてないほど減ったからだ。しかし、肉を得るために定期的に殺す必要があるすべての動物の飼育には、飼料作物を栽培するための土地が要る。食習慣をすみやかに変えなければ、土地は使い果たされてしまうだろう。肉の生産、なかでも巨大な産業規模の機械化された畜産には、多くの国で多額の補助金が支出されている。そのおかげで、肉はほとんどの人にとって手頃な価格になっているが、果物や野菜、タンパク質の豊富な豆はそうではない。工業的な食肉生産には見えざる環境コストや公害コストもつきもので、肉の本当の価格は倍であってもおかしくない。肉には適切な価格を支払うべきだと、私は考える。そのための最も簡単な方法は、肉に税金を課すことだ。そうすれば、果物や野菜に補助金を出して生産コストを下げられるだろう。だが、政府が思い切ってこのような措置を導入してくれるまでは、私たちみなが肉を贅沢品として扱い、インゲン豆などの豆や野菜やキノコで肉料理をボリュームアップし、一週間のうちに肉を食べない日を何日か設けることで状況を改善できる。そして、より持続可能な質の高い牧草飼育肉を食べるため、できるだけ高い金額を支払うべきだ。そうすれば、土壌や有機農業によい効果がもたらされる。

それに私たちは、肉の生産背景が重要だということも心に留めておくべきだ。生産者の顔が見える高品質のひき肉を使った自家製のハンバーガーを食べるほうが、どこの誰がつくったのかわからないハンバーガーパティを食べるより、体のためにも地球のためにも望ましい。何より、ときおり最高品質の肉を少量食べることは、おそらく健康によい。なぜなら、第11章で見るように、ビーガンやベジタリアンの食事は必ずしも健康的とは言えないからだ。

# 10 魚の実態

**定説** 魚はすべて健康にいい

肉は健康によくないとよく言われるが、もし一概にそうとは言えないとすると、(肉の一種である) 魚について、やはり広く受け入れられている「魚は健康によい」という考え方はどうだろうか?

一九三〇年代、重大な公衆衛生の問題の一つに、発育不全を引き起こす子どものくる病があった。このとき、魚の摂取がくる病の根絶に役立ったことから、魚は健康によいという話が長年にわたり大げさに言い立てられるようになった。子どもたちは学校で行列をつくり、タラ肝油、麦芽エキスなどの栄養分を口に入れてもらうのが日課だった。そしてそのあと、硬くなったパンの耳でまずい味を消す。こうした毎日の儀式や、乳製品のビタミンD強化といった特定の食品の栄養強化によって、深刻な健康問題だったくる病は一〇年以内に根絶された。それ以来、魚は肉の一種でありながら「スーパーフード」の地位を与えられている。だが、現在信じられている考えとは裏腹に、魚と冠動脈性心疾患のあいだには何の関係もなかったのだ。

現在、魚は地球上の食品のなかでも特に健康によいというメッセージが絶えずあふれている。低カロリーで高タンパク質だし、脂肪の多い魚は、心臓や脳にとってよいとされているオメガ3脂肪酸（DHAやEPAや魚油という言い方でも知られる）が豊富だからだ。しかし、魚に対する私たちの固定観念もまた、食品会社やサプリメント会社によって巧みに操られたものであり、魚油サプリメントの市場は三〇〇億ドルという途方もない額にのぼる。アメリカ人の約一〇パーセント、イギリス人の約二〇パーセントが魚油サプリメントを毎日飲んでいる（魚油サプリメントは最も一般的な栄養補助食品だ）。そして、イギリス人は魚の購入に年間二八億ポンドを費やしている。だが、魚好きの人にとっては悪いニュースがある。私たちは、魚は健康によいと思い込まされてきたが、実はそれほどでもないのだ。

数十年にわたり、魚の摂取は脳の健全な発育や子どもの学業成績、病気のリスクの低減にとってきわめて重要だと宣伝されてきた。とりあえず、魚が認知機能や記憶力の維持に役立つことを示す観察的データはたくさんある。[1] 私はかつて、息子に魚油のカプセルを飲むよう何年間も言ってきたが、結局、息子はカプセルの容器をキッチンの戸棚のうしろに隠していた。ある大きな地域を対象とした研究で、六五歳の人びとを六年間以上追跡したところ、魚の摂取と、加齢による認知機能の低下が遅くなることに関連が認められた。[2] 残念ながら、観察研究では、せいぜい二つの変数（この研究では魚の摂取と認知機能の低下）のあいだに関連があることしかわからない。だが、観察された効果――この場合、認知機能の低下が遅くなったこと――は、魚の摂取以外の食事や生活習慣における要因、つまり果物や野菜の摂取や日々の運動によってもたらされた可能性もある。

二〇〇〇年代はじめ、子どもにオメガ3脂肪酸サプリメントを与えることを親に勧める大がかりな宣伝キャンペーンがおこなわれた。オメガ3脂肪酸は、サケやサバなどの脂肪の多い魚、クルミ、アマニ、海藻、強化食品などに含まれている。オメガ3脂肪酸は大きく二つに分けられる。一つは長鎖オメガ3脂肪酸で、魚介類に含まれるＥＰＡ（エイコサペンタエン酸）とＤＨＡ（ドコサヘキサエン酸）がある。もう一つは短鎖オメガ3脂肪酸のＡＬＡ（αリノレン酸）で、アマニ、チアシード、くるみといった植物性食品に含まれている。αリノレン酸も重要だが、ＤＨＡとＥＰＡのほうが健康効果は高い。αリノレン酸に関する最大の問題点は、オメガ3脂肪酸によるとされる健康効果を発揮するためにはＥＰＡやＤＨＡに変換されなくてはならないというものだ。しかし、自然の変換プロセスは遅く、効率が悪い。αリノレン酸でそれらに変換されるのは少量（約一〇～一五パーセント）だけだ。研究によって、ビーガンの人では、ＥＰＡとＤＨＡの食事による摂取量や血中濃度が、肉も食べる人よりはるかに低いことが示されているのは、おそらくそれが理由だろう。[3] ビーガンの人でもオメガ3脂肪酸が欠乏している兆候は見られないので、ＥＰＡとＤＨＡが少ないことの臨床的な重要性はわからない。ともあれ、ビーガンの人が、魚から摂取できるオメガ3脂肪酸と同じ健康効果を得るには、αリノレン酸の豊富な食品をたくさん食べる必要がある。一部のビーガン支援組織は、ビーガンの人に微細藻類〔目に見えないくらい小さい顕微鏡サイズの藻類〕のサプリメントを毎日摂取するよう勧めている。そのようなサプリメントを服用すれば、EPAとDHAの両方を摂取できるからだ。

脳が正常に発達するためには主要なオメガ3脂肪酸のDHAが必要なので、食事からの摂取量が少ない子どもに魚油を補給すれば効果的だろうと考えるのは筋が通っていた。ところが、それは思い違いだった。多くのランダム化比較試験を検討したメタ分析によれば、子どもたちがサプリメントを摂取しても、一貫した効果は示されていないのだ[4]。ノルウェーは漁獲量が多いので、サプリメントではなく脂肪の多い魚の健康効果を熱心に売り込んでいるが、当のノルウェーでの試験で、就学前の子ども二一四人に四カ月間、肉の代わりにサバやニシンを昼食で食べてもらっても認知機能の向上は認められなかった[5]。多くの女性が、妊娠中にオメガ3脂肪酸の豊富な魚油サプリメントを摂取する。オメガ3脂肪酸が赤ちゃんの脳の発達を促進すると考えるからだ。しかし、二五九人の妊婦を対象とした最近の臨床試験では、生まれた子どもを七歳まで追跡したところ、母親が妊娠中に魚油サプリメントを摂取しても子どもが賢くなるわけではないことがわかった[6]。オメガ3脂肪酸サプリメントの効果を裏づける科学的根拠はないし、魚そのものを食べれば健康によいことを示す科学的根拠も十分にあるわけではない。

実際の魚を食べたことによる健康効果を調べるのは難しく、決定的な結論は得られていない。

五〇万人のヨーロッパ人を一五年間追跡した観察研究では、死亡率に全般的な改善は見られず、魚の食べすぎによって死亡率がむしろ若干上がる可能性があることがわかった。[7] これまでにおこなわれた二九件すべての研究について検討した最近の要約によれば、一日一食分（二八グラム）のナッツの摂取によって死亡率が二四パーセント下がったのに対し、一日一食分（一〇〇グラム）の魚の摂取では七パーセントの減少にとどまることが示された。[8] というわけで、一週間あたり魚を二、三皿（一皿は一四〇グラム）食べるように勧める現在の栄養ガイドラインに従ったとしても、寿命はたいして延びないだろう。それに、ビーガンの人は魚を食べないのに、肉を食べる人より長生きするし健康問題も少ない。[9] とはいえ、魚を食べる多くの集団、特に地中海食やアジアの食事をしている人びとは健康に恵まれている。魚を食べることによる健康効果は、一部の人には効果があるというように個人差があるのかもしれないし、一人ひとり異なる腸内微生物に左右される可能性もある。もっとも、ギリシャやイタリアのサルデーニャ島の山には、住民が健康で一〇〇歳以上の人が多い村がいくつかあるが、住民の多くは魚をほとんど食べていない。

魚のすばらしい栄養特性が話題にあがる場合、もっぱら取り上げられるのはオメガ3脂肪酸で、それらはサケやマス、イワシ、ニシン、サバに多く含まれている。長年、オメガ3脂肪酸は重要視されてきた。そしてそれに合わせて、特に高濃度のオメガ3脂肪酸を摂取することは健康によいという考えも支持されてきた。政府は一週間に魚を二、三皿食べるようアドバイスしているが、それが難しい人に対してはオメガ3脂肪酸サプリメントが広く推奨されている。だが、サプリメントには本当に効果があるのだろうか？

二〇〇二年、影響力の強いアメリカ心臓協会が、ほとんどの心疾患の予防と治療のためにオメガ3脂肪酸の摂取を勧めた。それを受け、オメガ3脂肪酸サプリメントは世界中で大量に処方されてきた。だが一五年後、同協会の委員会は、サプリメントの効果を調べた二〇件の新しいランダム化比較試験のレビューをもとに科学的根拠を見直した。そして、これらの最近おこなわれた大規模な研究から、サプリメントを服用しても健康効果がないことが明らかになった。心疾患の予防効果を裏づける根拠はほとんど、あるいはまったくなかったのだ。唯一の例外は、心臓発作を起こした患者が、その後六カ月間サプリメントを服用する価値があるかもしれないというものだった。[10]二〇一八年に発表されたアメリカのレビューは、一年間に及ぶ質の高い大規模な一〇件の研究を対象としたもので、その結果はさらにはっきりしていた。魚油のサプリメントに心疾患や脳卒中のリスクを下げる効果はいっさい認められず、それらの摂取は推奨すべきではないと結論づけられたのだ。[11]

最近イギリスでおこなわれたレビューでは、合計で一一万二〇〇〇人の被験者を対象とした七九件のランダム化比較試験を合わせて評価し、同じ結論に達した。すなわち、長鎖オメガ3脂肪酸（魚油、ＥＰＡ、あるいはＤＨＡ）のサプリメントを服用しても、心臓の健康によい効果はなく、脳卒中のリスクやあらゆる原因による死亡のリスクも下がらないということだ。[12]二万五〇〇〇人を五年にわたり調査したアメリカの大規模な試験でも同様の結果が出たことから、二〇一九年、オメガ3脂肪酸の効果はないという結論が裏づけられた[13]。この科学的根拠は非常に説得力があるので、心血管疾患予防のためのイギリスの臨床ガイドラインでは、もはやオメガ3脂肪酸の摂取を勧めていない。それに、魚を食べると心臓発作の再発防止に役立つとする見解も撤回している。オメガ3脂肪酸サプリメントは、心臓のためだけではなく、認知症を予防したり関節炎を緩和したりする目的でも販売されている。だが、独立した複数の大規模なレビューから、アルツハイマー病や記憶障害、変形性関節症に対する有意な効果はないことがわかった[14]。一時期、オメガ3脂肪酸サプリメントは医師から患者に直接処方されていたが、もはや、それはおこなわれていない。その影響が波及し、巨大な魚油サプリメント業界は最近、売り上げの減少に直面している。ビーガンの人びとが魚を食べなくても生きていけるのに（オメガ3脂肪酸を摂取できる植物性食品はいろいろある）、それ以外の人びとには、なぜそれができないのだろう?

欧米諸国の政府は、病気になるリスクを減らしたければ、肉の摂取量を減らして、代わりに週に魚を二、三皿食べなければならないと国民の頭にたたき込んでいる。魚の健康効果を裏づける科学的根拠は全然ないにもかかわらずだ。これまでのところ、魚が健康に有害だという科学的根拠もないが、食べすぎには明らかなマイナス面がある。

地球の海は、魚に対する需要を満たすのが困難になっており、安価な養殖海産物を求める傾向が強まっていることが、その状況を悪化させている。漁場は、環境負荷がかかっているうえ、すでに漁獲圧力を受けており、魚を求める極端で持続不可能な需要に応えるのが難しくなっている。

世界的に見て、私たちはすでに平均で一人あたり年間二〇キロの魚を食べているが、絶滅の瀬戸際にある種も多く、海洋の栄養が枯渇するにつれて生物多様性も減少している。もし全人口が政府の栄養ガイドラインに従ったら、海洋資源はもたないだろう。特に、人口が増え続けているので見通しは厳しい。たとえば、サケが新たな鶏肉と見なされる傾向が、すでに現れている。サケは、以前よりはるかに手頃な価格で手に入るようになった。しかし、その裏には現実の代償がある。

養殖魚は、かつては珍しいものだったが、今では世界で食べられている魚の大半を占めている。魚に「スコットランド産サケ」というラベルがついていたとしても、そのサケがスコットランドの風光明媚《ふうこうめいび》な湖や川で釣り上げられたという意味ではない。スーパーマーケットで販売されている安価な魚は、養殖ものが多い。つまり、健康効果は天然ものほどないということだ。現在ではサケやマス、コイ、ティラピア、ナマズ、スズキ、タイ、メルルーサ、エビのほとんどが養殖されており、店の魚売り場に到達するまでに何千キロも運ばれてくることも多い。

魚の養殖が増えるほど、野生魚が絶滅の危機にさらされる。それは、養殖場から逃げ出した凶暴な個体が野生魚の生態系を脅かすうえ、養殖魚が野生魚を捕食するからだ。養殖魚にタンパク質や追加のオメガ3脂肪酸を与えるため、餌の多くはイワシなどの小さな魚を殺すことで調達される。養殖魚の餌には、すりつぶした小魚はもちろん、魚油、大豆、遺伝子組み換え酵母、鶏の脂肪、さらに場合によっては、すりつぶした鳥類の羽が入っている。また、養殖サケの見た目を、エビや海藻やオキアミを食べている健康的な野生サケに近づけるため、赤い色素（アスタキサンチン）を与えて、くすんだ灰色の身をピンク色に変える。養殖業は、より持続可能性を高めるよう圧力を受けている。ちなみに二〇一五年には、サケなどの養殖魚を一キログラム生産するために一・三キログラムの野生魚の飼料が必要だった。[15] エビなどの養殖甲殻類は、生産に伴う温室効果ガスの排出量が同量の豚肉より多く、ほかの養殖魚でさえ、チーズや卵、鶏肉より排出量が多い。[16] この傾向が続けば、海洋生態系が損なわれるだけでなく、地球の温暖化がさらに進むだろう。

魚に関しては、人間が天然資源を使い果たしつつあるという問題があるうえ、集約的に養殖された魚には健康上、注意すべきことがある。まず、魚の成長促進と感染症対策のため、高濃度の抗菌性物質が日常的に使われている。狭い養殖場で多くの魚が飼育されているので、感染症が発生しやすく、あっという間に広がる。そのため、規制の緩やかな国の多くでは、抗菌性物質を大量に使わざるをえなくなる。チリは世界有数の魚の輸出国だ。そのチリだけで、二〇一四年には三〇万キログラムの抗菌性物質が使われた。その結果、多くの養殖魚由来菌が薬剤耐性をもつようになった。さらに、それが人間の食物連鎖に入ることによって、健康への世界最大級の脅威である、人間における薬剤耐性菌問題のさらなる長期化につながっている。養殖業者は、養殖場で使われる抗菌性物質は、魚を食べる前の時点で魚から排出されていると主張している。だが、二〇一四年に発表されたアメリカの研究では、一一カ国から輸入されてカリフォルニア州とアリゾナ州の店で購入された二七種の魚のサンプル（エビ、ティラピア、サケ、マス、ナマズなどの一般的な魚を含む）について、抗菌性物質の濃度が調べられた。すると、抗菌性物質を含まないと表示されていたものを含めて、サンプルの四分の三で抗菌性物質が検出された。信頼できる養殖場の多くは抗菌性物質の日常的な使用をやめているが、私たちの生活はグローバル経済に支えられている。二〇一七年に発表された研究では、世界各国で工業的に大量生産された魚粉製品の一部にかなり高濃度の抗菌性物質が含まれていること、そしてさらに心配なことに、何百種類もの抗菌性物質耐性遺伝子が含まれていることがわかった。また、さまざまな調査によって、これらの抗菌性物質や耐性遺伝子が魚粉飼料から魚に、そして人体に入ることが示された[17]。

抗菌性物質の使用率が上がったのは、密集した環境で飼育されている魚につく寄生虫（通称「海シラミ」）のせいだろう。海シラミはサケに付着して寄生し、皮膚を食べたり殺したりする。養殖業者は、海シラミは人体には無害だと力強く主張するが、現在、サケ五匹あたり一匹が海シラミによって死んでおり、対策費は年間一〇億ポンドを超えている。昨年、サケの世界全体の供給量は約一〇パーセント減り、なかでも、世界最大の生産国であるノルウェーはひどい打撃を被った。推定によれば、海シラミはすでに、二五〇カ所あるスコットランドの養殖場や世界各地の多くの養殖場の五〇パーセントで発生しているという。感染したサケが、海シラミの付着した状態で養殖場から逃げ出したら、野生のサケに感染が移行して問題が悪化するおそれがある[18]。海シラミの制御は困難で、殺虫剤や抗菌性物質を使っても効果が得られていない。カナダでは、海シラミが蔓延したため養殖場で高濃度の殺虫剤が使われ、今度は海シラミが薬剤耐性を獲得してしまった。二〇一五年、ある自然の解決方法が話題になった。「掃除魚」とも呼ばれるベラをイギリス海域から輸送して養殖場に入れ、サケに付着した海シラミを食べてもらうのだ。この方法は、海シラミの数が少ない場合に限って効果があるように見受けられる。だが問題の規模が大きいので、養殖会社は今のところ、海シラミを駆除するために過酸化水素化合物を何十万トンも使っている。まだ経済的には見合わないが、海シラミ対策として、冷たく深い水域に設置した広い養殖場にサケを移す方法もある。ノルウェーは現在、サケの飼育場として、石油掘削基地のような外観の巨大な沖合養殖場の造成に投資しているところだ。

法的には、スコットランド産サケは、寄生した海シラミがサケ一匹あたり八匹までなら販売できるが、現実には、スーパーマーケットで売られているスコットランド産サケに最大で法的許容値の二〇倍の海シラミが寄生していることもある。[19] カナダの法的限度は、サケ一匹あたり海シラミ三匹だが、一部の養殖場で生産されているサケには、一匹あたり三〇匹も寄生している。スコットランドの養殖業界は、海シラミの蔓延に対処するため、スコットランド産養殖サケにおける海シラミの許容レベルを下げるよう政治家に強く要求している。これは世界的な問題だ。養殖業者は、海シラミが養殖産業にとって最大の脅威であり、それがサケの価格を押し上げていると考えているが、一部の養殖会社は利益ありきの商売をしており、海シラミや殺虫剤の許容限度を超える違反を繰り返している。

海シラミの被害が特に大きいのが、カナダやスコットランド（イギリス）、ノルウェー、チリなどの国だ。カナダの養殖場は、最近起きた海シラミの異常発生に対処するため、高価な過酸化水素を使わざるをえなかった。このときの大発生によって、カナダ国内最大級の養殖場では二〇一八年、サケの五〇パーセントに寄生が確認された。環境保護に取り組むアメリカの非営利団体「環境作業部会」は、質の低い養殖サケを買うのをやめ、イワシや養殖マス、ムール貝といったオメガ3脂肪酸の豊富な魚介類を食べたほうがいいと提案している。それらは価格も手頃だし、持続可能な方法で生産されているからだ。

だが、理想的な魚介を選ぶのは、口で言うほど簡単ではない。魚は消費者を特にだましやすい肉であり、偽装表示は世界的な大問題となっている。その背景にあるのが、魚の名称が国や地域によって異なることだ。魚のなかには、消費者にとって、よりよい響きに聞こえて売り上げが増すように、名称が完全に創作されているものもある。たとえば、太平洋産メバルは、さまざまな近縁種の総称で、以前は廃棄されていた。また、見栄えのしないパタゴニアン・トゥースフィッシュ〔日本ではメロ〕は、かつては価値がないとあしらわれていたが、一九九〇年代にチリアンシーバスという粋な名称に一新されて大ヒットした。ノコギリガザミやアンコウも名称変更によってイメージチェンジが図られ、アメリカで売り上げが伸びた。名称変更は一つの手段であり、廃棄されていた魚が食べられるようになることに役立つのなら世のためになる。しかし、意図的な不正となると、また別の話だ。

魚の偽装は一大ビジネスであり、おそらく高級レストランでも、支払った値段に見合った品が提供されていないだろう。特に、魚の偽装が大問題になっているアメリカでは、そのようなケースが多いようだ。国際海洋保護団体の「オセアナ」がおこなった新しい研究によれば、アメリカのコロンビア特別区などの二七七カ所で購入された魚のサンプル四〇〇点の四分の一近くが、食品ラベルやメニューに書かれていたものとは違っていた。[20] スズキやフエダイといった人気の魚は、実際には養殖ティラピアなどの安価で質の低い代用魚だった。五五カ国の魚のサンプル二万五〇〇〇点を調べた世界的な報告書によれば、販売されている魚の五匹あたり一匹に偽装問題があるそうだ。代用魚の半数以上は、アジアナマズなどの安物で健康に悪い可能性がある養殖魚で、成長ホルモンを与えられている場合もあるという。[21] イギリスではフィッシュ・アンド・チップス用として、値段の高いタラの代わりに安いポラックが使われていることがある。アメリカでは、DNA検査を用いた二〇一三～一五年の調査によれば、ロサンゼルス地域の寿司ネタの半数で虚偽表示がなされており、しばしばレストラン側も知らないうちに、フエダイやオヒョウが安いカレイに置き換えられていた。[22] マグロは人気と値段が特に高いので、とりわけ問題だ。アメリカの調査では、寿司ネタのマグロの七〇パーセント以上で偽装表示がおこなわれており、レストランで「白マグロ（ホワイトツナ）」がよく使われていると報告された。問題は、「白マグロ」なる魚が存在しないことだ。白マグロの正体はアブラソコムツという安い魚だ。この魚には「エックスラックス」〔アメリカ製の下剤の商品名〕という異名があり、下痢を引き起こすので、日本やイタリアでは販売が禁止されている。[23]

私たちは、動物性食品は新鮮なものが一番だと思いがちだ。しかし、魚によくつく条虫《ジョウチュウ》（サナダムシ）やアニサキス幼虫などの寄生虫を避けたければ、冷凍魚を選ぶのも悪くないかもしれない[24]。幸い、人間がこれらの寄生虫から感染することはあまりなく、感染しても、駆虫薬を短期間投与すればたいてい治療できる。だが、魚を二四～七二時間冷凍すれば、このような感染リスクは完全に予防できる。冷凍処理によって寄生虫が死滅するからだ。日本人は、寿司を冷凍すると味が落ちるのではないかと心配しているが、ランダム化比較試験から、そうではないことが示された。日本の寿司を食べるとアニサキス症が起こることがあるが、冷凍処理は、こうした特定の寄生虫感染症のリスクを減らす対策になるかもしれない[25]。捕獲された時点で冷凍された魚は、鮮魚より安いのは言うまでもなく、鮮度もよい可能性が高い。実は、ほとんどのスーパーマーケットの魚売り場に並んでいる「鮮魚」ですら、多くの場合、前もって冷凍処理されている。そのような鮮魚は冷凍魚より最大で四割は高い可能性があるが、その魚が解凍された日時や魚の産地がわからないことも少なくない。スーパーマーケットはこのやり方で大きな利益を得ているが、同じ魚でも、冷凍ものなら鮮魚よりずっと安いことがある。

別の問題もある。産業活動に伴ってカドミウムや鉛、水銀などの化学物質が数十年にわたり海に排出され、魚介類が汚染されていることだ。特に、深い水域に生息する大型で寿命の長いキハダマグロやサメ、マカジキ、オヒョウ、メカジキなどで影響が大きい。魚に含まれる水銀が人間で中毒を引き起こす実際の危険性という点では、データはほとんど状況証拠しかなく、研究の結果は決め手に欠ける。要するに、水銀の摂取という観点から見た魚の安全な摂取量はよくわからないわけだ。[26] 魚の重金属汚染によるリスクは誇張されてきたが、魚をたくさん食べる人や妊婦では問題になる可能性がある。妊婦が食事ガイドラインに記された魚の推奨摂取量を満たそうとして、水銀を多く含む魚ばかりを食べていたら、水銀を過剰に摂取してしまうおそれがある。科学的根拠は限定的だが、水銀の摂取量がいくぶん多い女性から生まれた子どもでは、脳や神経系に無視できないほどの障害が出る可能性があり、子どもが注意欠陥多動性障害（ＡＤＨＤ）と診断されることが平均を上回る可能性があると示唆されている。[27] だが、それ以外の人に関する科学的根拠は、まだ明らかではない。

新たに懸念されているのがプラスチックの微粒子（マイクロプラスチック）による魚の汚染だ。これは健康問題になる可能性がある。二〇一八年の調査では、大西洋の深い海域に生息する魚を捕獲して調べたところ、二三三匹のうち七三パーセントの体内からかなりの量のマイクロプラスチックが見つかった。食物連鎖は、底辺に位置するプランクトンなどの深海の海洋生物から始まり、それらはイワシなどの小型魚の餌となる。小型魚はマグロなどの大型魚に捕食されるので、小型魚に摂取された汚染物質は食物連鎖の上位に移動していく。この問題が起こるのは、人間が海や川に捨てたプラスチックによる海洋汚染が長年続いているからだ。私たちが水の容器としてペットボトルを使うことにこだわっているせいで、汚染は長引いている。また、ムール貝やアサリやカキを食べると、海の底で水を自然にろ過してくれる生き物を食べることになる。貝類が分解できないカス（つまりマイクロプラスチック）は、それらの腸に蓄積されるので、人間が貝を丸ごと食べるとマイクロプラスチックも摂取することになる。[28] ベルギーは一人あたりのムール貝の消費量が世界のどの国よりも多く、ムール貝の白ワイン蒸しにフライドポテトを添えた料理のムール・フリットはベルギーの国民食だ。こうした食文化があるため、ベルギー人は年間一万一〇〇〇個のマイクロプラスチックを摂取している可能性がある。現時点では、ほとんどの国の人びとはベルギー人ほどムール貝を食べていない。とはいえ、今後も私たちがプラスチックを使うことに執着し続ければ、マイクロプラスチックをめぐる状況は悪化する可能性が高い。ある推定によれば、二〇五〇年には海のプラスチックの重量が魚の重量を超えるという。今や、マイクロプラスチックは空気中や食品中にも存在する。人間の腸にマイクロプラスチックが蓄積した場合のリスクや、マイクロプラスチックに対する腸内微生物の反応については、ほとんど何もわかっていないが、よいニュースは入ってきそうにない。

魚はおいしくて栄養価も高いし、おそらく健康への悪影響はないだろう。だから、この章を読んで魚を食べる気がまったく失せてしまったのでない限り、健康的でバランスのよい食事に魚を取り入れてよい。とはいえ、誰でもみな魚を食べるべきだとか、魚なしには生きられないなどと主張するのは常識的ではない。なぜなら、魚には健康効果があるとされるが、それを裏づける有力な科学的根拠はほとんどないからだ。私たちは長年、政府や食品会社によって、魚や魚油サプリメントは健康によいと信じ込まされてきた。だが、魚の健康効果を調べた信頼できる研究からは期待はずれの結果が出ているし、魚油サプリメントの効能は誇大宣伝されているわりに、十分な科学的根拠はなかなか見つからない。これまでのところ、魚油サプリメントを摂取すれば心疾患のリスクが下がるという確かな科学的根拠は得られていない。この事実を受け、各国政府の食事ガイドラインは――めったにないことだが――変更されている。[29] 魚への需要が高まっているせいで、水産資源は持続不可能になりつつある。もし、すべての人が政府の食事ガイドラインに従って魚を少なくとも週に一回食べたとしたら、魚は枯渇するだろうし、貴重な海や海洋生態系、地球環境はさらに破壊されるだろう。

もちろん、魚を食べる楽しみを手放すことはないが、質の高い魚により高い金を支払うことや、魚の出どころ（養殖か天然か）についてもっと知ろうとする姿勢が必要だし、魚は日常的に食べるものではなく、ごちそうと見なすべきだ。一般的に言えば、食物連鎖の栄養段階が下位の魚ほど健康によい。したがって、魚を食べる場合、プランクトンを食べる小型魚（イワシやニシンなど）のほうが、小型魚を食べる魚（サケやサバなど）よりも健康的だ。一方で、チアシードやクルミ、アマニ、海藻はもっと食べたほうがよい。なぜなら、これらの植物性食品には必須脂肪酸のオメガ3脂肪酸がたくさん含まれているし、海を破壊せずにすむからだ。魚好きの人は、食べる種を変えることを検討してほしい。そして、なるべく持続可能で栄養価の高い魚を選んでほしい。妊娠している女性は、水銀の含有量が少ない魚を食べることだ。持続可能な魚を選ぶのは容易ではないが、世界には、その手がかりとなるラベルやウェブサイトがいろいろある。たとえば、魚の商品に「海洋管理協議会（MSC）」の青いマーク（「海のエコラベル」）がついていたら、その魚が天然ものであり、追跡可能で持続可能だとわかる。イギリスなら、イギリス王立動物虐待防止協会の認証ラベルもある。そのラベルがあれば、動物福祉の基準を満たした商品だということがすぐにわかる。ほかにも、「フレンド・オブ・ザ・シー」「フィッシュワイズ」「グローバル・フィッシング・ウォッチ」といった数々の組織が、水産事業を環境により優しいものにすることを目指して国際的に活動している(30)。

さしあたり、私は今後も週に一回、高品質で持続可能性のある魚を味わっていくつもりだが、それが健康のためになるわけではないことはわかっている。

# 11 ビーガン教

## 定説　ビーガン食は最も健康的な食事である

ビーガニズム（完全菜食主義）とはもはや、しなびたレタスや味気ない豆腐や数少ないブランドの豆を食べるということではない。今日では、肉に似た食感のジャックフルーツをはさんだパニーニからビーガン用マカロニチーズ、赤いビートの根を使った「血もしたたる」ハンバーガー、ビーガン向けケンタッキーフライドチキンまで、選り取り見取りだ。食品業界は、みなが大好きな肉やチーズ、アイスクリームの植物バージョンをつくり出している。たとえば、ベン&ジェリーズ社やハーゲンダッツ社はビーガン向けのアイスクリームを提供しているし、アメリカの食肉最大手タイソン・フーズ社は乳製品や肉の売り上げ減少を受けて代替肉市場に参入し、タンパク質会社として出直しを図っている。ベジタリアン／ビーガン製品の世界市場は、二〇一六年には五一〇億ドルだったが、今後一〇年で一四〇〇億ドルに拡大する見込みだ。

植物を中心とした食事は、最新のトレンドとなっている。イギリスではビーガン人口が二〇一四年から二〇一九年にかけてほぼ四倍に増え、イギリス人の八人に一人がベジタリアンないしビーガンを自認している。アメリカでは二〇一四年から二〇一七年にかけてビーガンの人口が六倍になり、約二〇〇〇万人に達している。また、ステーキやベーコンをあきらめようとは思わない人びとも、動物性食品の摂取量を減らしている。イギリスでは今や、消費者の三分の一が肉を食べない日を設けており、三人に一人が植物性の「ミルク」を定期的に購入している。こうした変化を牽引しているのがミレニアル世代だ。卵や乳製品、蜂蜜、肉を敬遠し、植物性の代替品を選ぶことが最も多いのも彼らで、イギリスのビーガンの半数近くは一五歳から三四歳だ。二〇二〇年、イギリスではビーガン推進月間の一月（「ビーガニュアリー（一月はビーガンになろう）」）にKFC社、バーガーキング社、グレッグス社、ピザハット社といった多くのブランド会社がビーガン向けの代替品を提供した。世界的な食のトレンドの多くがイギリスで始まるので、食品業界はイギリスに注目している。ビーガンの人びとは、植物性の食事のメリットとして動物虐待の防止、環境の保護、健康の改善、それに寿命の延長といった点を挙げる。とすると、ビーガニズムは人間や地球にとって理想的な究極の目標なのだろうか？

多くの人は、植物性の食事をすると、それだけで気分がすっきりして元気が出ると主張する。食べているものについて以前よりじっくり考えるようになった、より健康的な食品を選ぶようになった、何となく手が伸びていた間食をやめた、というだけで健康効果を感じる人もいるだろう。

ただ、どれだけ効果が感じられるかは、それまでの食生活による。食生活を変えた直後は満足度が高いもので、私はビーガン食を試してみたとき、この「ハネムーン」効果にはっきりと気づいた。精製糖質や加工肉や甘いものをたくさん食べていた人が、それらをやめて穀物や果物や野菜に切り替えたら、きっと気分がすっきりするだろう。ただし、あるものを食べたら気分がすっきりすると信じている場合、それを食べたときに少なくとも一時的にはそうなる可能性はそもそも高い。これは、基本的にはプラセボ効果によるものだ。それに、多様な植物性食品を食べるようになって腸内微生物叢の組成が変わり、そのおかげで気分がすっきりすることもありうる。[1]

植物性の食事が健康や寿命に及ぼす影響は多くの研究で調べられてきたが、結果はまちまちだ。一万二五〇〇人以上のビーガンと一八万人以上の非ビーガン（非ベジタリアン）が対象となった四〇件の研究に関する大規模なメタ分析では、ビーガン食はいくつかのリスク要因に対して、肉を含む食事より好ましい影響を及ぼすと結論づけた。[2] 別のレビュー論文でも同様の知見が得られ、植物性の食事によって冠動脈性心疾患のリスクが最大で四〇パーセント下がる可能性が示唆された。[3] だが、植物性の食事がすべて心臓の健康によいわけではなさそうだ。一二万六〇〇〇人の成人を三〇年近く追跡した大規模な研究では、健康的な植物性食品（全粒粉、果物／野菜、ナッツ／豆、油、茶／コーヒー）を多く摂取することと冠動脈性心疾患のリスクが大幅に低いことに関連がある一方、あまり健康的でない植物性食品（果汁／加糖飲料、精製穀物、ジャガイモ／フライドポテト、菓子）の摂取と冠動脈性心疾患のリスクが高いことに関連があることがわかった。

というわけで、ビーガンの人が健康的な食事を選べば、心疾患のリスクが下がる可能性がある。だが、ビーガンは、そうでない人よりかなり長生きするのだろうか？

キリスト教の一派であるセブンスデー・アドベンチスト教会の九万五〇〇〇人の信者を対象とした研究によると、ベジタリアンでは、あらゆる原因による死亡のリスクが非ベジタリアンより一二パーセント低いという関連が見られた。[4] ただし、これは観察研究だったので、死亡リスクが低かった要因がベジタリアン食にあると結論づけることはできない。身体活動といった、ほかの要因（交絡因子）が影響を及ぼした可能性もある。それに大事なこととして、この研究には重要な点でいくつか制約があった。第一に、ベジタリアンを対象としたほかの多くの研究と同じく、この研究は特定の集団で実施された。このときの研究対象となったセブンスデー・アドベンチスト教会の信者たちは、禁酒禁煙を奨励されており、健康的な生活を送っていることや、一般の集団より寿命も長いことが示されている。第二に、この研究の追跡期間は比較的短く、六年間だった。これでは、死亡リスクに対する食事の影響を調べるには不十分だ。[5] 第三に、この研究では、肉や魚を食べた人（週に一回以下）もベジタリアンに分類していた。その意味では、この結果は特殊なものであって、ほかの対象集団で観察される結果とは異なるかもしれない。より最近の大規模な研究では、二五万人を六年にわたり追跡した結果、ベジタリアンは非ベジタリアンより健康的な生活を送っていたものの、死亡率は両群間で差がないことがわかった。[6] この結果は、五二〇〇人の死亡について分析し、ベジタリアンと非ベジタリアンの死亡率がほぼ同じであることを見出したイギリスの研究によって裏づけられている。[7] そのほかの研究では、ベジタリアン食によって健康効果があることや、がんのリスクがわずかに下がることが示されているとはいえ、ベジタリアン食の確実な効果は見出されていない。[8] つまるところ、ベジタリアンとビーガンを区分するのは難しいが、彼らが早死にするリスクが非ベジタリアンより低いわけではなさそうだ。

それはそうと、植物性の食事は肥満の蔓延を食い止めるのに役立つのだろうか？ セブンスデー・アドベンチスト教会の六万人以上の信者を対象とした研究では、ベジタリアンおよび非ベジタリアンのなかで、ビーガンが最も健康でＢＭＩが最も低かったので（二三・六）、ビーガン食によって肥満を防げる可能性が示唆された。ただし前述のように、セブンスデー・アドベンチスト教会の信者は必ずしもアメリカの全人口を代表する集団ではない。六二人の過体重の女性を対象とした小規模な臨床試験では、一年後と二年後の追跡調査から、低脂肪食よりビーガン食のほうが減量に効果的なことが示された（約三キロ減）。[9] また、二〇一六年に発表されたメタ分析では、ダイエット中の一〇〇〇人において、ベジタリアン食のほうがカロリー制限食より減量効果があり（二キロ減）、最も減量効果が大きかったのはビーガン食だとわかった（二・五キロ減）。だが多くの人にとって、極端なビーガンの食生活をするのは非現実的だし、続けるのも困難だ。そもそも、ビーガン食を取り入れた人のほとんどで、減った体重が数年以内に元に戻ることがわかっている。[10] 興味深いことに、ビーガン食を実行する人のなかには、極端に走ってしまい、健康的な食事に病的なほど執着するようになる人もいる。[11]

私たちは双生児研究（ＴｗｉｎｓＵＫ）の一環として、食習慣が異なる一二二組のイギリス人一卵性双生児を分析した。具体的に言えば、一人はベジタリアンかビーガンで、もう一人は肉を食べていたということだ。すると意外にも、二人の体重差はわずかしかなかった。ベジタリアン／ビーガンの人は、もう一人より平均で一・三キロ軽いだけだったのだ。セブンスデー・アドベンチスト教会の信者の集団を対象とした研究では、ベジタリアンと非ベジタリアンの体重差が四〜五キロあったが、その研究では遺伝子の影響が考慮されていなかった。私たちの研究から、食事の選択だけでなく遺伝子も体重の決定に大きく関与することが示唆される。

ベジタリアン食やビーガン食に関連する健康効果の多くは、おそらく植物性食品の摂取量や摂取する種類が増えることによるものだと考えられる。ビーガンの人では、肉を食べる人より食物繊維（植物性食品の消化されない部分）の摂取量が多いはずだ。あるシステマティックレビューでは、食物繊維の摂取量が多いと、心血管疾患や2型糖尿病、大腸がん、乳がんのリスクが低いという関連があることがわかった。効果が最も大きかったのは、食物繊維の一日の摂取量が二五〜二九グラムの場合で、それはイギリスやアメリカで推奨されている摂取量の約二倍に当たる。[12]植物性食品をたくさん食べれば、鮮やかな色のベリー類に含まれているアントシアニンなどの抗酸化物質もたくさん摂取できる。抗酸化物質は腸の健康を改善したり、心疾患や認知症などの病気を予防したりすると考えられている。[13]

ただし、乳製品を食べないことは健康なビーガンの人にとって問題になる可能性がある。長年、牛乳はカルシウムが豊富なので、たくさん飲むほど骨が強くなると考えられていた。酪農業界は政府機関の支援を受け、巨額の資金を投じてこのメッセージを宣伝してきたが、乳製品はすべて健康によいというこの考え方には、もはや科学的な裏づけはない。ある重要なシステマティックレビューによって、食事からのカルシウムの摂取量を増やせば骨折のリスクを防げるという根拠はないことがわかった。[14] 強い骨をつくるにはカルシウムがいくらか必要だが、必要な量は、以前に考えられていたよりもはるかに少なく、ほとんどの人は野菜（チンゲンサイやブロッコリー）やほかの食品（豆腐やナッツ）を食べれば十分な量のカルシウムを摂取できる。

ある推定によれば、世界中のすべての人がビーガンになって乳製品から豆乳製品に切り替えれば、五億ヘクタールの土地（ブラジルの国土と同じくらいの広さ）を節約でき、一〇億トンの温室効果ガスを削減できるという。水も同じだけ節約できるそうだ。それは、すべての人がシャワーや入浴に使う一年分の水の量に相当する。[15] 現在、イギリスでは三人に一人が植物性ミルクを購入しており、乳製品大手のダノン社でさえビーガン向けのミルクの生産に六〇〇〇万ドルを投資している。植物性ミルクの流行は、豆乳やアーモンドミルク、オーツミルク（オーツ麦のミルク）からヘンプミルク（麻ミルク）にまで広がっているが、それらを「ミルク」と呼ぶべきなのかということが多くの国で論争になっている。というのは、ナッツや豆はどう見ても乳を分泌しないからだ。乳製品をやめて白い植物の汁（代替ミルク）に切り替えることにしたとしても、どれを選べばいいのかという判断は難しい。植物性ミルクはどれも、環境に与える影響が乳製品よりはるかに少ないが、それぞれに問題がある。アーモンドミルクを生産するためには、砂漠を灌漑して木に水を与える必要があるので、水資源に莫大な負担がかかる。ライスミルクの場合、水田に棲《す》む細菌によってメタンが発生する。豆乳やオーツミルクでは、植物を栽培するために広い土地が必要なので、木を伐採しなくてはならない。とはいえ、どの植物性ミルクを選んだとしても、乳製品よりずっと環境に優しいだろう。

だが、植物性ミルクが牛乳より健康によいことを裏づける科学的根拠はない。植物性ミルクの多くには、乳製品とは違ってカルシウムや鉄、ビタミンB12といった重要な栄養素が含まれていないし、乳脂肪のような口当たりのなめらかさを出すため、化学物質や食品添加物が過剰に入っていることがある。

人類は二〇〇万年以上前、肉を食べるように進化した。肉食を始めたことは、人類が進化で成功した鍵である。とすると、肉を食べずに十分な栄養を得ることはできるのだろうか？

一般に信じられているのとは逆に、先進国に住む健康な人のほとんどは、十分すぎる量のタンパク質を食事から摂取している。[16] ビーガンやベジタリアンは、タンパク質の摂取量が非ベジタリアンより一日に平均で三分の一ほど少ないが、それでもタンパク質の一日あたりの推奨摂取量を上回っている。[17] ビーガンにとって最も一般的なタンパク質源は豆腐、豆、特定の穀物、ナッツ、キノコだ。世間ではもう一つ、ビーガンの人は必須アミノ酸が不足しているということも信じられている。これは貧弱な食生活をしているビーガンには当てはまるかもしれないが、多様なものをバランスよく食べているビーガンでは、栄養学的に見て必須アミノ酸の摂取量が十分であることが一貫して示されている。[18] ただし、大きな問題がいくつかある。一つは、ビタミンB12不足や鉄不足のリスクが高まることだ。それらの栄養素は、植物性食品や穀物から摂取するのが難しい。ビーガンではビタミンB12欠乏症（疲労、気分のむら、手足のチクチク感、舌の痛みなど）がよく起こり、結果的に多くのビーガンがサプリメントを山ほど摂取せざるをえなくなる。[19] もっとも私からすれば、人工的なサプリメントに頼ることは、バランスのよい健康的な食生活の証《あかし》ではないが。おまけに、サプリメントを服用していても、ビタミンB12の血中濃度が低いままの人が多い。それは一つには、遺伝的な要因により、ビタミンB12をふつうより多く必要とする人がいるからだ。それと、ビーガンでは体内に蓄えられている鉄（貯蔵鉄）が少ない——もっとも、この影響は女性より男性のほうが大きいようだ。[20] 貯蔵鉄が不足すると、鉄欠乏性貧血のリスクが高まる。だが逆に、鉄が過剰に蓄積されることは、糖尿病や心疾患と関連する可能性がある。

ビーガンに関する懸念としてより大きいのは、子ども、さらにはペットのあいだでビーガン食が増えていることだ。ネコをビーガン食で育てたら、おそらく死んでしまうだろう。一方、イヌは雑食性なので、理論的にはビーガン食でも生きていける。しかし、ビーガンの子どもが増えていることはどうなのだろうか？　ビーガン食で育児をして子どもを健康に育てることは可能とはいえ簡単ではないし、やり方を間違えれば子どもの健康に深刻な影響が及ぶ。研究から、ビーガン食で育てられた子どもは、小柄だったり、ビタミンB2（リボフラビン）やビタミンB12などの栄養素が不足していたりすることが示されている。極端な場合では、子どもが栄養失調で衰弱死し、世間の注目を集める事件も起きている。[21] フランスでは、子どもをビーガンとして育てることは、育児ネグレクトとして犯罪と見なされる。

ビーガニズムは若者のあいだで人気を集めており、グルテンフリー食など特定の食品を排除する食事法とビーガン食を合わせて実践する人も少なくない。だがそれによって、健康によくない食品を口にするのを異常なまでに恐れる「オルトレキシア」などの新たな摂食障害が引き起こされることがある。

世間でのイメージとは逆に、ビーガンの人がみな、とびきり健康で多様な植物性食品を食べているわけではない。多くのビーガンが、フライドポテトやビスケット、ケーキに加えて、肉やチーズのビーガン版を食べており、往々にしてそれらには化学物質や糖類や飽和脂肪酸が大量に含まれている。イギリスの一般大衆向けベーカリーチェーンのグレッグス社は最近、ビーガン向けのソーセージロールを発売し、それは今や大ヒット商品になっている。また、バーガーキング社はビーガン向けのハンバーガーを提供している。ソーセージロールのソーセージが豚肉由来だろうとキノコを加工した人工肉「クォーン」由来だろうと、ハンバーガーの肉が牛肉由来だろうと大豆やキノコ由来だろうと、そのどちらかが健康によいということはない。どちらも加工度が高く、カロリーも多いし、飽和脂肪酸や塩がどっさり入っている。ビーガンやベジタリアン向けの加工食品は、健康によいという名目で売り出されているが、実際にはビーガン用のフィッシュフインガー〔白身魚を細長く切って揚げたもの〕のように、最大で四〇種類もの人工の原材料が使われていることがある。

以上からわかるように、ビーガン食それ自体は、必ずしも健康的な食事法というわけではない。ビーガン食の利点は、単にバラエティ豊かな植物性食品や食物繊維を摂取することによるものがほとんどだろう。そのような利点は、少量の肉や乳製品を食べても得ることができる。だから、ビーガン向けの植物性代替食品を買わなくてはいけない、というプレッシャーを感じる必要はない。そのような食品は、食品添加物や糖類や脂肪がたくさん入っていることもよくあり、健康によいどころか悪い可能性もある。あなたも私のように、熟成したとろけるような生乳製のブリーチーズが大好物で、牧草飼育の有機肉をたまに食べることが好きならば、それらを味わう喜びをあきらめることはない。さまざまな植物性食品や穀物、ナッツを食べ、牛乳を飲むのを控えめにし、肉や魚を食べるのはときどきにする。そして良質な食品を選び、加工度の高い食品をなるべく避けるようにすれば、ビーガンでなくとも健康になれる。

肉や乳製品を食べないようにすれば、飼料生産のための土地の非効率的な利用が回避され、土地を植物栽培のために直接利用できるので、環境にとって大きなメリットがあるのは間違いないが、厳格なビーガン食を実行するのは多くの人にとってあまりにも大変だ。だから、ときどきビーガンや緩やかな菜食主義者《フレキシタリアン》になることを考えてみよう。地球温暖化を防ぐために肉や乳製品を控え、代わりに本物の植物性食品を食べようではないか。すべての人が週に一日でも肉なしの日を設けることから始めれば、私たちみなが、すみやかに恩恵を得られるだろう。

# 12 塩分恐怖症

**定説** 誰でも塩分の摂取量を減らす必要がある

私たちはかなり前から、塩は体に悪いと警告されてきた。疫学者たちは、塩分の摂りすぎによって起こりうる問題を一九八〇年代から強調しており、各国の政府はこの二〇年間、全国規模のキャンペーンをはじめ、塩税、食品ラベル表示、教育プロジェクトを通じて国民に減塩を促してきた。高血圧や脳卒中、心疾患を減らすためには、一日の塩分摂取量を食塩量として六グラム（小さじ一杯と四分の一）以下に減らすことが鍵だと言われている。それによって医療費が浮く可能性を踏まえると、アメリカ経済では年間で最大三二〇億ドル節約できるという（ただし、長生きする人では、ほかの医療費が発生するが）[1]。食事の塩分を減らすことは、この一〇年以上、アメリカ合衆国保健福祉省が掲げる最優先事項の一つになっている。

イギリスでは、減塩対策が二〇〇一年に始まってから平均の塩分摂取量が約一四パーセント減り、日本では、おもに醤油の使用量を減らすように働きかけることによって塩分摂取量が二三パーセント減った。[2] アメリカでは二〇一〇年、塩分摂取量の上限を食塩量として一日あたり六グラムにすることが栄養ガイドラインで定められた（アメリカでは塩分摂取量がナトリウムの量で表されるので二・三グラム）。そして、アフリカ系アメリカ人や、高血圧、心不全、腎臓病、糖尿病を患っている人では、さらに少ない三・八グラム（小さじ半分強）という上限量が設定された。この基準に該当する人は、成人人口の半数近くにのぼる。塩に対する危機感は最近ふたたび高まっており、世界保健機関（WHO）やアメリカ心臓協会などの国際機関は二〇一八年、一日の塩分摂取量を五グラム以下、すなわち一日あたり小さじ一杯までに減らすべきだとする、さらに野心的な目標を打ち出した。

平均の塩分摂取量は国によって異なるが、ほとんどの人は、WHOなどが推奨する摂取量の二倍に相当する九～一二グラムを毎日摂取している。アメリカとイギリスでは、塩分摂取量はこの一〇年あまり、栄養ガイドラインで推奨されている摂取量の約二倍のままで変わっていない。私は数年前、自分たちは塩分を摂取しすぎており、減らさなくてはならないと強く信じていた。だが、考え違いをしていたかもしれない。

一般的な食塩はおもに二つのミネラル、つまりナトリウム（四〇パーセント）と塩素（六〇パーセント）でできている。ナトリウムも塩素も、筋肉や神経の活動を維持したり体液を正常に保ったりするなど、体内で重要な働きを担っている。そして、世界のあらゆる国で塩が食品に加えられている理由は、単純に「味がよくなる」からだ。塩を入れると、料理の風味が増し、味のバランスが整えられ、苦味がまろやかになる。一流のシェフはみな、料理人にとって不可欠な最初のスキルは、食品に適切な塩味をつけること——裏を返せば、塩味が足りないのはとんでもないこと——だと教えてくれる。アフリカのタンザニアで暮らす狩猟採集民のハッザ族は、物々交換の品として蜂蜜が余分にあった場合、塩と交換することを真っ先に考える。塩は人類の歴史を通じて貴重な必需品であり、古代ローマ軍では塩が給与として兵士に支給された。塩を加えることは、キムチや漬物、ザワークラウト、各種のチーズなど、何百年も前から食べられてきた伝統的な発酵食品づくりで欠かせない工程だ。塩を大量に使うことによって、食品を腐らせる有害な細菌の繁殖を防げる。塩は人間が生きていくのに必要なものであり、食品の風味を高めたり、食品を保存したりするのに重要な役割を果たす。では、なぜ今、塩のことがそんなに心配されているのだろうか?

塩分と高血圧に関連があるという説は何世紀も前から唱えられており、筋が通っているように思える。なぜなら、水に塩を加えると、浸透圧が上がるからだ〔塩分の摂取によって血液の浸透圧が上がる。浸透圧を一定にしようとして血管のなかに水分が流入して血液量が増えるので、血管の壁にかかる圧力が高まる〕。一九九〇年代には一連の観察研究によって、食事に含まれる塩分の多さと血圧の高さにはよく似た傾向が見られることや、塩分摂取量が少なく血圧の低い人びとが、地域柄、塩分摂取量が多い場所に引っ越すと高血圧のリスクが高まることが示された。最近まで、私はこのデータに感銘を抱いていた。この科学的根拠にはきわめて説得力があったので、問題は単に塩分摂取量を減らすべきかどうかではなく、どれほど劇的に減らすべきなのかにあるとされていた。

私たちはほとんどの塩分を食事から摂取しているが、塩の多くは、購入する食品にすでに入っている。そのため、食品業界はロビー団体や政府にとって格好の標的となった。イギリスの各食品メーカーは、自発的な減塩目標を設定することに、抵抗もせず同意した。おそらく、商品をアレンジし直して安く生産できるようにしたうえで、「減塩」商品、つまり健康によい食品のように見せかけて販売できるからだろう。こうして食品業界はイギリス食品基準庁の監督のもと、多くの加工食品の塩分を減らし始めた。だが、二〇一〇年にイギリス保健省がこの取り組みを引き継ぐと、業界による協力の気運はしぼんでしまった。二〇一九年には、合意された自発的な減塩目標のほぼ半数が達成されていなかった。多くの国には強力な減塩啓発団体があり、超加工食品について、大量の塩がひそかに使われているとして的確な（そして積極的な）非難を展開している。非難の的になっている食品には、多くの朝食用シリアルや、塩味のピーナッツ七食分〔一食分は一般的に二八グラム〕と同じくらいの塩が入っている大量生産型のコーニッシュパイ（ミートパイ）などがある。イギリスでは二〇一三年、レストランで提供されている料理の調査がおこなわれた。それによれば、人気の高い七〇〇品の多くに一日の推奨塩分摂取量を超える量の塩が入っていた。[3] ファストフード店の客は通常、購入した商品の塩分量を実際の数分の一にしか見積もっていない。[4] だから、好物のマフィンやドーナツ、ベーグルに、甘味を際立たせて賞味期限を延ばす目的で塩がたくさん入っていることを知ったら、驚く人が多いだろう。

世界各国の公式な減塩戦略を見てみると、食品業界と協力して商品の製法を変える、食品に含まれる塩分量の目標値を定める、消費者を教育する、食品の容器包装に表示すべき事項を修正するといったことがある。そのほか、塩分の多い食品に課税する場合もある。減塩政策によって国民の塩分摂取量が減ったと報告している国が一二カ国あり、そのような取り組みは評価されている。しかし、減塩がうまくいっていない国についての情報はあまり入ってこないものだ。バングラデシュやタイ、インドネシアといったアジア諸国の人びとは、塩辛いものを好んで食べる。国際社会は、自発的ないし強制的な塩分摂取量の目標値を取り入れるように迫っているが、これらの国は今のところ、そうした世界からの圧力を気にもかけていない。塩分について監視している団体は、これらの国で今後、心疾患や高血圧が増えると予測している。

観察研究や臨床試験では、高血圧の人が塩分の摂取量を減らすと血圧が少し下がることが示されている。ただし、減塩による血圧の低下効果は、降圧薬による確かな効果に比べればたいしたことがないという事実は、あまり公にはならない。減塩啓発団体やダイエットの専門家、政府は、国民の健康が少しでも改善したら、それは医薬品ではなく公衆衛生政策の介入のおかげだと国民に信じてもらいたがるのだ。

一部の人では、塩分を摂取すると、ほかの人より血圧がはるかに上がるという科学的根拠も増えており、このような状態は塩分過敏症として知られている。塩分過敏症は比較的新しい概念であり、これが高血圧のなかで区別できる部分、つまり病気なのか、それとも食品に対する正常な反応の一部なのかをめぐり論争が起こっている。食品業界や製薬業界は、塩分に反応しやすい人がいるという考えの普及に積極的ではない。塩分過敏症の概念が広まると、自社製品に対する需要が減ったり、食品への警告表示が義務づけられたりするのではないかと心配しているからだ。アフリカ系の人は平均的には、ヨーロッパ系やアジア系の人より塩分感受性が高い可能性があるが、どの集団内でも、塩分に対する感受性の程度には連続的で大きな個人差がある。私は現在、高血圧をテーマとするイギリスの臨床研究コンソーシアム（AimHy）に参加しており、さまざまな降圧薬について、ヨーロッパ人やアジア人、アフリカ人の集団で最も効果があるのはどのような人なのかを遺伝子や血液検査、腸内微生物、人種系統から予測しようとしている。私の研究グループがおこなっている双生児の研究では、塩分摂取が血圧に及ぼす影響は遺伝子によって大きく左右されることが示された。また、三〇年以上前の双生児の研究から、塩分の多い食事に対する血圧の反応は人によって大きく異なり、遺伝子の影響を受けるという結果が出ている。[5] ヨーロッパ人やアジア人を対象としたいくつかの研究では、ある共通した遺伝子に変異（バリアント）が一つ以上あると、塩分感受性のリスクが大幅に高まることがわかった。[6] だが例によって、塩分の摂取については、本当の科学的知見が反映されていない、あまりにも単純で画一的なアドバイスがなされている。

減塩による血圧の低下は、ほとんどの健康な人では驚くほど小幅で、臨床的な意義はわずかしかない。三四件の研究についてのレビューでは、正常血圧の人が塩分摂取量を一日あたり小さじ一杯と四分の一に減らすと、収縮期血圧が二・四mmHg、拡張期血圧が一mmHg(わずか一〜二パーセント程度)下がることがわかった(7)。こう聞くと、塩気も味気もない食事をする生活は、本当にそれだけの価値があるのかと疑問に思うかもしれない。

それに、減塩すれば長期的な血圧の低下につながるという有力な科学的根拠があったとしても、減塩に意義があるのは、それによって心血管疾患や死亡のリスクが下がる場合のみだ。だが実は、世間で思われているのとは違い、研究では、減塩によって心臓発作や脳卒中、死亡のリスクが下がるという結果は見出されていない。独立した非営利の国際的な組織が二〇一四年に発表したシステマティックレビューでは、七二八四人の被験者を対象とした八件の研究について分析をおこなった(8)。それによれば、食事指導や低ナトリウム塩の使用によって被験者の塩分摂取量が減り、六カ月間で血圧がわずかに下がったが、心臓発作や脳卒中、死亡のリスクについては特に有益な効果は認められなかった。被験者に減塩をしてもらった研究では、二〇〇六年に発表された一件のみで減塩の効果が示されている。ただし、その研究が低ナトリウム塩メーカーの出資によっておこなわれたのは偶然ではないかもしれない(9)。というわけで、減塩に関して一〇年以上続けられた長期的な研究はないが、ほとんどの人では、減塩しても明らかな効果はあまりないようだ。

しかし、話はこれで終わりではない。最近、別の衝撃的な知見が明らかになった。糖尿病患者に減塩食を摂ってもらったランダム化比較試験で、減塩の効果があるどころか、減塩食群のほうが、死亡時期が一貫して早かったと報告されたのだ。また、六三八人の糖尿病患者を追跡した研究では、減塩食を摂った患者のほうが、死亡率が高かった[10]。今ではいくつかの小規模な臨床試験から、減塩するとインスリンに対する体の反応が鈍くなる可能性があることが示されている。それは、体の防御反応でストレスホルモン（たとえばアドレナリン）などの化学物質が腎臓から放出されることや、血中の脂肪が増えるためだ[11]。糖尿病に対する減塩の影響を確かめるためには、より質の高い臨床試験が必要だが、現在ある科学的根拠から、糖尿病患者に減塩を指導すると、患者にとって害になる可能性があることが示唆されている。このような研究結果は多くの人にとって重要だ。なぜなら、糖尿病の人や糖尿病予備軍、つまり前糖尿病の人（私もその一人だ）は、今や人口の多くを占めているからだ。

二〇一八年に発表された研究が、健康によいか悪いかという二極化思考の強い栄養行政関係者に動揺を与えた。それは集団を対象とした大規模な研究で、おもにアジアの発展途上国一八カ国の九万五七五七人が八年にわたり観察された。それによれば、塩分摂取量が上位三分の一に入っていた被験者では、心疾患や脳卒中の発生率が高かった。これは予想どおりだった。だが、塩分摂取量が一日あたり一二・七グラム未満の被験者では、それらの疾患が発生するリスクの上昇はなかった。一二・七グラムというと欧米人の平均的な塩分摂取量よりはるかに多いが、それでもリスクは特に認められなかったのだ。一方、塩分摂取量が最も少なかった被験者群（一日あたり一一・一グラム未満）では、病気の予防効果は見られず、実際には病気のリスクが高かった[12]。したがって、健康にとって最もよい塩分摂取量は、中程度ということだった。ちなみに塩分摂取量が最も多かったのは中国人だ。欧米では、それほど危険なレベルの塩分を摂取している人は、人口のわずか五パーセントしかいない。このような研究結果が出たからには、すべての人が塩分摂取量を五グラム未満にすべきだとする公衆衛生政策は見直されるべきだった。ところが、減塩啓発団体は、この研究には欠陥があると攻撃し、塩分の摂取が健康に悪いことは科学的に証明されていると反論した[13]。

この本で取り上げている通説の多くと同じで、塩に対する不安のほうが、塩そのものより有害な可能性があるし、私たち自身、あるいは食品業界の塩を避ける取り組みのほうが、塩分の摂取より体に悪いかもしれない。塩に対する不安の高まりから、多くの食品会社は製品にカリウムやグルタミン酸ナトリウム（うま味調味料）、リシン（アミノ酸の一つ）などの化学物質を大量に添加するようになった。それで「減塩」と銘打つことができるのだ。サプリメントなどによるカリウムの補充は、血圧のわずかな低下と関連づけられているが、新鮮な果物や野菜、全粒粉を食べれば、リスクを伴うことなく、血圧は同じくらい、あるいはもっと下がるだろう[14]。

数年前、私は塩分の摂りすぎが気になったので、通常の食卓塩をやめて「ローソルト」という調味料を使い始めた。塩化ナトリウムを減らし、代わりに塩化カリウムの比率を多くした低ナトリウム塩だ。ローソルトは塩に似た味がするが、何とも言えない金属的で化学薬品のような後味が残る。カリウムの摂取量が多すぎると、心疾患や肝臓病、糖尿病の人では危険な可能性がある。

なぜなら、カリウムを多く摂取すると血中カリウム濃度が上がることがすでにわかっており、低ナトリウム塩に添加されているカリウムによって、血中カリウム濃度が正常範囲を超えるおそれがあるからだ。カリウムなどの化学物質は、一般的な医薬品（利尿薬やＡＣＥ阻害薬といった降圧薬を含む）と相互作用することもある。腎臓専門医は、カリウムを加えた低ナトリウム塩を「致命的」と見なすことさえある。というのは、血中カリウム濃度が非常に高くなると突然の心臓停止が引き起こされるので、低ナトリウム塩の摂取は透析中の腎臓病患者にとって命取りになりうるからだ。[15]

食品会社やアメリカ農務省は、リシンやグルタミン酸ナトリウムは安全だと主張しているが、それらを食品に添加したことによる影響は、カリウム以上にわかっていない。グルタミン酸ナトリウムの使用量は、アジアでは欧米の一〇倍にのぼる。そのアジアにおける観察研究では、グルタミン酸ナトリウムの過剰摂取が肥満やメタボリックシンドロームと関連している可能性が示唆されている。[16] リシンの人体に対する影響はほとんどわかっていないが、リシンは動物用の飼料に広く添加されており、ラットでの研究では、リシンが成長を促し、体を大きくすることが示されている。[17] このような例からわかるのは、塩のような単純なものに、よく知らない化学物質やその混合物を添加して手を加えると、健康へのリスクがあるということだ。

現在の栄養ガイドラインは、塩分の摂取という点で欠陥があると結論せざるをえない。塩分摂取量が非常に少ないか非常に多い人では、死亡率が高いようだ。塩分摂取量がきわめて多いことと高血圧や心疾患に関連があるのは間違いない。だが、そうした塩分の摂りすぎの多くは、塩辛い超加工食品の食べすぎが原因だと言えるし、そのような超加工食品には、塩分の多さ以外にも問題がいろいろある。塩分摂取量が非常に多い人なら、塩を控えたら健康によい効果があるだろうが、大多数の人では、減塩しても特に健康効果はなさそうだ。それなのに、食事のアドバイスには最新の科学的知見が取り入れられていない。だから、ほとんどの栄養ガイドラインや栄養士から、塩分の摂取を減らす必要がある、そうでないと生涯にわたって心疾患や脳卒中、高血圧のリスクを抱えることになるというメッセージが相変わらず出されているのだ。栄養学ではよくあることだが、圧力団体も食品の一つの側面だけに焦点を当ててきた。食品会社はその影響を間接的に受け、食品の全体的な質という、より重要な要素を見もしないで加工食品の成分を変えている。すべての人に塩を控えさせようという現在の方針は、どう見てもうまくいっておらず、人によっては減塩の悪影響がありうることを示唆する科学的根拠が出てきている。

研究を正しく評価できる独立した一連のレビューからわかるように、ほとんどの人にとって、減塩による効果は、心血管の健康という点では取るに足らないものでしかない。減塩は、熱心な少人数のグループが旗振り役となって推進されてきたが、一九八〇年代のコレステロールや飽和脂肪酸をめぐる話と同じく、厄介な事態になりつつある。やはり塩についても、私たちは全体像や食品の相互作用の複雑さをとらえられていない。塩分の影響を受けやすいかどうかは人によって大きく異なり、特定の民族や人種の人は、塩分に対する感受性がほかの人びとより高い。この事実も、栄養に関する対策やガイドラインで、すべての人を十把一絡げに扱うべきではない理由の一つである。これは繰り返し浮上するテーマだ。政府は、政治的・財政的な課題や、事務的な課題のことしか頭になく、健康リスクには個人差があるという説明を避けている。

明らかな例外はあるとしても、ほとんどの人は、質が高くてバランスのよい食事の一部として塩の味わいを楽しんでよさそうだ。毎日ジャンクフードを食べているのでなければ、パスタをゆでたり、肉を柔らかくしたり、トマトサラダに味をつけたりするときに、塩を入れすぎではないかと心配する必要はないだろう。もちろん、塩分を摂取するのなら、職人がこしらえたパンや塩漬け肉、チーズから摂取するほうが、加工度が非常に高いハンバーガーやブリトー、ピザやポテトチップスから摂取するよりよい。だが、このような超加工食品の食べすぎに注意すれば、ほとんどの人は罪悪感をもたずに食事を楽しんでいいし、現在の厳しい栄養ガイドラインは、かなり割り引いて受け取らなくてはならない。それくらいが健康によい塩梅ということだ。

# 13 コーヒーは命の恩人かも

## 定説 コーヒーは健康に悪い

朝、一日の活動を始めるため、多くの人がカフェインのお世話になっている。この精神刺激物は、紅茶やコーヒーとして消費されることが多い。現在でも、それらは世界で特に人気のある飲料だ。アメリカでは一日に四億杯のコーヒーが飲まれており、世界で最もコーヒーの消費量が多い。アメリカのコーヒー市場は年間一八〇億ドルにのぼり、高品質のスペシャリティコーヒーの売り上げは毎年二〇パーセント伸びている。イギリスも、引けを取らない。一日に飲まれるコーヒーは一億杯に迫るほどで、コーヒーの消費量は紅茶をも凌いでいる。

カフェインについて知られているのは、何といっても脳への刺激効果だ。カフェインには、目を覚まして気分をしゃきっとさせる効果がある。最近、カフェインは飲食物だけでなく、ダイエット用サプリメントにまで添加されている。しかし多くの人が、カフェインはアルコールと同じくらい健康に悪いと言う。それで、おもに非難の矛先が向けられているのがコーヒーだ。おそらく、消費者の口に入る最終製品に、紅茶やチョコレートより多くのカフェインが含まれているからだろう。コーヒーは睡眠不足、心疾患、さらにはがんと関連があると言われている。では、カフェインは本当に危険なのだろうか？

医師たちはかつて、コーヒーにはカフェインが入っているので飲みすぎは健康に悪いと言っていた。二〇〇〇年代以前には多くの症例対照研究（観察研究なのでバイアスが入りやすい）で、病気の人と対照の健常人がそれまでに飲んでいたコーヒーの量が比較された。そして、コーヒーの摂取量が多かった人では、心疾患のリスクとの明らかな関連が認められた。(1) この研究結果をもとに、科学者はラットで研究をおこなった。すると、高用量のカフェインによって心拍数が上がり、ときには不整脈（心臓の鼓動の異常）、さらには特定のがんまで引き起こされた。そのようなことから、カフェインは心臓に悪いというのが標準の考えとして長年受け入れられていたが、人間を対象とした研究について最近おこなわれたシステマティックレビューで、カフェインは不整脈に大きな影響を及ぼさないと結論づけられた。(2) また、三六件の研究を対象としたメタ分析では、コーヒーの適度な摂取（一日あたり三・五杯）によって、実際には心疾患のリスクが下がることが見出されたうえ、たとえコーヒーの摂取量が多くても心疾患のリスクの上昇とは関連がないことがわかった。(3) さらに別のレビューでは、ヨーロッパやアメリカ、日本の一〇〇万人以上のコーヒー摂取傾向を調べた二一件の前向き研究を組み合わせて評価した。(4) その結果、コーヒーの適度な摂取（一日三〜四杯）によって、死亡リスクが八パーセント下がり、心疾患のリスクが二〇パーセント下がるという関連が見られた。この種のデータには限界があることに注意が必要だ。しかし、臨床試験で被験者に大量のコーヒーを飲むように強制することは難しいかもしれないので、コーヒーの効果に関する見積もりとしては、これらのデータ以上のものはおそらく得られないだろう。

新聞にはしばしば、コーヒーに含まれるアクリルアミドを取り上げた怖い話が掲載される。アクリルアミドは、豆の焙煎時に少量生成される化学物質だ。大量の場合、げっ歯類で発がん性が示されている。カリフォルニア州では、コーヒーに発がん性物質が含まれていることを消費者に通知していないとしてコーヒー小売販売店が提訴され、二〇一八年、同州で販売される飲料に警告が表示されることになった。[5] アクリルアミドは、よく摂取される何百種類もの化学物質と同じく、世界保健機関（WHO）によって発がん性物質に分類されている。つまり、大量に摂取すれば、がんを引き起こす可能性があるというわけだ。メディアは食品をめぐる怖い話を大々的に報道したがる。この本でも第9章で、焼きすぎの肉や焦げたトーストに含まれるアクリルアミドが、がんを引き起こすといった同様の話に触れ、それらが大げさに言い立てられたことを取り上げた。[6] 食品から何百種類もの化学物質を抽出して個別に分析すれば、大量だと、げっ歯類にとって有害と考えられている化学物質が、ほぼ間違いなく見つかる。だが、げっ歯類での研究の結果は、人間とはほとんど関連がない。四〇年近く前、私は医学生だったときに、コーヒーががんを引き起こす可能性を示唆する世界的なデータに基づいて論文を書いた。その論文が私のキャリアのためになったのは確かだが、今思えば、あれは科学の進展に役立つものではなかった。

コーヒーの作用でよく懸念されることとしては、トイレが近くなるというものもある。カフェインは膀胱《ぼうこう》を刺激するし、尿の量を増やす。[7] だから、コーヒーを飲むとトイレに急ぐことが増えるかもしれないが、そのせいで実際に脱水症が起こることを示唆する科学的根拠はない。

カフェインは強力な物質であり、一部の人は生まれつき、ほかの人よりカフェインの影響を受けやすい。たとえば、過敏性腸症候群の患者ではカフェインが症状の引き金になって、けいれんや下痢が起こることがある。また、カフェインを摂取すると、夜に眠れなくなる人もいる。それはカフェインが、脳をリラックスさせるアデノシンという物質の正常な働きを遮断するからだ。アデノシンは、通常は眠気を引き起こす。だが、カフェインはアデノシンを遮断することによって覚醒を促し、集中力を高める。こうした効果によって、カフェインがアルツハイマー病やパーキンソン病のリスクを減らしたり発症を遅らせたりする理由や、カフェインの摂取によってトップアスリートのパフォーマンスが少し向上する理由が説明できるかもしれない。[8,9] 平均すると、コーヒーを飲んでから三〇分でカフェインの血中濃度が上がり、二時間後にピークに達する。そして、カフェインは肝臓で処理されて四〜七時間後には血中から消える。夕方の六時までにカフェインを摂取した場合、その影響は就寝時刻までになくなる可能性が高いが、カフェインの代謝には大きな個人差がある。感受性の高い人では、少量のカフェインでも睡眠が妨げられることがあるので、睡眠障害の人や、よく眠れない人は、カフェインレス飲料に切り替えたり、カフェインの摂取を午後の早い時間までにしたりするといいだろう。[10]

心の健康問題がある人のなかには、カフェインを摂取すると症状が悪化するのではないかと心配する人もいる。カフェインの摂りすぎは神経過敏や不安を引き起こす可能性があり、こうした症状はいくつかの精神疾患の症状と重なり合う。[11] そのため、多くの入院型精神科施設ではカフェイン入り飲料を禁止している。だが、研究ではこれとは逆の結果が出ている。いくつかの研究から、カフェインに精神疾患の予防効果があることが示されているのだ。アメリカの五万人の中年女性を対象とした追跡研究では、コーヒーの摂取量が最も多かった群において、その後うつ病を発症するリスクが、摂取量が最も少なかった群より二〇パーセント低かった。[12] 三件の研究を対象とした別のレビューでは、四万七〇〇〇人の被験者から得たデータを分析したところ、興味深いことに、コーヒーを一日に四杯以上飲んだ人びとでは、ほとんど飲まない人びとと比べて自殺の割合が半分だったことがわかった。[13]

ただ、コーヒーのどの成分が健康によいのかは、まだ見極められていない。カフェインが重要ではない可能性もあるのだ。コーヒーには抗酸化物質やポリフェノールが多く含まれている。それらは腸内微生物の餌となるので、健康によい可能性が高い。[14] うれしいことに、コーヒー豆を焙煎しても、それらは破壊されないうえ、多くの場合、むしろポリフェノールや抗酸化物質の抗酸化力は強まる。もっとも、コーヒーに含まれている有益な成分はポリフェノールだけではない。

コーヒーは食物繊維の供給源としても悪くなく、マグカップ一杯に約〇・五グラム含まれている。だから、一日のあいだにコーヒーを数杯飲めば、シリアルをボウル一杯か小さめのバナナを一本食べたときと同じくらいの食物繊維を摂取できる。食物繊維が大腸の微生物によって発酵すると有用な短鎖脂肪酸が生成され、腸内に生息するほかの善玉菌が増殖するのに役立つ。[15] このように、食物繊維やポリフェノールのおかげで、コーヒーは朝に脳だけでなく腸内微生物も目覚めさせるのだ。

カフェインレスコーヒーにも、ポリフェノールはかなり含まれている。カフェインレスコーヒーは一般に、コーヒー豆を化学溶剤に浸してカフェインを取り除く方法でつくられる。この方法を用いると、カフェインのすべてではないが、ほとんどが取り除かれる。通常、除去率は平均で九七〜九九パーセントほどだが、その程度にはばらつきがある。より新しい方法を用いれば抗酸化物質がより多く残るので、カフェインレスコーヒーを飲んでも、ポリフェノールの一日の摂取目安を確保できる。目隠しの味覚テストによって、カフェイン入りのコーヒーとカフェインレスコーヒーを味で区別するのは難しいことが示されている。ただし、ほとんどの一般の人は、覚醒感が増すなどのカフェインとよく結びつけられる作用を、カフェインレスコーヒーを飲んで感じることはない。だが、心配性の人では、カフェインレスコーヒーを与えられたときにも不安症状が出ることがある。[16] 別の研究では、カフェインを断《た》ったときに起こる不快な離脱症状が、まだカフェインを摂取していると思った場合には和らげられることが見出された。つまり、多くの人が簡単にだまされる可能性があるということだ[17]。

ほとんどの欧米の栄養ガイドラインは、カフェインの摂取に関して慎重すぎるくらいの姿勢を取っており、摂取量が一日あたり最大四〇〇ミリグラム（インスタントコーヒーを四杯かフィルターで淹《い》れたコーヒーを三杯）までなら健康に問題ないとしている[18]。これは、健康な大人の大半が副作用なしに日々摂取できるカフェインの安全な量だと考えられている。子どもや若者を対象とした研究は少ないが、ヨーロッパ食品安全機関は、摂取量が体重一キログラムあたり一日三ミリグラムまでなら子どもにとって安全だと述べている。たとえば、一四歳の子どもで体重が五〇キロあるのなら、安全に摂取できるカフェインの量は一日あたり一五〇ミリグラムということだ。これは、フィルターで淹れたコーヒーだと小さめのカップで一杯分に相当する。妊婦のための指針は、あまり明確ではない。そのため、多くの女性が妊娠中にカフェインの摂取を完全に避けるが（第14章を参照）、一日あたり二〇〇ミリグラム（インスタントコーヒー二杯分）までなら安全だと考えられている。カフェインへの耐性には大きな個人差があり、自分では制御できない遺伝子などの要因も関係している。私たちが進めている双生児の研究から、遺伝子がコーヒーのような強い苦味への個人的な好みに影響を及ぼすことが示されている[19]。また、私たちの最新のＰＲＥＤＩＣＴ研究（第1章を参照）では、コーヒーを飲む人とそうでない人では腸内微生物の組成が大きく異なっており、これもコーヒーへの耐性の強さに関与している可能性が示されている。

カフェインは肝臓で代謝されてから脳に作用するが、さまざまな物質がカフェインの代謝に影響を及ぼす。たとえば、喫煙者の血中にはカフェインの代謝を促進するニコチンが含まれているので、喫煙者がカフェインの作用を非喫煙者と同じくらい得るためには、コーヒーを二倍量飲む必要があるだろう。カフェインの作用にはホルモンの影響もあり、女性は男性よりカフェインに対する感受性が高い。感受性は避妊薬や抗うつ薬によってさらに高まるので、少量のカフェインでも目がさえてしまうこともありうる。アルコールもカフェインの作用を強めるので、睡眠障害を悪化させる。一方、ブロッコリーをはじめとするアブラナ科の野菜が好きな人では、ポリフェノールの一部がカフェインの作用を弱めるので、コーヒーがより多く必要になる。とすると、ピルを服用している女性で、ケール（アブラナ科）が好きではなくタバコも吸わないのなら、栄養ガイドラインを参考にせず、夕方になったらカフェインレスコーヒーにしたほうが無難かもしれない。

食品会社や飲料会社は、製品に大量のカフェインを添加している。なぜなら、カフェインにはさらなる健康上の利点があるからだ。ほぼすべてのスポーツドリンクやエネルギーバー、ダイエット用サプリメント、ダイエット飲料にカフェインが添加されており、健康効果がずらずらと表示されている。たとえば、「レッドブル」一缶にはエスプレッソ二杯分と同じ量のカフェインが含まれているが、「リレントレス」や「モンスター」といったエナジードリンクには、その二倍も含まれていることがある。カフェインは代謝を高める、ダイエットを加速させる、スポーツのパフォーマンスを向上させるといったことを謳っている製品もある。ただし、そのような効果は、あるとしてもごくわずかだ。いくつかの小規模な研究から、カフェインによって安静時代謝が高まってエネルギーが七〇キロカロリー余分に燃焼されるかもしれないが、それでは、製品に加えられている糖類のカロリーを消費できないことが示唆されている。[20] ほかに、カフェインが運動パフォーマンスを向上させるということも示唆されているが、効果の程度は一パーセント、言い換えれば数秒でしかないので、それが役立つのはプロのアスリートだけだ。[21] 要するに、カフェインの効果はおそらく短時間しか続かないので、あなたが痩せることも第二のウサイン・ボルトになることもないだろう。

天然カフェインを適度に摂取するのは安全だと考えられているが、合成カフェインが健康や腸内微生物にどんな影響を及ぼすのかはあまりわかっていないので、合成カフェインが添加されている食品や飲料は避けたほうがいいだろう。というのは、それらにはたいてい、糖類や一〇種類以上の化学物質が添加されており、体がそれらをもっと欲しがるようになる可能性があるからだ。だから、天然カフェイン入りで原材料がはるかに少ない高品質のコーヒーや紅茶にぜひこだわろう。ただし、紅茶やコーヒーなら何でも健康によいとは言えない。たとえば、クリームフラペチーノは加工度が非常に高く、七〇〇キロカロリー以上あるものもある。それに、コーヒー「一杯」と言っても、含まれている薬物（カフェイン）の量はさまざまだということを知っておく必要がある。カフェインの量は、豆の種類、焙煎プロセス（浅煎りのほうが深煎りよりカフェインが多い）、コーヒーのタイプ、一杯の量、そしてバリスタによっても変わる。フィルターで淹れるコーヒーだと一杯あたり約一四〇ミリグラム、インスタントコーヒーだとマグカップ一杯で約八〇〜一〇〇ミリグラムだが、エスプレッソは最もばらつきが大きく、一杯あたり四〇〜二〇〇ミリグラムだ。前述のように、カフェインレスコーヒーのカフェイン含有量はゼロではなく、一杯あたり約三ミリグラム含まれているので、カフェインレスコーヒーを飲んでカフェインの影響を受ける人もいる。

カフェインがもはや「致命的」と見なされていないのは明らかだ。紅茶やコーヒーは、適度な摂取量なら健康に害を与えないし、むしろ健康によいという科学的根拠が増えている。コーヒーはカフェインが含まれている飲料というだけではない。食物繊維もいくらか含まれているし、紅茶やダークチョコレートと同じく、腸の健康によいことがわかっているポリフェノールも多い。だから、毎日の食事の一部として取り入れていくべきだ。ただし、人はみな一人ひとり違う。コーヒーに対する感受性にも個人差があるので、自分に最も適した量を知るためには実験を続けていく必要がある。過去数世紀のあいだ、特に創造的なアイデアの多くがコーヒー店で生まれている。私たちは今回に限って、摂取量が適切ならば多くの人に合う「薬」を選び出したのかもしれない。

# 14 赤ちゃんの分も食べる

## 定説　妊娠中の食事のアドバイスは科学的根拠に基づいていて信頼できる

妊娠中というのは心躍る期間であるはずだが、何を食べてよいのか、何を食べてはいけないのか、「赤ちゃんの分も食べる」べきかといった不安が妊婦に重くのしかかることもある。多くの国がそれぞれ、妊娠中の栄養ガイドラインや妊婦に勧める食事内容を考案しており、それらは女性たちを正しい方向に導くものだと思われている。国が妊娠中の食生活についてアドバイスするのは、とても賢明だと私は思っていた。だが、いろいろな国の妊婦と話をするようになってから、それらのアドバイスが世界各国でずいぶん違うことに気づいた。そして、この本を書くための調査の一環として、妊婦向けの栄養アドバイスがいかに混沌として矛盾に満ちているかを探るため、一一カ国の数百人の栄養士と妊婦を対象として簡単なオンライン調査をした。不思議なことに、妊娠中の栄養摂取に関する最新の国際的なガイドラインはない。ただ、イギリスとアメリカのガイドラインでは、妊娠中に避けるべき食品がたくさん挙げられている（寿司、食肉加工品、生卵、アルコール、生肉、ソフトチーズ、低温殺菌されていない牛乳、パテなど）[1]。イギリスとアメリカのガイドラインは似ているので、カナダやオーストラリア、ニュージーランドなどのガイドラインと合わせて、この本では「欧米ガイドライン」と呼ぼう。

多くの国では、コーヒーつまりカフェインの摂取量が、国の策定するガイドラインに示されている。カフェインの大量摂取は低体重の赤ちゃんを出産するリスクと関連があり、低出生体重は赤ちゃんのその後の健康に影響する可能性がある[2]。そのようなことから欧米ガイドラインでは、カフェインの摂取量を適度な量にすること、具体的には、一日あたり二〇〇ミリグラムまでにすることを推奨している。これはレギュラーコーヒーなら一日一杯、インスタントコーヒーなら二杯、紅茶ならコーヒーの二倍の量に相当する。私が栄養士たちから聞いた話によれば、アメリカではカフェインレスコーヒーに切り替えることが奨励されているのに対し、イタリアではエスプレッソ、カプチーノ、マキアートは問題ないらしい。お茶やハーブティーについては、さらにあやふやだ。緑茶にはカフェインがある程度含まれているが、日本人は妊娠中に緑茶をいくらでも飲む。私が話をした欧米の妊婦たちは、流産を心配して一部の種類のお茶を敬遠していた。一方、東アジア諸国の妊婦たちは、お茶にはお腹の赤ちゃんの健康を促進する効果があるとして、漢方医や医師からお茶を積極的に飲むよう勧められていた。陣痛を誘発するため、出産直前の数週間にラズベリーリーフティーを薦める助産師も世界各地にいる。それは、ラズベリーの葉には子宮を刺激するという噂があるからだ。また、流産を懸念してフェンネルシードやリコリスのハーブティーを避けるように勧める助産師もいるが、その裏づけとなる科学的根拠はそうそうない(3)。さらに心配なのは、欧米諸国の妊婦の三分の一近くが、妊娠中に特定のハーブ薬を服用していることだ。これまでに試験された数百種類のハーブ薬のなかには、妊婦にとって安全でない可能性があるものもある(4)。欧米ガイドラインによれば、ハーブティーは一日あたり四杯までなら問題ないが、妊娠中には飲む種類を変える必要があるという。このようにハーブティーの例は、それぞれの国で主要な文化に合わせる形で当て推量に基づいたアドバイスが出されており、注意喚起の程度もさまざまだということをよく表している。

妊娠中の過度な飲酒がよくないという点については、ほぼ誰もが同意している。大量のアルコールは胎児性アルコール症候群を引き起こすことがあり、赤ちゃんの脳や行動に深刻な影響を及ぼすおそれがあるからだ。ただし、胎児性アルコール症候群はきわめてまれで、発生率は、大量に飲酒する女性から生まれた赤ちゃんの二パーセント未満にとどまる(5)。一六〇〇人の女性とその子どもを対象とした五年間の追跡調査では、妊娠中に少量のアルコールをときどき(頻繁にではなく)摂取しても害はないであろうことがわかった(6)。これは朗報だ。というのは、世界全体で女性の一〇パーセントが妊娠中に飲酒すると推定されるからだ(7)。これは一つには、妊娠件数の六分の一が予定外の妊娠なので、妊娠の初期段階だと知らずにアルコールを何杯か飲んでしまう女性が多くいるという事情もある。また、私が話をした栄養士のなかにも、飲酒によるとされるリスクを承知のうえで、妊娠中にときどきワインを飲んだという人が何人かいた。したがって、常識的に考えれば、妊娠中にワインやビールをたまに飲んでも、母親や赤ちゃんに悪影響はなさそうだ。

妊娠についてよくある心配ごととしては、妊婦の過体重もある。世界中の一三〇万人の妊婦に関する大規模なシステマティックレビューにより、妊婦のほぼ半数が、推奨されているより体重が増えてしまい、大きすぎる赤ちゃんを出産するリスクや帝王切開のリスクが高まることがわかった[8]。これは驚くには当たらないかもしれない。なぜなら、私が話をしたイギリスの数人の妊婦は、いまだに医療従事者から「二人分食べる」ように指示されていると言っていたからだ。実は、妊娠中に必要なカロリーは、ふだんより一日あたり二〇〇キロカロリー（シリアルの小さなボウル一杯、またはアイスクリームを大きめの一すくい分《スクープ》）多いだけで、さらに重要なことに、それも妊娠後期の三カ月間に限られる、ということがかなりはっきりしてきている[9]。にもかかわらず、妊婦は赤ちゃんの分も食べなくてはならないという通説は、いつまでも消えない。新たな科学的根拠から、妊娠中の体重増加が大きすぎても小さすぎても、生まれてくる子どもで高血圧や肥満、糖尿病のリスクが高まる可能性が示唆されている[10]。アメリカやフランスなどでは妊婦の体重を定期的に測定するが、それをよしとしない国もある。

妊婦の定期的な体重測定は、イギリスでは一九四〇年代に始まった。当時は第二次世界大戦中で、配給制の食料では妊婦が十分な栄養を摂取できないのではないかという懸念が生じたからだ[11]。

一九七〇年代には目的が変わり、健康上のリスクがある過度な体重増加を防ぐために定期的な体重測定がおこなわれた。だが、一九九〇年代に発表された複数のレビューによって、定期的な体重測定は妊婦に不安を生じさせるうえ、その意義を裏づける有力な科学的根拠はないという全体的な合意が得られたことから、定期的な体重測定は健診項目から外された。[12] 現在、イギリスではほとんどの場合、体重測定は最初の診察時（妊娠一二～一四週）だけしかおこなわれず、妊娠期間を通じて測定されるのは子宮底長〔子宮のふくらみを表す数値〕だ。体重測定に対する慎重論は根強い。そのため、イギリスでは妊婦の健康に深刻な悪影響をもたらす重度の肥満が増えているにもかかわらず、妊娠中に推奨される体重増加の程度を示す公式のガイドラインはない。[13] アメリカやフランスでは、妊婦健診で体重測定がおこなわれている。それは完璧な手立てではないにせよ、そのおかげで母子双方の健康リスクを下げるための適切な食事や生活習慣について妊婦にアドバイスをすることができる。イギリスなどの欧米諸国では、妊婦の約半数が過体重か肥満だ。研究によって、医学的介入が出産後の母親の肥満を減らすのに役立つことが示されている。[14]

何度も体重を測定することについて、私が妊婦たちに訊いてみると、さまざまな答えが返ってきた。赤ちゃんが問題なく成長していることがわかって安心するという答えもあった（特に、つわりのある女性たち）。だが、あるアメリカ人女性は、妊娠前には標準体重だったのだが、主治医から体重をあまり増やさないようにと絶えず念を押され、不要なストレスがたまったと言っていたし、主治医から「お腹がずいぶん大きくなっていますね。何人育てているんですか？」と言われ、屈辱を覚えたと答えた人もいた。ただ、全体としては、ほとんどの女性は妊娠中の体重測定を歓迎しているようだ。そのため、体重測定をタブー視する必要はないだろう。ただし、医師は妊婦とかかわるときに気を使う必要があるし、主観を押しつけてはならない。

妊娠中に避けるべき食品については、国によって考え方が大きく違う。欧米の栄養ガイドラインでは、サラミ、チョリソ、ペパロニといった塩漬けの冷肉や、加熱が十分でない肉（ステーキのレアなど）は食べないほうがいいと助言している。なぜなら、肉に寄生虫のトキソプラズマが含まれているリスクが多少あり、妊婦がトキソプラズマに感染して流産したり、お腹の赤ちゃんに障害が出たりしたケースがわずかながらあるからだ。[15] 欧米ガイドラインでは、これらの食品を避けるか、肉に完全に火を通すか、寄生虫を殺すために前もって塩漬け肉を四日間冷凍することを推奨している。[16] なお、ロシアのある栄養士は、塩漬け肉を避けたほうがいいかどうかについて、かかりつけの小児科医に尋ねたところ、面と向かって笑われ、「ロシアの妊婦には、食べるものを選ぶ贅沢が許されているんじゃないですかね？」と言われたそうだ。燻製の肉や魚（塩漬けにされているが加熱調理はなされていない）は、妊娠しているかどうかにかかわらず、ロシアの食卓に欠かせない食品と見なされている。ポルトガルのある女性は、医師から、お腹の赤ちゃんにストレスがかかるのを避けるため、たまにならタバコを吸ってもいいと最近言われて安心したと話していた。もしこれが欧米のほかの国だったら、医師が患者にそのようなアドバイスしているのを誰かに聞かれたら、その医師は除名されることもありうる。つまり、国によって文化の大きな違いがあると言っていいだろう。

私が話をした女性のほぼすべてが、感染症のリスクを減らすために妊娠中は生の魚や寿司を食べないようにしたと答えた。[17] 一方、ほとんどの栄養ガイドラインでは、妊娠中に魚（特に脂肪の多い魚）を食べることを積極的に勧めている。もっともフランスでは、燻製のサケやマスは避けるようにアドバイスしているが。[18] 妊娠中には寿司を食べないほうがよいとしている国は多いが、日本の栄養士によれば、日本では生の魚もまったく制限されていないそうだし、日本人は、生の魚は避けるべきだという考えを笑い飛ばす。寿司では多くの場合、冷凍の魚を解凍して使う。冷凍処理をすれば、まれにいる寄生虫も駆除される。ただし魚を愛する日本でも、一部の種類の魚は水銀の含有量が多いので、妊娠中は控えるべきだということが認識されている。[19] 慎重のうえにも慎重を期する欧米ガイドラインでは、カジキ、メカジキ、サメ、クロマグロといった水銀の多い魚は全面的に避けたほうがいいと勧めている。だが日本のガイドラインでは、これらの魚の摂取を週に一、二回にとどめるようにとだけアドバイスしている。日本人は長年、妊娠中にも生魚の寿司（それに、おそらくかなりの量の水銀）を食べてきた。それで問題は生じていないので、日本のアドバイスは賢明だと思われる。

では、生卵はどうだろうか？　欧米人の妊婦は長年、自家製マヨネーズ、ポーチドエッグ、ムースを食べないようにしてきた。生卵を食べるとサルモネラ感染症が起こると言われているからだ。[20] いくつかの症例研究で流産とサルモネラ感染症の関連が見出されているが、そもそも一生のあいだにサルモネラ感染症になるのは一〇〇〇〇人あたり一人だけなので、特に九カ月という短い妊娠期間中にサルモネラ感染症が起こる可能性は非常に低い[21]。生卵を避けるという話も日本人はおもしろがる。日本人は妊娠中も、納豆（生卵をかけて食べることも多い）などのプロバイオティクス〔腸内微生物叢のバランスを改善して人間の健康に有益な影響を与える微生物〕を含む伝統的な食品をずっと食べてきたが、特に問題は起こっていない。フィリピンでは、女性は妊娠に先立って、「産道をなめらかにする」ため生卵を食べることが実際に奨励されている[22]。イギリスでは、以前は生卵や半熟卵を避けたほうがいいとされていたが、最近、そのアドバイスは変更された。今では、卵のパッケージに赤い「ライオン・マーク」が印刷されていたら、サルモネラ菌感染のリスクが低いということであり、生で食べても安全だ。アメリカなどの国では、細菌対策として家禽に抗菌性物質や塩素、ワクチンが広く使われており、未処理の卵は、その旨をパッケージに表示する必要がある。それはともかく、マヨネーズやメレンゲ、チョコレートムースなど、卵が入っているほとんどの市販食品では殺菌処理された卵が使われているので、有害な細菌は死滅している。

乳製品も判断が難しい食品だ。欧米ガイドラインでは、女性たちは健康への意識が不十分とでも言わんばかりに、ブリーやカマンベールなどの柔らかくて白い皮のあるチーズすべてと柔らかいブルーチーズは、加熱調理しない限り避けるべきだと述べている。その理由は、これらのチーズはチェダーなどのハードチーズより酸性度が低く水分が多いため、リステリア菌などの有害な細菌が繁殖するのに理想的な環境が生まれるからだ。欧米ガイドラインではまた、低温殺菌されていない生乳チーズ（地元の職人がつくったチーズ）をいっさい食べないことを勧めている。わずかとはいえ、トキソプラズマ感染のリスクがあるからだ。フランスのガイドラインでさえ、低温殺菌されていない乳製品、ほとんどのソフトチーズや生乳チーズ、ウォッシュタイプのチーズを食べるのは勧められないとしている。もっとも、すべてのフランス人女性がこのアドバイスに従っているわけではないようだ。複数のフランス人栄養士が、自分や友人たちは妊娠中もあらゆる種類のチーズを食べ続けたと話してくれた。特に、過去にトキソプラズマに感染して免疫がある場合には、気にせず食べたということだ。フランスやオーストリア、イタリアの女性は、乳製品の摂取についてあまり心配しなくていい。トキソプラズマなどに感染していないかを調べるため、妊娠の初期から全期間を通じて定期的に血液検査がおこなわれ、必要に応じてすぐに治療がなされるからだ。

リステリア菌に感染する実際のリスクは、妊娠中にはそうでないときの二〇倍に高まるが、もともと感染の絶対リスクは非常に低い。よりわかりやすい言い方をすれば、イギリスでは一年に約二〇人の妊婦がリステリア症にかかり、そのうち四分の三の女性から生まれた赤ん坊が正常だ。[23] 運悪く妊娠中にリステリア症にかかったとしても、治療は十分に可能だし、早く発見できれば、お腹の赤ちゃんに問題が起こることはまずない。[24] リステリア症による死亡は、世界中で一日あたり一人に満たないと推定されている。これに対し、自動車事故による死亡は、一日あたり三三〇〇人を超える。つまり、妊婦が死亡したり赤ちゃんに害が及んだりする可能性は、ブリーチーズを食べたときより車に乗っているときのほうが何千倍もあるということだ[25]。なお、妊婦に対して、袋詰めのサラダやクレソンなどの野菜を避けるようにという注意は通常なされていないが、最近、欧米で相次いでいるリステリア症集団発生の感染源は、チーズではなく、このような野菜である[26]。

これまでに紹介したような、生まれてくる子どもを守るための栄養アドバイスは、科学的根拠に乏しいものが多い。科学的根拠があるとしても、ほとんどは観察研究によるものであり、研究結果が互いに矛盾していることもある。アジア諸国では多くの妊婦が、いくつかの体を温める食品（陽）、冷やす食品（陰）、辛い食品は流産の原因になるとする古来の伝統や考え方に従って食事を制限する[27]。伝統的な漢方医学では、陰と陽の食品のバランスが心身の健康を左右すると考えられている[28]。アジアの発展途上国では、妊婦はカボチャやパパイヤなどの「熱い食品」や、チーズ、ヨーグルト、バナナなどの「冷たすぎる」と見なされる食品を避けるように指示される。ガーナの農村地域では、妊婦はこれらの「熱い食品」だけでなく、赤ちゃんに先天性異常が起こるおそれがあるとして肉も伝統的に控える。そのような情報は家に代々、その家族が信頼する女性たちを通じて伝えられることが多い。私が話をしたインドや中国出身の栄養士の多くは、親戚や義理の家族から非難や失望の声が相次いだのもかまわず、妊娠中にこれらの「禁じられた」ものを食べたが何も問題はなかったと語っていた。

科学者は、倫理に反すると見なされる可能性があるため、妊婦の食事について実験を始めることには及び腰だ。ただ、マウスの食事を変える試みは実際におこなわれている。妊娠マウスに食物繊維の少ない制限食を与えると、腸内微生物叢の組成が変わり、生まれた子どもでアレルギーや肥満などの健康問題が起こりやすくなることがわかっている。[29] そういえば、私が話を聞いた、食生活や妊娠に関する専門家の女性たちの多くは、妊娠中にときどき、サラミや少量のワイン、半熟卵を特に抵抗なく口にしたと語っていた。たまにしか食べない悪いものよりも、妊娠中の健康に役立つ食品すべてに注意を向けるべきということなのだろう。

欧米では妊婦の食事について慎重になりすぎる傾向があるが、どこかで線引きをして、リスクを大局的にとらえる必要がある。特定の食品に対する恐怖や誇大宣伝、そして食品をさらに制限することを重視する医療によって、妊婦の不安感が強まり、妊娠中の栄養の摂取が妨げられるおそれがある。妊婦のなかには、つわりがひどくて、何にせよ食べるのが難しい人もいる。医療従事者は妊婦の食事の多様性、質、バランスを改善することと、過度な体重増加を防ぐことに集中する必要がある。そして妊婦は、避けるべきだとされる特定の食品についてむやみに心配するのではなく、健康の維持を心がけることだ。

# 15 アレルギーの流行

**定説**　ほとんどの人には何らかの食物アレルギーがある

アレルギーは現代の現象である。イギリス人の二一〇〇万人、アメリカ人の五〇〇〇万人以上が、自分にはアレルギーがあると申告しており、その多くが食物アレルギーだ。[1] 注目される死亡例は大きく報道され、私たちの不安はなお募る。その間《かん》にも学校やレストラン、スーパーマーケット、航空会社は、アレルゲン（アレルギー誘発物質）についての警告を出すことがますます増えている。この傾向が続けば、袋入りのピーナッツが大量破壊兵器と見なされるようになるかもしれない。

食物アレルギーの蔓延に伴って、食品に特定の原材料を使用していないことを謳った収益性の高い「〇〇フリー食品」産業が新たに生まれており、そのような食品の売上高は毎年約二〇パーセント伸びている。しかし、アメリカで食物アレルギーがあると自己申告した八〇〇〇人を対象におこなわれた二〇一九年の調査では、本当にアレルギーがあった人はその半数（全成人人口に換算すると一〇・八パーセント）にとどまるという結果が出た。[2] アレルギーの正確な診断を受けるには費用も時間もかかるし、アレルギー専門医が足りない国では特にそうだ。

自分にアレルギーがあるのかどうかをすぐに知りたい人は、インターネットを介した非従来型の一般向け検査を受けてみたくなるかもしれない。そのような手段を利用すれば、ただちに診断結果が得られるからだ。また、今ではインターネットを閲覧すれば、悩みを解決してくれそうな方法がいろいろ見つかる。たとえば、血液や唾液、毛髪のサンプルを郵送すれば、最新のテクノロジーと科学技術で分析してくれるというように。そのような検査はどれも、ボタンをクリックするだけで申し込める。唾液検査は、ペットのイヌのアレルギーを調べるためにも利用できる。この業界はほとんど規制されておらず、画期的とされるアレルギー検査を提供する会社がほかにも続々と誕生している。インターネットを使うか、実店舗で検査してもらうか、地元のアレルギー専門栄養士に相談するかのいずれにせよ、今では、その人その人に合わせて作成された、避けるべき食品や食べてもよい特別な「〇〇フリー食品」のリストが手に入る。

問題は、これらのアレルギー検査が用をなさない詐欺商品で、食事や健康に対する人びとのこだわりや不安につけ込んでいることだ。あるジャーナリストが、いくつかの店舗やオンラインのサイトでアレルギー検査を受けたところ、「危険な」食品をつぎつぎに指摘された。しかしそれぞれの検査ごとに結果は大きく異なり、まったく一貫性がなかったという。[3] このほか、未熟な

「アレルギー専門医」であっても、アレルゲンに強くなると言われる「免疫増強用栄養サプリメント」を処方することで、荒稼ぎすることができてしまう。だが、この手のサプリメントも役立たずだ。往々にして値段が高いうえ、あなたが本当にアレルギーをもっていたとしても治療効果はない。特定の食品を摂取したら気分が悪くなると自覚的に思うことで、実際にそうなってしまうことは確かにあり、さらに今挙げたような検査によってそうした心理的症状は強くなる。そのため、牛乳アレルギーのある友人から、あなたも牛乳アレルギーかもしれないと言われて納得したら、牛乳を飲んだあとに気分が悪くなるようになり、食事から牛乳を抜くことにする、ということも起こりうる。要するに、何かのせいで病気になると思い込んだら、実際にそうなるものなのだ。

医学界では、卵アレルギーや牛乳アレルギーの少数の症例が初めて確認された一九〇〇年代まで、アレルギーは知られていなかった。食物アレルギーが初めて正式に記述されたのは、一九六九年になってからだ。アレルギーは世界的に増えており、食物アレルギーの増加は、本質的に皮膚アレルギーである湿疹の劇的な増加と似た傾向を示している。(4) こうした最近における食物アレルギーの増加のうち、多くは本物のアレルギーによるものだが、一部は、食物アレルギーというものが喧伝され、みながそれを意識しはじめたことによるものだ。食物アレルギーと食物不耐性の混同やインチキなアレルギー検査のせいで、食物アレルギーの患者数は膨れ上がり、誤診につながっている。食物アレルギーとは食品に対する異常な反応が起こることで、体の免疫系によって引き起こされる。アレルギーのきっかけとなる「トリガー食品」を食べてから数分以内に、喘《ぜん》鳴《めい》や腫れ、嘔吐などの症状が出る。一方、食物不耐性は食物アレルギーとは異なるものだ。食物不耐性の明確な定義はなく、症状（腹痛、下痢、吐き気）は、食品を口にしてから四八時間も経ってから出ることがあるので、診断が難しい。食物アレルギーや食物不耐性の診断についての医師の教育水準は高まりつつあるが、医師たちには原因や症状をくわしく調べる時間がない。それで、どうしても人びとは別のところに目を向けざるをえなくなり、多くの場合、ニセ医学施術者に診断をつけてもらうことになる。そして、鍼《はり》治療や運動学についての初歩的な研修講座を週末に受けただけの人でも専門家を自称し、だまされやすい人にお金を出させ、有害かもしれない処置をおこなったり食事制限をさせたりすることができてしまう。

それをよく表す例が「ベガテスト」という検査だ。ベガテストは鍼治療とホメオパシーを組み合わせたもので、一見すると食物アレルギーや食物不耐性を見つける科学的な検査のようだが、実際には、患者にアレルゲンとおぼしき食品を手にもってもらった状態で皮膚の電気抵抗を測定しているにすぎない。こんなものは論外だ。また、毛包検査もアレルギーの検査としてまったく役に立たない。なぜなら毛髪は、免疫によって引き起こされるアレルギー反応とは無関係だからだ。ピナーテスト社やエバリーウェル社といったインターネットベースの会社は、食品に対する抗体を自宅で調べられる血液検査サービスを提供している。そのような会社では、ＩｇＧという種類の抗体を検査する。ＩｇＧは感染症との闘いにおいて重要であり、何か食べると、健康な人でも血中の値はたいてい上がる。まともな科学研究により、IgGは食物アレルギーや食物不耐性とは少しも関係がないことが示されているが、これらの血液検査では、ふだん食べるものに対しても「アレルギー」があるという結果が出る。たとえ、それが健康によい食品でもだ。(5)

このような検査は、きちんと規制されているに違いないと思うかもしれない。たとえば、ほとんどの検査には、EU加盟国の安全基準を満たす商品につけられる「CEマーク」が表示されているので、それらの検査は、臨床的に妥当性が確認されているような印象を受けるだろう。だが、CEマークは検査およびその包装が健康や安全、環境の面で一定の基準を満たしていることを意味するものにすぎず、科学的な妥当性を保証しているわけではない。つまり、その検査を使えば、測定対象とされているものを測定できるというだけのことだ。アメリカでは、食物アレルギー検査は「研究室開発検査」として販売されているので、正当な医療用の検査に見えるかもしれないが、だまされてはいけない。病気の臨床診断をするのでない限り、そのような検査は規制されない〔研究室開発検査は研究室が独自に開発したものであり、FDAによって承認されていない〕。イギリスでは、広告の自主規制機関である広告基準協議会が一部のアレルギー検査会社に対し、誤解を与える情報の削除や変更を迫っている。だが、検査会社は販売キャンペーンを新しくするだけで、この要請をうまくかわせる。食品やビタミンのサプリメント(第5章を参照)に対する規制が緩い問題と同じく、検査に対する規制がないのは、深刻化しつつある問題だ。それに、グローバルなインターネットを介して検査の売り上げが伸びているため、単独の国だけではこの問題に対処できない。規制に関するルールが変わるまで、今後も食物アレルギーの誤診が起こって人びとはだまされ続けるだろう。

医学の現場でも、食物アレルギーを診断する最高の検査は、正確度がせいぜい五〇パーセントのＩｇＥ血液検査と皮膚プリック検査しかない。ＩｇＥ血液検査では、血液中のタンパク質（ＩｇＥ抗体）の量を測定する。アレルギーのある人では多くの場合、この値が高い。この検査は、まさしく臨床的に意味がある（その点、ＩｇＧ抗体の検査とは違う）。皮膚プリックテストでは、アレルギーの原因と疑われるタンパク質（アレルゲン）を皮膚に一滴たらし、小さな針で皮膚を軽く傷つける。アレルギーがある場合は、制御された軽いアレルギー反応が引き起こされ、小さな赤い腫れができることがある。これらの検査は科学的に裏づけられているが、結果が間違っている可能性もある。同じアレルギーのある一卵性双生児でも、異なる結果が出ることがたびたびあるのだ。また、アレルギー症状がない人でも、半数近くが少なくとも一つのアレルゲンに対して陽性を示す。逆に、症状のある子どもの多くが、陽性を示さないこともある。[6]

同僚のアレルギー専門医によると、皮膚プリック検査とＩｇＥ血液検査はおこなう価値があるが、専門医による質の高い診察と病歴聴取の一環としてのみおこなうべきだとのことだ。アレルギーがあるかどうかを確かめるためには、そのような検査のあとに専門医の監督下で食物負荷試験がおこなわれる。ＩｇＥ血液検査のみだと、危険で当てにならないことがある。最近発表されたアメリカの研究では、この方法で検査された人の八〇パーセントが、アレルギーがないのにアレルギーがあると診断され、食品を避けることにつながっていたことがわかった。[7] 一方、食物不耐性は食物アレルギーと違って免疫系が関与していないため、科学的に有効性が認められた診断法はない。食物不耐性かどうかをある程度確実に知るための唯一の方法は、特定の食品を食事から抜いたうえで、食品と症状について日記をつけることだ。理想的には、栄養士のアドバイスを仰いでから、誰かの助けを借りて、食物不耐性の原因だと思われる食品と代替食品の両方で盲検〔どちらを食べているかわからないようにする〕の食物負荷試験をおこなうといい。そうすれば、特定の食品に対する不安、つまり先入観によって試験の結果がゆがんでしまうのを防げる。

食物アレルギーや食物不耐性の誤診は、命にかかわるおそれがある。あるティーンエイジャーから聞いた話だが、彼女は何年も前、IgE血液検査と漠然とした症状のみに基づいて、かかりつけ医から牛乳アレルギーと診断されたそうだ。それで、好きだったチーズやヨーグルト、クリームなどの乳製品を何年ものあいだ食べないようにしたが、症状は悪化していった。症状が増えて医師を再受診するたびに、食事からさらに多くの食品を除くように指導された。それから数年後にかかりつけ医を変えてようやく、新しい医師から、この病気は適切な治療が必要とされる重大な炎症性腸疾患（クローン病）だと説明されたという。

非常にまれながらも命にかかわるアレルギー反応がセンセーショナルに扱われ、注目度の高い事例が新聞の一面で報じられることで、自分や子どもの健康についての不安が煽られる。そのせいで私たちは、重大なアレルギーが実際よりはるかに多いのだと思ってしまう。たとえば、ナターシャ・エドナン＝レイプローズというティーンエイジャーの例を見てみよう。ナターシャは二〇一六年、ロンドンからニースに向かっていた機内で、ゴマに対する致命的なアナフィラキシー反応を起こし、残念ながら亡くなった。ゴマは何に入っていたのだろう？　実は、イギリスのサンドイッチチェーンのプレタ・マンジェ社で買った、アーティチョーク、オリーブ、タプナード入りのバゲットサンドだった。そのサンドイッチには、ナターシャが重度のアレルギーをもつゴマがわずかに入っていたが、そのことはラベルに表示されていなかった。今やレストランチェーンのなかには、アレルギー反応を起こした客から訴えられるのを恐れ、自分にアレルギーがあると思っている人——五人に一人いる——は、ほかの店で食事をしてほしいとお願いしている店もある。

しかし、実際にアナフィラキシー反応によって死亡する可能性は、きわめて低い。イギリスでは、年間の死亡者はわずか一〇人だ。一方、喘息で死亡する可能性ははるかに高く、イギリスでは一年に一四〇〇人、アメリカでは約三七〇〇人が亡くなる。ただし、このような統計データがあっても、安心できないものだ。深刻な食物アレルギーのある子どもがいたら、どの親でも神経がすり減る可能性があるし、アレルギー症状は突然現れるので、家族や周囲の人は驚きあわてる。それは非常に感情的な問題である。だから、アレルギー専門医たちはアレルギーの過剰診断について沈黙しているのだ。

私は以前、機内で起きたアレルギー関連事故についての記事を書いた。それは、ある乗客がピーナッツの袋を開けてからまもなく、近くの席に座っていた少女がアレルギー症状を起こして命に危険が及ぶ事態になった件で、原因は、空気中を漂っていったピーナッツのかけらに含まれているタンパク質だとされた。これについて私はアレルギー専門医たちから話を聞き、袋を開けたときに空気中に放出された塵《ちり》のなかに、アレルギーを引き起こすピーナッツのタンパク質成分は存在しないことを記事で説明した。だがその後、多くの親から怒りのコメントが寄せられ、なかには強迫的なコメントもあって参ってしまった。このとき、同僚のアレルギー専門医たちが口をつぐんでいる理由がわかった。

食事から特定の食品や食品グループをそっくり取り除くことは、金儲けという観点で物議をかもしている。二〇一九年、スウェーデンのオータリー社が、オーツ麦のミルクを宣伝するため「牛乳みたいだけど、人間のためにつくられた飲み物」というキャッチコピーを掲げた。こうした巧妙な販売キャンペーンは、食事から乳製品を抜こうという気を消費者に起こさせており、ビーガン向けの植物性ミルクの売り上げは過去三年で三〇パーセント伸びている。また、「〇〇フリー」を謳う乳児用ミルク業界と小児科医のなれ合いが、状況を悪化させている。二〇〇六年から二〇一六年にかけて、牛乳アレルギーがある赤ちゃん向けのアレルギー用ミルクの処方量は五〇〇パーセント増えた。だが、実際に牛乳アレルギーの赤ちゃんが増えたことを示す根拠はない。このような牛乳アレルギーの過剰診断は、母親や赤ちゃんに悪影響をもたらすおそれがある。それに、母乳にはアレルギーの原因物質がないので、母乳育児には健康上の利点が明らかにあるのに、その点が女性たちにはわかりにくくなっている。

食事制限をした場合、それがどのようなものだろうと、あなたや子どもが栄養不足や栄養失調になるリスクは高くなる。実際、いくつかの国民調査によって、栄養失調が本当に起きていることが示唆されている。一部の子どもでは、ローフード食やビーガン食などの過度な食事制限によって成長や発達が妨げられている。そのような子どもが栄養失調で死亡することすらある。さらに、食事制限が社交に影響を及ぼす可能性もある。たとえば、わけもなくバースデーケーキやゼリー、アイスクリームを食べてはいけないと言われた子どもは、パーティーに招待されないことが多くなるかもしれない。

自分が食物不耐性ではないかと思ったら、ぜひ食事の実験をしてみよう。疑わしい食品を食事から除いてみて、その後ふたたび摂取してみるのだ。ついだまされて、前述したインチキ検査を利用するようなことはしないでほしい。一方、食物アレルギーは食物不耐性より深刻なので（重大なアナフィラキシー反応が起こる可能性は非常に低いが）、医師の診察を受けるべきだ。医師は、あなたの病歴を聴取して必要な検査をおこない、アレルギー専門医に紹介してくれる。知らない人が多いが、卵アレルギーや牛乳アレルギーなどが何年かすると治ることも多いのに対して、ピーナッツなどに対するアレルギーは長く続く傾向がある。だが、このような生涯続く食物アレルギーでも治る可能性はある。ロンドンの聖トーマス病院に勤める私の同僚たちが、新しい治療法を開発した。アレルギー専門医の指導のもとで、患者にピーナッツアレルゲンを少量摂取してもらい、その量を徐々に増やしていくという方法だ。この取り組みは、五〇〇人以上を対象とした大規模な試験で成功したが、これまでのところ、効果があるのは子どもに限られている。[8] こうした知見から、アレルギーのある子どもが、ピーナッツアレルゲンを用いた治療法を幼いうちに始めるべきかどうかについて、多くの論争が起こっている。

食事について最悪なのは、慎重になりすぎるあまり、食べるものを少数の安全な食品だけに限ってしまうことだろう。それがなぜ最悪かと言えば、特に妊娠中に多様性や食物繊維の少ない食事に制限してしまうと、腸に回復不能な悪影響が及び、アレルギーなどの症状が悪化しかねないからだ。[9] これは、除去食が危険なこともあるアトピー性皮膚炎の子どもにとっては、とりわけ問題だ。[10] 現在の問題の多くは、私たちが衛生や食品の安全性や食事制限にこだわりすぎることによって引き起こされている可能性がある。注意しなければ、このような傾向が、今後さらに深刻な健康問題を引き起こすかもしれない。

# 16 グルテンフリー熱

**定説** グルテンは危険である

この一〇年にわたり、グルテンの評判は悪い。専門知識のあるなしにかかわらず、誰もがグルテンについて持論があるようだ。そして、著名人や医師や栄養士が、グルテンは健康に悪く、不要であり、危険な可能性があると決めつけている。グルテンをめぐる誤った情報が大量に出回っているうえ、専門家からの優れた栄養アドバイスがあまりないこともあり、グルテンフリー食や低グルテン食の人気が高まっている。食品業界は、グルテンフリー食品を収益性の高い新たな市場と見なしている。現在、世界の市場規模は少なくとも一七〇億ドルあり、伸び率は毎年約一〇パーセントにのぼる。そこには莫大な利益が絡んでいるので、金の力が暗に議論を形作り、議論の行方に影響を及ぼす。

食品業界は今や、鶏の胸肉やシャンプー、そして水にすら、売り上げ増を狙って「グルテンフリー」という表示をしており、グルテンに対する消費者の漠然とした不安や誤解につけ込んで利益を得ている。食品会社だけではない。著名人や健康の専門家、インフルエンサーも、グルテンフリーのお薦め商品や情報を次々に宣伝してくる。スター選手の逸話には絶大な影響力があるものだが、たとえば、プロテニス選手のノバク・ジョコビッチは世界ランク一位を獲得したとき、それをグルテンフリー食に切り替えたおかげだと強調した。ジョコビッチの成功は、グルテンを抜くことの効果を強く証明するものだと思われたが、ジョコビッチはそれからまもなく、数年にわたってランキングを下げた。つまり、流行のダイエットに関して個人の逸話を当てにするのは危険だということがわかる。原因不明の病気にかかった著名人やインフルエンサーが、従来の治療法では効果がなかったのに、グルテンフリー食を試したらみるみる治ったというような、同様の疑わしい話はいくらでもある。

世界の多くの食事で使われる代表的な穀物の多く（小麦、ライ麦、大麦、オーツ麦）には、グルテンというタンパク質が含まれている。グルテンは、もともとラテン語で「糊」を意味しており、二つの小さな貯蔵タンパク質であるグリアジン（生地を伸びやすくする）とグルテニン（生地に弾力を与える）の混合物だ。小麦粉に水を混ぜるとグルテンが形成され、生地に独特の食感や弾力、形が生まれる。このような特性は、発酵過程や塩分によって、また酸性度や水分を変化させることによって変わる。

グルテンはまさにパン職人のよき友であり、世界で最も消費量が多い部類のタンパク質だ。グルテンは、さまざまな食品に含まれている。たとえば、パンやパスタ、パイ、タルト、ビスケットなどに含まれているし、一見そうとはわかりにくいが、ビールや醬油、グレイビーソースなどにも含まれている。

だが、セリアック病、あるいはさらにまれな小麦アレルギーのため、グルテンが含まれているすべての食品を避けざるをえない人が、ごく一部にいる（人口の一パーセント未満）。セリアック病は、グルテンに対するアレルギーであるのは疑いの余地がない。これは自己免疫疾患なので、グルテンを食べると、免疫系が自分の組織を攻撃してしまう。セリアック病の患者では、ほんの少しのグルテンでも、ひどい下痢、嘔吐、著しい体重減少、疲労、貧血といった、体を衰弱させる各種の不快な症状が引き起こされる可能性がある。

これらの気の毒な人びとにとって、症状を抑える方法はグルテンフリー食しかない。セリアック病の場合、腸の損傷が顕微鏡ではっきりと確認できるので、セリアック病が疑われる患者には診断プロセスの一環として、小腸の組織小片を採取して検査をおこなう。さらに、医師による特定の血液検査も必要だ（一般大衆向けに販売されている驚くべき「アレルギー検査」などは役に立たない）。重要なことだが、正確な診断結果を得るために、セリアック病患者は検査に先立って、少なくとも六週間、グルテンを定期的に食べる必要がある。

セリアック病は遺伝的要因と強い関連があるが、不思議なことに、セリアック病にかかりやすい遺伝子をもっている人がグルテンを食べたとしても、全員がセリアック病になるわけではない。

セリアック病になりやすい遺伝子をもち、同じような生活を送っている一卵性双生児でも、一人は症状が出て苦しむのに、もう一人はまったく症状がないということもある。多くの疾患と同じく、その鍵は、腸内微生物の組成に個人差があることかもしれない。セリアック病は、より多く見られる過敏性腸症候群、さらにはうつ病としばしば混同される。

以上からわかるように、グルテンに対する真のアレルギーはまれだ。では、グルテンに対するすべての不安は、どこから生じたのだろうか？　影響力があったのは、二〇一三年に発表された研究だ。それはげっ歯類でおこなわれたもので、グルテンの多い餌と体重増加のあいだに相関があることが示された。それに最近、グルテンは有害で不自然で体に悪いと非難する、センセーショナルで疑似科学的なダイエットの本が相次いで出版されている。グルテンに対する否定的な見方は、食品業界や健康業界の新たなトレンドと密接につながっていたため、ソーシャルメディア、特に「クリーンイーティング」を提唱するブログなどのウェブサイトで広く宣伝された。

前述したげっ歯類の研究論文には、マウスが摂取したグルテンの量は、人間に換算したら一日あたり全粒粉パン二〇枚に含まれる量に相当するという重要な但し書きがあった。どんなに腹ぺコの人でも、それだけ平らげたらたいしたものだ。にもかかわらず、その研究の話題は、ありとあらゆる人に共有された。同じ研究グループによる別の研究でも同様の結果が示されており、研究者たちは、グルテンがマウスの代謝率に何らかの悪影響を及ぼしたのではないかと示唆した。より最近の二〇一七年に発表された研究では、高脂肪食の一環として、大量のグリアジン（グルテンの主成分の一つ）がマウスに投与された。その結果、マウスの代謝や腸内微生物はいくらか変化したが、体重の増加は起こらず、脂肪細胞のなかでも小型で脂肪を効率よく燃焼させるタイプが生じた。こうした実験室における研究には、明らかに一貫性がない。特に、どの研究でも遺伝的に均一の近交系の実験マウスが用いられているのは重大な問題だ。そのようなことから、げっ歯類を用いた実験の結果を人間に当てはめることはほとんどできない。

現在、グルテンフリー食がもてはやされているが、小麦を避けることが健康によいという確かな科学的根拠はない。世間で思われているのとは異なり、最近の大規模な追跡研究によって、食事によるグルテンの長期的な摂取と心疾患のリスクの上昇には関連がないことがわかった。逆に、グルテンの摂取を制限すると、心臓の健康によい全粒粉の摂取量が減り、心疾患のリスクが高くなる可能性があることが見出された[1]。この研究は、一〇万人のアメリカの医療従事者を対象として二六年にわたって実施されたもので、グルテンの摂取量が最も少ない群では心臓発作のリスクが一五パーセント高いことがわかった。この研究は観察研究なので、バイアスがかかっている可能性はあるが、健康的なグルテンフリー食を実践していることによる余分なストレスは、結局のところ心臓の健康にとってよくなさそうだ。現在、イギリス人の約一〇人に一人がグルテンフリー食を取り入れており、アメリカ人では、その割合はさらに高いが、医学的に診断が確定されたセリアック病の人は一〇〇人に一人もいない。調査から、グルテンフリー食について聞いたことがある人は多いが、グルテンが何なのかを明確に理解している人は二〇〜五〇パーセントにとどまることも示されている。このような人の多くが、グルテンとは何かという重要な情報を知らないまま、グルテンフリー食を実践しようとしているのだ。

セリアック病の子どもは腸内微生物叢に異常があり、バクテロイデス属の細菌や炎症を引き起こす大腸菌が多い。その場合は、厳しく制限されたグルテンフリー食によって、有害な細菌を通常のレベルにまで減らすことができる。今では、小腸の腸内微生物がグルテンを小さく分解する酵素を生成し、グルテンに対する一人ひとりの異なる反応に影響を及ぼしていることがわかっている。健康によい一般的なプロバイオティクス（ビフィズス菌に属するビフィドバクテリウム・インファンティス）について二〇人の患者で調べた小規模なランダム化比較試験では、プロバイオティクスによってセリアック病の症状が和らぐ可能性が示唆された。つまり、この奇妙な現代の自己免疫疾患を解明するうえで、腸内微生物が重要な役割をもつことがさらに示されたわけだ。

最近まで、セリアック病は北欧系の人だけに認められる病気だと思われていたが、今ではアメリカ人とヨーロッパ人のリスクは同じだとわかっている（およそ一〇〇人に一人の割合で発症）。イタリア人――おそらく小麦の生地を世界で最も多く食べている人びと――でも、セリアック病の有病率は、ほかの人びととあまり違わない[2]。ただ、イタリアではパスタやピザが食事のかなりの部分を占めているので、イタリアのセリアック病患者は人一倍辛い思いをしているだろう。一部の国ではセリアック病の発生率が高まっているというデータがあるが、その根拠は薄弱で、これが本当なのか、食品業界が直面している「グルテンパニック」が反映されているだけなのかはわからない。

事態をさらに複雑にしている問題がある。セリアック病の診断基準を満たしていないのに、グルテンによって症状が引き起こされる人がいるのだ。そのような人びとは、非セリアックグルテン過敏症かもしれない。非セリアックグルテン過敏症は新たに認められた病気だが、明確な臨床的定義や診断検査はまだなく、議論を呼んでいる。[3] もし、セリアック病ではないと確認されたのに消化器系の異常に悩まされ、やはりグルテンが原因ではないかと疑われるのなら、次のような方法を試すといいかもしれない。まず、グルテンフリー食を六週間試し、症状がなくなるかどうか様子を見る。そして次が重要なのだが、グルテンをふたたび摂取して、本当にグルテンが原因なのかどうかを調べるのだ。もっとも、そうしたグルテンに対する心配が実際にあたっている可能性は低い。二〇一五年に発表されたイタリアの研究は、グルテン不耐症だと自己申告した三九二人を二年間追跡したもので、被験者たちに、食事からグルテンを除いたのち、ふたたびグルテンを摂取するよう求めた。その結果、セリアック病だということがいくらか裏づけられたのは被験者の六パーセント、非セリアックグルテン過敏症の基準を満たしたのは七パーセント、まれな小麦アレルギーの人は二〇〇人に一人（〇・五パーセント）だけだった。つまり、グルテンを摂取して症状を訴え、グルテン不耐症だと自己申告した人の八割以上は、グルテンや小麦を摂取しても特に症状が出なかったということだ。したがって、グルテン過敏症という病気は、何らかの形で存在するのかもしれないが、私たちが信じ込まされているよりは、はるかに少ない。

グルテンが何なのかや、どの食品に含まれているのかを知らないせいで、多くの人が、気づかないうちにグルテンを摂取しているにもかかわらず、「グルテンフリー食」によって体調がよくなったと申告する。心理的な思い込みが体の健康に驚くべき影響を与えることは十分に裏づけられている。これはプラセボ効果として知られており、症状がよくなる方向にも悪くなる方向にも働く。臨床試験で、プラセボ錠剤を腸への副作用があると説明したうえで患者に与えると、三人に一人が、腸の症状が悪化したと報告する。逆に、本当は鎮痛効果がないプラセボ錠剤を投与された患者は、痛みの程度が平均で三〇パーセント改善したと報告する。食品に関しては、プラセボ効果がさらに強く出るかもしれない。

確かに、なかにはグルテンフリー食で体調がよくなる人もいるだろう。グルテンを避けると、過敏性腸症候群の人で消化不良を引き起こすことのあるビールや小麦、ライ麦といった厄介な食品や食材も、食事から除かれるからだ。それにグルテンフリー食を実践するためには、自分が食べているものに一段と気をつけなくてはならない。それが、健康的な食品を選ぶことや、むやみな間食をやめることにつながり、結果的にグルテンフリー食の効果が出る人もいる。効果のほどは、それまでのふだんの食事がどれほど健康によいものだったかによる。これは、ベジタリアン食やビーガン食を初めて試してみたときに、多くの人が経験するのと同じような現象だ。一般的に言えば、特定の食品を摂取したら気分が悪くなる、またはよくなると信じていたら、少なくとも短期的にはそうなる可能性が高い。ソーシャルメディア上には自称専門家のアドバイスがあふれており、さまざまな食品グループが、確たる科学的根拠もなしに、危険ないし健康によくないと見なされている。そのようなことから、人びとがその手の情報にますます頼るようになるにつれて、食事にいっそう厳しい制限が加えられつつある。

グルテンフリー食は、人によっては症状の緩和に役立つが、人によっては栄養上の問題につながる可能性がある。グルテンフリー食品では、ビタミンB12や葉酸、亜鉛、マグネシウム、セレン、カルシウムが不足していることが多い。スペインのグルテンフリー食は通常の食事よりも平均的に脂肪が多く、食物繊維が少なかったという研究結果もある。何らかの食品グループ全体を食事から除くと、食物繊維が少なくなるし、食事の多様性が乏しくなる。そうなると、腸内微生物にも影響が及び、長期的に悪影響が出る可能性があるのは明らかだ[4]。

商業的に生産されたグルテンフリー食品は、グルテンの食感特性に近づけるために代替食材を用いて複雑な処理がなされており、加工度やカロリー密度が高いこともある。最近の研究から、グルテンフリーパスタ（アルデンテにゆでるのは難しい）を食べた場合、通常の小麦のパスタと比べて、食後の血糖値上昇のピークが一貫して高くなることがわかった[5]。グルテンフリーパスタでは、小麦の食感をまねるために精製度の高いさまざまな糖質食品が用いられているので、糖が血中にすばやく放出されるのかもしれない。グルテンフリー食品では、通常の食品より原材料の数がはるかに多いこともよくあり、添加された多くの化学物質が組み合わさって体や腸内微生物に未知の影響を与える可能性もある。以上をまとめると、工業生産されたグルテンフリー食品をしょっちゅう摂取すると、長期的には体重の増加や糖尿病のリスクの増大につながるかもしれない、ということだ。

アメリカ人を対象としたある調査では、回答者の六五パーセントが、グルテンフリー食のほうが通常の食事より健康によいと思っていたが、これを裏づける十分な根拠はない。二〇一九年には、二八人の健常ボランティアを、グルテンを含む食事をする群と含まない食事をする群に分けて比較した二週間の二重盲検ランダム化比較試験の結果が発表された。それによると、調べた症状のどれについても、グルテンを含む群と含まない群に違いはなかった[6]。

グルテンフリー食を取り入れる人が、ケーキやビスケット、パイ、タルトなどのエネルギー密度が高く精製度の高い食品を減らし、代わりにグルテンフリーの穀物や果物、野菜などの健康的な食品を摂取するというように、食事や生活習慣を大きく変えたとしたら、多少とも減量できる可能性があり、おそらく体調がよくなるだろう。一方、グルテンフリー食を実践するとしても、精製度やエネルギー密度の高いグルテンフリー食品を摂取していたら、体重が増えて体調が悪くなる可能性がある。こうした体重の変化は、グルテンが食事に含まれているかどうかとは関係ない。そして、グルテンフリー食に伴う懸念は、栄養が不足することだけではない。グルテンフリー食品は値段が高いので、財布にも響く可能性があるのだ。グルテンフリーのビスケットやパン、パスタは、通常の食品と比べて値段が最大で五倍もすることがある。

大規模な研究から、穀物を摂取することは、むしろ健康上の問題や肥満のリスクが低いことに関連があると示唆されている。全粒粉の摂取は、九九パーセントの人にとっては安全だ。これを説明する有力なデータとして、デンマークの六〇人の成人を対象として八週間にわたっておこなわれた最近のランダム化比較試験を紹介しておこう。この試験によれば、グルテンを含む全粒粉の豊富な食事をした人びとでは、体重と、ストレス（炎症）の程度を示す血液中の指標の両方が、精製穀物を食べた人びとよりも減少した[7]。自分で実験をして食事をグルテンフリー食に切り替え、何らかの健康効果を実感したとしても、それはグルテンそのものとは関係がなさそうだという点に注意が必要だ。セリアック病、あるいはまれな小麦アレルギーだと医学的に診断されたのでない限り、グルテンを避けると、概して健康によいのではなく悪い可能性がある。

# 17 運動とダイエット

**定説　運動すれば痩せられる**

「続けて！」「もっと強くこいで！」「心拍数がオレンジゾーン〔最大心拍数の八四〜九一パーセント〕にあるときに消費するカロリーが多いほど脂肪が多く燃えるので、終わったあとにたくさん飲んでいい」。数年前、少しのあいだロンドンのジムでエクササイズのクラスに参加したとき、これらのスローガンを何度も聞かされた。運動で脂肪が燃焼するという説は、一九五八年に唱えられた考え――脂肪はカロリーの塊で一ポンド（約四五〇グラム）には三五〇〇キロカロリー含まれている――に由来する多くの通説の一つだ。この説を延長すると、毎日運動して、一日あたりの消費カロリーが摂取カロリーより五〇〇キロカロリー多くなるようにすれば、一週間で一ポンド、一年で五〇ポンド（約二二・五キログラム）痩せられるという単純な考えにつながる。過去三〇年間で人びとが全体的に太ったおもな理由の一つは、怠け者になってあまり運動していないことだと言われている。子どもはもはや歩いて通学しないし、定期的な運動もしない。若者はテレビの見すぎで、友人に会いに行くより家で毎日何時間もインターネットを使っている。また、肉体労働の人が減り、自宅で仕事をしている人がたくさんいる。運動をしようという呼びかけは、小学生から年金受給者まで、あらゆる年齢の人びとに向けられている。ジムに行こう、もっと歩こう、もっと運動してカロリーを消費しよう。そうすれば、代謝が改善して体重が減る、と。(1)

運動する気を起こさせるものとして、今ではウェアラブルデバイスがある。そのようなデバイスを装着しておくと、歩数が健康目標の特別な数字である一万歩に達したら知らせてくれ、ご褒美のお菓子をつまんだり、疲労回復用のスポーツドリンクやビールを飲んだりする許可を与えてくれる。私のしゃれた時計型デバイスは、一万歩に届くとお祝いの音を鳴らしてくれる。ただし私の場合、ヒースロー空港のような大空港をまる一日歩き回りでもしない限り、そんなことは起こらない。なにしろ、ふだんの一日の大半は機内で座って過ごしているようなものだからだ。そもそも「一万歩」という歩数目標値は切りのいい数字だが、これは日本の歩数計メーカーが一九六四年の東京オリンピックの前に、人びとが運動不足にならないように考案したもので、その数字に科学的な根拠はない。歩数は、心拍数の増加とは必ずしも関連がないし、重量挙げやサイクリングのような強度の高い運動をしても一歩も増えない。つまり、歩数のカウントでは、短時間の激しい運動、あるいは早歩きすら把握できないわけだ。そのような運動のほうが、単なるウォーキングより健康にずっとよい可能性があるのだが。スコットランドの郵便局職員を対象とした小規模な研究から、ウォーキングの健康効果は一万五〇〇〇歩以上歩く人に限られるようだということが示されたが、何歩以上なら健康によいのかという明確な区切りはない。(2)

多くの政府が、減量には運動が必要だというメッセージを発信し続けており、アメリカではオバマ大統領時代にファーストレディーのミシェル・オバマさえも「体を動かそう（Let's Move）」という肥満撲滅キャンペーンの先頭に立った。だが、運動すれば痩せられるという考えは、どれだけ科学に基づいているのだろう？　子どもに学校でもっと運動をさせれば、体重が増えて肥満の大人になることを防げるのだろうか？

実は、人間の研究データのほぼすべてにおいて、運動の効果は示されていない。イギリスのプリマスに住む三〇〇人の児童を対象とした前向き研究では、子どもたちが運動しても、以降の思春期の体重に何の効果もなかった。また、六八〇〇人の日本人を対象とした、より大規模な研究では、六〇歳時点の体重は、三〇歳までによく運動したと報告した人びとと、そうでない人びとで差がなかった。(3)　アマチュアランナーの研究からは、努力しても平均体重は年齢とともにゆっくり増えていくことが示されている。とすると、体重を維持するためには、年とともに走る距離を伸ばしていかなければならないことになる。アメリカで、テレビのダイエット番組でチャンピオンになった一四人の追跡調査がおこなわれた結果、運動は減量の方法として最も効果が低く、体重の維持にあまり役立たないことがわかった。多くの臨床試験では、被験者を食事療法群と運動群に分けて比較した場合、減量の程度は食事療法群のほうが運動群よりはるかに大きいことや、運動の効果は、同時に食事の量も減らした場合にのみ発揮されることが明らかになっている。運動パターンが異なる一卵性双生児のペアを研究すれば、長期間の臨床試験でどんな結果が得られるのかについて垣間見ることができる。私たちがおこなっている双生児研究（ＴｗｉｎｓＵＫ）のデータベースを調べてみると、双生児のうち定期的に運動していた人の体重は、もう一人より一〜二キログラム少ないだけだった。これは、エネルギー消費のほとんどが遺伝子によって決定されていること、つまり大部分はあらかじめ決まっていることを裏づけている。

人類の祖先たちは狩猟や採集で日々、走り回って過ごし、絶えず活動していたのだから健康で痩せていたに違いないと、みなずっと思い込んでいる。だが、私はタンザニアで、東アフリカ最後の狩猟採集民であるハッザ族と一週間過ごしたときに驚いた。彼らが私たち欧米人と同じで、体をあまり動かさないように見えたのだ。ハッザ族の人びとはたいてい寝そべっており、一日の大半を雑談しながらぶらぶらと過ごす。出かけるとしても、食べ物を手に入れるのに必要なところまでしか行かないし、一年のほとんどは食べ物がたっぷりあるために、それはそう遠い場所ではない。ある研究者チームがハッザ族の安静時と運動時の代謝率を測定し、彼らに活動量計を一日間装着してもらった。すると、ハッザ族が、大半の時間はほとんど体を動かさず、一日あたりの歩行距離は四〜六キロメートルにとどまることや、身体活動に費やすカロリーは、平均すると欧米人より多くないことが確認された。ハッザ族の安静時代謝率も、欧米人と同じくらいだった。つまり、彼らが痩せている理由は、律儀に一日一万歩を歩くことにあるのではなく、ベリー

類や肉を中心とした食物繊維の多いさまざまなものを食べることや、過食をせず、スナック類を食べないことにあるのだ。(4)

運動の減量効果が期待するほど大きくない理由はいくつかある。一つ目は、期待が高すぎることだ。体のエネルギー消費は、大部分が前もって定められており、変えるのは難しい。エネルギー消費量の約七〇パーセントは、あらかじめ決まっている安静時代謝量だ。これは、細胞が生きるために最低限消費するエネルギー量を意味する。そして、エネルギーの約一〇パーセントは、食品の消化活動によって消費されるので、身体活動で消費されるエネルギーは残りの約二〇パーセントしかない。しかもその約半分は、たとえば手足をそわそわさせたり、立ったり座ったりするなどのちょっとした活動で費やされる。というわけで、ほとんどの人では、自分で変えられるエネルギー消費量は、総エネルギー消費量の約一〇パーセントしかない。この一〇パーセントを消費するというのは、食品として体内に入るエネルギーが一〇〇パーセントあることを踏まえれば、減らす効率としては一〇分の一だ。何とかして毎日ジムに通うことができたとしても、体は減量の試みに抵抗する。うまくいけば少量の脂肪が筋肉に置き換わるが、脂肪は軽いので、筋肉がつくと体重が増える可能性がある。とはいえ体はおそらく、脂肪、つまり貯蔵エネルギーの潜在的な損失を補おうとするだろう。なぜなら、エネルギーが失われることを(現代の状況では当てはまらないが)危険だと判断するからだ。体は、運動後にあなたがもっと食べるように仕向け、短期的に代謝率を少し落とし、そのうえあなたを疲れさせて潜在意識と意識の両方の活動レベルを低下させることで、エネルギーの損失を埋め合わせようとする。しかも不公平なことに、この代償メカニズムは、太っている人のほうが強力なようだ[5]。

さらに悪いことに、私たちは決まって、運動などで消費するエネルギー量を実際より多く見積もり、その後に摂取する食品のエネルギー量を少なく見積もってしまう[6]。エクササイズ後に食べすぎないようにしたとしても（それは難しいだろうが）、推定によれば、過体重の男性が週に四回、一時間のランニングに精を出したとしても、体重は平均的には一カ月にせいぜい約二キロしか減らないという。そして運動は食欲を刺激する。ピザを一切れ余分に食べるだけで、四五分間の水泳で消費したエネルギーが帳消しになり、「マーズバー」（ヌガー入りチョコレートバー）一本とオレンジジュース一杯で、へとへとになるスピンクラス〔集団でフィットネスバイクをこぎ続けるエクササイズのクラス〕で消費した分がふいになる。

運動すれば肥満の問題を解決できるという固定観念は、「摂取カロリーより消費カロリーが多ければ体重を減らせる」というもう一つの有名な説に由来する。この説によって、運動と、摂取カロリーより消費カロリーを増やすという二つの減量法が、同等に扱われるという間違いが起きた。

一九八〇年代以降、食品業界や飲料業界は、運動による減量という考えを掲げている。そして、さりげない宣伝活動を継続して一般の人びとに影響を及ぼし、太っているのは体を動かさないからであり、もっと運動すれば甘いものを好きなだけ飲み食いできると思わせている。甘いスナックや飲料の利益率は非常に高いので（未加工食品の約四倍）、食品・飲料メーカーは大儲けしており、オリンピックやワールドカップなどの大規模イベントに何十億ドルも投じることができる。そのような企業は、運動すれば加糖飲料を飲めると一般の人びとを丸め込んだうえ、運動と体重と健康の関連を研究するための資金を何億ドルも研究者に提供している。こうした気前のいい資金提供は、研究者にとってキャリアを積む助けになっているが、一方で、砂糖たっぷりのジャンクフードやスナックが健康にもたらすはるかに大きな悪影響についてより質の高い研究をおこなうことから、目をそらすことになっている。

残念ながら、政府や保健当局は、食品業界が政策課題を設定していることを傍観し、税金を節約できるだけで満足している。私が世界中でこの三〇年間に発表された論文の数を比較してみると、運動と体重に関する研究は、糖類の摂取量と体重に関する研究の一二倍以上あった。また、業界が資金を提供した研究については、バイアスが全然ないことはありえないことや、たとえ研究者の研究目的はよいものだったとしても、資金提供者が快く思わないような結論はまず出ないこともわかっている。

加糖飲料をスポーツドリンクとしてリニューアルするというのはすばらしい販促アイデアだったが、それを後押しするには研究がいくらか必要だった。これを初めて大規模におこなった飲料がアメリカの「ゲータレード」（現在はペプシコ社傘下のブランド）で、イギリスで同じ位置づけにあるのが「ルコゼード」だ。アメリカでのゲータレードの広告キャンペーンによって、フロリダ大学のアメフトチーム「ゲーターズ」の運命ががらりと変わったという話が広まった。ゲーターズは試合で押されていたが、ハーフタイムにこの加糖飲料を飲んだおかげで、勝利に必要なエネルギーが補給されたというのだ。その後、ゲータレードのメーカーやほかの飲料大手が、しばしば中間機関（科学研究所や慈善財団など）を通じて研究に出資した。そして、そのようなスポンサーつきの研究で、アスリートのパフォーマンスや疲労回復が、ミネラルや電解質を添加したスポーツドリンク製品によって大幅によくなることが示された。だが、ある医学専門誌の調査により、コカ・コーラ社が研究への資金援助と影響力行使にイギリスで直接一〇〇〇万ポンド以上を費やしたほか、傘下のヨーロッパ水分補給研究所を通じて、イギリス栄養財団、慈善団体の「肥満フォーラム」、イギリス政府の健康・栄養政策に対する多くの主要な顧問などの研究者やインフルエンサーに、五〇〇万ポンドを提供したことが二〇一五年に明らかになった。資金提供を受けた者のなかには、糖類と肥満の関連について公の場で疑問を投げかけていた者もいた[7]。似たような話はアメリカでもあり、毎年、数百万ドルが研究資金やロビー活動のために費やされている（第6章を参照）[8]。

すべての飲料大手が連帯し、怪我や疲労を予防するためには飲料製品で水分をつねに補給することが重要だという通説をつくり出した。それらの企業は、糖類と電解質入りの飲料は水よりよいという主張も絶えず繰り返した。三時間未満の運動において水分不足が問題だと示されたことはないが、ランナーは水分をできるだけ多く摂取するように促されている。そのため残念ながら現在では、脱水症による死亡はないのに、過剰な水分補給による死亡がかなり起こっている[9]。以前の研究では、結論のほとんどにバイアスがかかっており、水分補給の効果は微々たるものだった。それなのに、加糖飲料なしには適切な運動をおこなえないという考えが、一般の人びとの心に焼きついた。バイアスのかかっていない研究によれば、プロのアスリートか、三時間以上激しい運動をしている場合を除き、特別な飲料やサプリメントは必要ない[10]。

ほとんどの人では、通常の量の運動が減量に役立つという科学的根拠はない。とはいえ運動は、ほかのよくある健康障害にとって非常に有益なので、私たちにとって一番の処方薬であると言ってもいいだろう。運動すればインスリン代謝が高まり、ブドウ糖が筋肉に取り込まれるので、糖尿病のリスクが下がる。強度の高い運動を定期的におこなって心拍数を上げれば、心疾患や高血圧のリスクや血中脂質値が下がるという確かな根拠もある。少数の被験者を対象とした研究から、運動はほかの治療法と同じくらい、うつ病に効果があるうえ、認知症のリスクを下げる可能性があることが示されている。さらに、いくつかの研究から、運動は統合失調症にも効果があることがわかっている[11]。しかし減量は、運動が効果を挙げない数少ないものの一つだ。したがって、ほとんどの人は、自分の代謝や腸内微生物に合うように、食べる量を減らし、食品を賢く選ぶ必要がある。ただし、遺伝子や腸内微生物は一人ひとり独特なので、今挙げたルールにも必ず例外がある。私たちが実施している双生児の研究では、運動するかどうかの選択が遺伝によって強く左右され、当然ながら、運動をほかの人よりはるかに楽しむ人もいれば、逆に運動をとても辛く感じる人もいることが示されている。

最近のある研究では、ジムで運動している二五六人の学生を対象として、彼らが運動の前後でどんなおやつを選んだのかが比較された。すると運動後には、リンゴではなく健康に悪いブラウニーを選ぶ学生が増えた。だが四人に一人では、運動すると実際には空腹感が減り、気が変わっておやつを断る傾向が見られた。[12] これは、運動を楽しむと同時に、通常なら消費したエネルギーを補いたいという欲求が起こるはずなのに、そうした強力な代償メカニズムがない人が多少はいるということだ。とはいえ、それを当てにするのはよくない。

私は今も歩数計機能つきのしゃれた時計型デバイスを装着している。だが、いくつかの大規模な研究から、そのようなデバイスを一年間装着した人では、装着していなかった人より体重が増えたということが示されているので、体重を落としたくなったら外すかもしれない。

# 18 食べ物と心

**定説** 食品は体の健康にのみ影響し、心には影響しない

「食事をあなたの薬とし、薬はあなたの食事とせよ」。古代ギリシャの医師ヒポクラテスは、食べ物が体の健康だけでなく心にとっても重要だと知っていたが、彼が残した教訓は何十世紀ものあいだ忘れられている。私たちは、特効薬やミネラルサプリメントの力にとりつかれ、それこそが病気に対する万能の解決策だと思い込んでいる。

ヒポクラテスの時代から知られていた「メランコリー」は、抑うつの歴史的な用語であり、ごく簡単に説明すれば、人生のあらゆる重要な側面への興味を失っている状態を指す。抑うつは、私たちみなが人生のある時期に経験するもので、特に原因がないこともあれば、ストレスやトラウマ、近親者との死別といった人生の重大な出来事が原因の場合もある。いずれにせよ、抑うつが起こるのは、きわめてふつうのことだ。しかし、こうした気分の落ち込みから立ち直れない人

もいる。抑うつ状態が数週間以上続くと、それは通常、臨床的な「うつ病」と呼ばれ、人によっては何年も続くことがある。うつ病は、どの年齢でも起こりうる。成人の約六人に一人がかかっており、子どもでも増える一方だ。男女を比べると、出産後にうつ病を経験する女性が七人に一人いることを別にしても、女性のほうが罹患率ははるかに高い。うつ病は世界各国で見られるが、アメリカが最も多く、中国と日本が最も少ない。うつ病で労働力が失われることによる経済的損失額は、世界で年間二〇〇〇億ドル以上にのぼっており、若者では、うつ病は主要な死因の一つだ。うつ病の全症例の約半数は、不安障害と関連がある。不安障害はうつ病よりも多い病気で、診断のときに両者が混同されることもある。また、うつ病では腸の症状もよく見られる。

私は一九八〇年代、イーストロンドンでジュニアドクター〔医学部卒業後一五年目までの若手医師〕として結核病棟で勤務していた。当時、患者は結核病棟に数カ月間入院して三種類の抗結核薬を併用した。結核患者が、うつ病を併発していることも珍しくなかった。だが、ほとんどの患者が治り、以前よりはるかに幸せな気分になって退院した。そして、患者たちが幸福を感じた一因は、イソニアジドという抗結核薬にあることがわかった。イソニアジドは結核菌を殺す薬だが、その後の臨床試験によって、気分を明るくし、落ち込みを晴らすことも示された。イソニアジドは、セロトニンやドーパミンといった脳内化学物質の濃度を高めた。それを手がかりとして、より優れた、うつ病の症状により特化した抗うつ薬が発見され、それらがうつ病治療の主力となっている。プロザック〔日本では未承認〕などの抗うつ薬が市場に初めて登場すると、それらは瞬く間に世を席巻し、製薬会社は毎年、何十億ドルもの利益を得ることになった。製薬会社は何百万ドルも使って医師に「金品」を提供し、ささいな症状や短期的な症状に対しても処方箋を何千枚も書いてもらった。抗うつ薬の売り上げは伸び続けている。イギリスでは成人の約一五パーセントが抗うつ薬をある時期に服用したことがあり、アメリカでは人口の一三パーセントが現在服用している。抗うつ薬を服用している人の割合は、スタチン系薬などの脂質異常症治療薬を服用している人の二倍以上だ。イギリスだけでも、年間七一〇〇万枚の処方箋が書かれ、三〇万人以上の子どもが抗うつ薬を定期的に服用している。抗うつ薬は、危険な薬ではなく、むしろチョコレート菓子の「M&M's」のように扱われているようで、その処方割合は、ほとんどの先進国で一〇年ごとに倍増している。

問題はこれらの薬が、真のうつ病である多くの人にはあまり効かないことだ。命が救われる人も一部にいるが、用量を増やしても、症状がかなり改善する人は、うつ病患者の半数未満で、抗うつ薬にはしばしば感情麻痺や性欲低下などの副作用がある。[1] これまでの多くの臨床試験は、製薬業界の出資でおこなわれている。そのため試験の結論にはバイアスが入っており、少数の患者で認められた効果に基づいて、薬の実際の効果が過大評価されている。その後、いくつかの大規模な臨床試験から、抗うつ薬と行動療法やカウンセリングを比較した場合、平均で効果に差がないことが示されている。抗うつ薬の問題は、アメリカで起きた、「オピオイド」と総称される麻薬性鎮痛薬の乱用問題に似ている。アメリカでは製薬業界のロビー活動が活発で医師会の力が弱いため、依存性のある鎮痛薬が必要以上に処方され、年間七万五〇〇〇人の死亡者が出た。抗うつ薬の状況を見てみると、既存の抗うつ薬の構造を少し変えただけの改良型新薬は開発されつつあるが、開発中の画期的新薬はなく、製薬会社は抗うつ薬の開発への投資から手を引いている。脳の特定の化学物質と特定の薬を関連づけて新薬の開発につなげる競争の陰で、もっと大局的な見地があるかもしれないということが忘れ去られてしまった。すなわち、腸内微生物や食品に含まれている化学物質の役割は置き去りにされている。

イソニアジドは結核菌に作用する抗菌性物質であり、腸内微生物の組成を変えることによって気分に間接的な形で大きな影響を与えている可能性がある。うつ病に腸が関与しているかもしれないという考えは、これまでないがしろにされてきた。だが、さまざまな観察研究によって多くの国の何十万人もの人びとが追跡されており、特に植物性食品やナッツをたくさん含む多様性に富んだ質の高い食事の摂取と、うつ病のリスクが低いことに関連があること、そしてジャンクフードが多く、食物繊維や多様性の乏しい食事によって、うつ病のリスクが高まることが一貫して見出されている。(2) もっとも、これらは観察研究なので、バイアスの原因になりうるいろいろな生活習慣要因の調整がなされているとはいえ、そのまま信頼することはできない。だがよいニュースもある。人間でおこなわれた最近のランダム化比較試験によって、食べるものと気分には関連があると確認されたのだ。二〇一四年に発表された研究では、軽度のうつ病を患っていた二四七人の高齢者を対象に、うつ病（大うつ病性障害）を予防するための行動心理療法と食事アドバイスの効果が調べられた。すると研究者たちが驚いたことに、どちらにも、うつ病の症状発現を二年にわたって減らす効果が同じくらいあった。[3]

より重度のうつ病患者を対象とした研究では、患者たちが食事療法支援（地中海食）か社会的支援のどちらかを受けるようにランダムに振り分けられた。すると、食事の改善によって患者たちの気分がかなりよくなることがわかった。六七人のうつ病患者を対象とした最大規模の研究では、もちろん、すべての患者で効果が見られたわけではないが、食事療法支援を受けた群では一二週間後に患者の三分の一が「治癒」したのに対し、社会的支援を受けた対照群では、治癒した患者はわずか八パーセントだった。[4]このような結果は目覚ましいものであり、抗うつ薬を三カ月投与したときの平均的な反応と比べると、効果は約三倍だ。食事療法について調べたほかの短期的な研究からも、全般的によい結果が得られている。[5]食事と気分について長期のランダム化比較試験をおこなうのは実質的に無理だが、七〇〇〇人の過体重のスペイン人を対象としたPREDIMED《プレダイムド》研究（第4章を参照）から、これまでで最も参考になるデータが得られている。なおこの研究は、気分ではなく心疾患について調べたものだ。PREDIMED研究では、被験者をランダムに振り分けて六年間追跡した結果、従来の低脂肪の欧米型食事群と比べて、野菜やナッツ、オリーブオイルの多い高脂肪の地中海食群で、うつ病の発生率がわずかに低かったことから、食事の重要性がさらに裏づけられた。[6]

最近まで、なぜ食品や食事を変えると脳に影響が及ぶ可能性があるのかを正確に説明するのは難しく、特定のビタミンや栄養素の欠乏、または食品中の毒素に関する時代遅れの見方しかなかった。食と脳の関連について理解を深めるためには、新しい理論的枠組みが求められる。それにうまく当てはまるのが、新たに見出された腸内微生物叢だ。今では、何千種類もの化学物質を生成する腸内微生物の複雑なコミュニティが、食品と気分のつながりの鍵を握っていることが明らかになっている。うつ病の患者、なかでも不安に関連した最も一般的なうつ病の患者では、平均的に腸内微生物種の多様性が低い。二〇〇〇人以上のフラマン人を対象とした最近の大規模な研究によって、気分や抑うつ状態が腸内微生物の多様性によって影響されることが示され、うつ病の人びとでは、主要な脳化学物質のドーパミンを産生する微生物が見られないことがわかった。(7)

うつ病は炎症レベルの上昇（免疫系がつねに少々攻撃されているかのように刺激された状態）に関連しており、腸内微生物は通常、この炎症を抑えて腸壁を健康に保つ各種の物質を分泌しているというコンセンサスが、専門家のあいだで高まりつつある。腸内微生物は炎症から体を守るだけでなく、つねづね信号を送り、気分を高めるセロトニンをはじめとした脳の主要な物質を生成する。セロトニンは、現代の抗うつ薬によって人為的に増やされる物質でもある。無菌マウスから腸内微生物を取り除くと、血中や脳内のセロトニンの濃度が急激に下がり、マウスは（マウスなりの）うつ病になる。(8) マウスでの新しい研究から、人間で使われる一般的な抗うつ薬をマウスに投与すると、重要な腸内微生物（ルミノコッカス属の細菌など）が減ることや、このメカニズムで抗うつ薬の脳への作用の多くが説明されることが示された。(9) これによって、腸内微生物

（あるいは食事）が「よくない」多くの人びとで抗うつ薬が効かない理由も説明できる。明らかに、腸内微生物は思考や感情に影響を及ぼす鍵であり、腸内微生物の組成を安全に変えることができれば、気分を改善し、うつ病の苦しみを和らげるという意味で大きな可能性がある。

気分というものは、脳が適切な化学信号を生成したり認識したりできるかということに左右されるので、気分を脳機能から切り離すことは難しい。高齢期に脳の正常な機能が失われる原因として多いのが認知症だ。認知症になると脳が萎縮し、記憶や感情が影響を受ける。認知症のおもなタイプであるアルツハイマー病の原因はわかっていない。最近までは、脳内に異常なタンパク質が塊になって蓄積することで引き起こされると考えられていたが、それだけが原因ではなく、この病気はむしろ免疫系の異常であり、偏った食生活によって悪化することが示されつつある。認知症の発症状況について集団を追跡調査すると、「偏った食生活」が主要なリスク要因としてつねに浮かび上がってくる。七〇人の中年の人に脳のＭＲＩ検査をおこなって三年間追跡した詳細な研究の結果、地中海食を摂り続けたかどうかが脳代謝の低下を予測するうえで重要だとわかった[10]。また、イギリスの四五七人の公務員を対象とした一〇年間の研究では、最も健康的な食事をした人びとにおいて、脳の重要な部分である海馬などの縮小が最も少ないことがわかった[11]。ちなみに、海馬は感情や長期記憶をつかさどっている。食事と脳についての重要でより決定的な根拠を挙げると、初期の記憶障害がある中年の被験者に健康的な食事か対照の食事を三年間してもらったランダム化比較試験では、健康的な食事をした人びとで海馬の異常に改善が見られた[12]。食品に含まれるほとんどの栄養素は、一部の多価不飽和脂肪酸を除いて血液から脳に入ることができない。したがって、食事による効果の多くは、腸で生成されたほかの物質を介して間接的に生じた可能性が高い。

すでに説明したように、食品は糖質やタンパク質、脂質のみからできているのではなく、何千種類もの物質の混合物であり、それらは個人差の大きな腸内微生物と相互作用して脳の信号を変化させる。統合失調症の患者では脳内の物質に重度の異常があり、ふつうでない思考や妄想といった症状が見られる。二〇一九年に発表された研究によれば、統合失調症の患者では異常な腸内微生物が認められた。そして、それらを実験マウスに移植すると、マウスも統合失調症のような行動をするようになり、脳の物質（グルタミン酸やGABAなど）の量が変化した。[13] この知見から、統合失調症は、ある程度感染する可能性さえあるという途方もない考えが示唆されるし、なぜ統合失調症の患者が、ウイルス性疾患や、関節リウマチなどの一般的な免疫系疾患にほとんどかからないのかを説明できる可能性もある。

コミュニケーションや社会的行動が困難で、反復行動が認められる自閉症スペクトラム障害の子どもたちについても、似たような話が出ている。自閉スペクトラム症の子どもの約半数が、腸の症状を示す。それに、世界各地の小規模な研究によれば、自閉スペクトラム症の子どもでは、対照の子どもと比べて異常な腸内微生物が存在し、腸内微生物の多様性が低いこと、そしてほかの免疫障害と関連している腸内の抗炎症性微生物が少ないことが示唆されている。また一部の研究者は、食品に残留しているグリホサート（商品名は「ラウンドアップ」、第21章を参照）などの除草剤が、クロストリジウム属などの腸内細菌に特定の影響を及ぼし、遺伝的に発症リスクの高い子どもの一部で自閉スペクトラム症を引き起こすという仮説を立てている[14]。もちろん、腸内微生物の変化の多くは、自閉スペクトラム症の子どもたちの偏食に関連している可能性もある。

うつ病の例と同じく、自閉スペクトラム症と腸内微生物の関連を解明するのは難しいかもしれないが、新しい治療法を受けている一八人の子どもを対象とした小規模な研究から、腸内微生物の変化は自閉スペクトラム症の結果というだけでなく原因でもありえることが示唆されている。この研究は小規模で不完全なものだったが、健康なドナーやきょうだいから糞便微生物移植（うんちの移植）を受けた子どもの一部で、一年以上にわたり症状の改善が認められた。移植はあまり心地がよいとはいえない方法でおこなわれる。たとえば、経鼻チューブを用いる方法や腸カテーテルを肛門より挿入する方法、凍結乾燥させた便を含む特殊な耐酸性カプセルを経口投与する方法などがある（糞《クラップ》とカプセルから「クラプセル」という異名がつけられている）。自閉スペクトラム症の二一人の子どもを調べた別の研究では、自閉スペクトラム症の子どもでは、そうでない子どもと腸内微生物の組成が違うだけでなく、これらの微生物種が腸内で異常な代謝物を生成して子どもの行動に影響を与えている可能性があるとわかった[15]。科学的根拠としては限られたものだが、マウスや人間の研究から、糞便微生物移植がうつ病の症状を和らげる可能性が示されている。たとえば、日本人の数人の過敏性腸症候群患者を対象とした研究では、移植後に抑うつ症状が改善した[16]。

現在、より大規模でより質の高い研究が進められているので、糞便微生物移植のリスクや利点はもっとわかるようになるだろう。だが、もしあなたが気分や行動に変化を感じているなら、食事を通じて腸内微生物を変えることを優先すべきだ。チーズやヨーグルト、ケフィア（それに果敢な人ならキムチやコンブチャ〔紅茶や緑茶を発酵させた飲料〕）などの発酵食品で天然のプロバイオティクスを摂取すると、効果があると思われる。今のところ、ヨーグルトもケフィアもメンタルヘルス分野で特に研究されていないが、それらに含まれている微生物成分は、マウスでも人間でも用いられる市販のプロバイオティクスの一部として、ランダム化比較試験で調べられている。健康な被験者を対象とした一〇件の小規模なプロバイオティクス研究を要約すれば、六五歳未満の人びとではプロバイオティクスによって気分やストレスが全体的に改善したが、高齢者ではあまり効果がなかった。うつ病患者に関する研究では、三件の研究のうち二件で、六週間から八週間にわたってプロバイオティクスの効果が認められ、なかでもヨーグルトに含まれる微生物が重要だった[17]。マウスの研究でも人間の研究でもほとんどの場合、不安症状がプロバイオティクスによって最も改善するようだ――ただ、どの微生物種がお薦めなのかはよくわからないが。まだ優れた研究は少ないが、天然ヨーグルトやプロバイオティック発酵食品が人間に健康効果をもたらすだろうという楽観的な見方は無根拠なものではない。気分や行動に影響を及ぼす微生物、言い換えれば「サイコバイオティクス」の研究で有望な結果が出ていることから、さまざまな企業が、健康によい腸内微生物のなかでも気分に最もよい効果を与えるものを探している。

ほとんどの精神疾患は一四歳になる前に何らかの形で発症するので、予防のために、人生の早い段階で多様性のある質のよい食事をすることが重要だ。ジャンクフードを食べていた妊婦から生まれた子どもには、行動障害があることがふつうより多いようだし、偏った食生活の子どもたちでも、行動障害のリスクは高い[18]。うつ病などの病気が起きた場合、従来の抗うつ薬が依然として必要な人もいる。とはいえ、食事の質や多様性を高めることが憂うつな気分の解消や認知症の予防に重要な役割を果たすことに、私たちはみな気づくべきだ[19]。腸内微生物を満足させるため、さまざまな発酵食品を取り入れたバラエティ豊かな地中海食を摂取する。これこそ、気分を引き立たせると同時に脳をうまく機能させるため、自分が脳に贈れる最高のプレセントのように思えてくる。

# 19 汚れた水ビジネス

**定説** 水は一日にコップ八杯飲むべきだ

脱水症にならないようにするためには水を一日に数リットル飲む必要があると言われてきたが、最近では、水の量だけではなく水の種類も重要だと言われている。そのようなことから、ボトル入り飲料水はビッグビジネスとなった。要するに、水を飲めば、元気になって肌の調子がよくなり、体をスリムに保てるというわけだ。世界で最も高価なミネラルウォーターの「アクア・ディ・クリスタロ」は、七五〇ミリリットル入りでたったの六万ドルだ。ただ、これはボトルが二四金でつくられていることが大きい。なかにはフィジーの天然水が入っている。それはさすがに高すぎるというのなら、ハワイの海洋深層水を使った一本四〇二ドルのコナニガリ水はどうだろうか?

現在、ボトル入り飲料水の消費量はかつてないほど多く、世界の水ビジネス市場は年に一〇パーセントの割合でどんどん成長している。アメリカでは二〇一八年に五〇〇億リットルのボトル入り飲料水が販売され、最も売れたボトル入り飲料となった。イギリスでの販売量は、わずか二〇年で四倍に増え、二〇一六年には三〇億リットルを超えた。二〇二五年には、世界市場は二一五〇億ドルに達すると予想されている。おもに女性を中心とした多くの人びとが、これまでよりも高い金額を出してボトル入り飲料水を買うのにやぶさかではない。それは、水道水より安全でおいしく、栄養価も高いと思うからだ。[1] 二〇一六年、ボトル入り飲料水の販売量が、「ペプシ」や「コカ・コーラ」や「スプライト」などの炭酸飲料全体の販売量を抜いたことで、水は驚くべき節目を越えた。この加糖飲料から水という、健康的な切り替えは喜ばしいことなのか? それとも、これは環境に影響が及ぶマーケティング上の大問題だろうか?

まず、みなが水道水の安全性を不安視するのも無理はない。水によって媒介されるコレラなどの感染症は、二〇世紀までに世界で何百万人もの欧米人の命を奪った。その背景としては特に、共通の水源に頼る都市が拡大していったことがある。現在でも、コレラの発生は引き続き起こっている。ただしまれであり、衛生設備や衛生状態が全般的に悪く、新鮮できれいな水が利用しにくい発展途上国に限られている。[2] コレラの流行が西ヨーロッパで最後に報告されたのは一八九三年で、アメリカでは一九一一年だった。それでも恐怖は根強く残っている。わずか数年前でも、イタリアやギリシャ、スペインなどの国で休暇を過ごす場合、水道水を飲んだら病気になるかもしれないと心配してボトル入り飲料水を選ぶ人はいただろう。また、一九七〇年代から一九八〇年代はじめには、インフラへの投資が遅れており、水媒介性感染症（コレラではないが）の症例が、しばしば遠隔地の島々や村でまだ報告されていた。そのため、水道水の評判は悪かった。観光客はボトル入り飲料水を飲み、地元の人びとも裕福になるにつれて、ボトル入り飲料水のほうが水道水より健康によいと信じて切り替えた。今日でも、ギリシャやイタリア、スペインのレストランで水道水を注文すると、奇異の目で見られる。

近年、これらのヨーロッパ諸国は、水インフラを整備するためEUから多額の資金援助を受けてきた。そして現在では、世界最先端の浄水システムや水管理システムを備えている。もっとも、以前から質の高い水を利用できるアメリカなどの国でさえ、水を介した感染症の心配がないとは言えないし、ときにはシステムの故障も起こる。一九九三年にはウィスコンシン州の四〇万人の住民が、寄生性原虫で汚染された水道水を飲んで病気になった。とはいえ、ほとんどの人にとって、先進国の水道水を飲んで病気になる可能性は、雷に打たれたり、サメに咬《か》まれたりして死ぬ可能性よりはるかに低い。水道会社は、厳しい水質基準を満たしていることを確認するために水を定期的に検査する必要があり、問題が生じたら、ただちに報告しなくてはならない。一方、飲料会社は水道水の安全性に対する余計な不安を徐々につくり出し、消費者に高価な飲料水製品を購入するよう仕向けている。水質があまりよくないアフリカやアジアの国々ならば、飲料水を購入することは今でも理にかなう話だが、皮肉なことに、ボトル入り飲料水が多く売れているのは、地球上でも特に安全で、厳しく検査され、水質が管理されている水道を持つ国々だ。

ボトル入り飲料水の売り上げは、今や炭酸水ではなく炭酸なしの水がほとんどを占めている。炭酸なしのボトル入り飲料水には、大きく三つの種類がある。一つ目は「ろ過水」だ。これは水道水を化学的に処理したもので、ミネラルがいくつか加えられていることもある。驚くべきことに、水源や添加物をラベルに表示する必要はない。コカ・コーラ社の「ダサニ」やペプシコ社の「アクアフィーナ」はよく売れている飲料水ブランドだが、それらが実際には水道水を処理しただけの製品だと両社が認めるまでに一〇年かかった。二つ目の種類は「地下水（湧水）」だ。これは地下にある天然の水源から取られる水であり、かつ人間がそのまま飲むのに適しているもので、化学物質で処理してはならない。ミネラルの組成はブランドによって違う。三つ目の種類は「ミネラルウォーター」だ。これも地下にある天然の水源に由来し、化学的な処理はなされていないが、ミネラルや電解質が一定量以上含まれ、地下水の水量が安定していることが求められる。イタリアの「サンペレグリノ」やフランスの「バドワ」といったミネラルウォーターのブランドは、カルシウムの含有量がそれなりにあるので（一リットルのボトル一本あたり一八〇ミリグラム以上）、私はビーガンの骨粗鬆症患者にそれらを薦めている。

水の新しいジャンルとして、ミネラルウォーターに風味をつけたフレーバーミネラルウォーターがある。イギリスでは二〇一五年、フレーバーミネラルウォーターは一時的に水の販売量の三分の一を占めたが、今は売り上げが落ちている。フレーバーミネラルウォーターは清涼飲料水の健康的な代替品として販売されているが、（本物の果物ではなく）果物の香りがする合成香料や、コーラに入っているのと同じくらいの甘味料や糖類が添加されている。消費者を引きつけるため、飲料会社はアロエやウコン、ショウガ、オメガ3脂肪酸、ビタミンCといった、いかにも「健康によい」化学的な栄養素を添加して健康効果を主張し、フレーバーミネラルウォーターには本物の果物が含まれていないという事実から消費者の目をそらしている。そのような栄養素をミネラルウォーターと混ぜ合わせれば、「魔法のような」薬効が加わって消費者を引きつける魅力が増すうえ、利益率が大幅にアップするのだ。

ミネラルウォーターの売り上げを刺激しているのは、飲料会社の巧妙な販売キャンペーンだけではない。女性のなかには、ミネラルウォーターを浴びたり、体にスプレーしたりする人がいる。何にでも効果があると信じているのだ。ミネラルウォーターは、強力なシワ改善クリームや日焼け止めから、肌をリフレッシュするボディスプレーまで、高級化粧品に取り入れられているが、それを下支えする大規模な販促キャンペーンには科学的な厳密さがない。実は「奇跡的な」ミネラルウォーターが採取される神秘の泉は何千年も前から存在しており、ミネラルウォーターを肌に吹きかけること（鉱泉療法《バルネオセラピー》と言われる）は古代ギリシャの習慣だった。美容をテーマとする温泉保養地やクリニックは、しばらく前に流行の波に乗り、バルネオセラピーを皮膚科治療法として高額で提供している。未処理の天然水の流行は止まらず、今や不思議なことに、泉や川からくんだままの原水を詰めた三六・九九ドルのボトル（約九・五リットル入り）も人気だ。確かに、そのような水には現代の化学物質は入っていないが、水は微生物だらけだ。それらの微生物はプロバイオティクスだとして宣伝されているが、水を好む微生物のなかには、まれにとはいえコレラなどの病気を広めるものがあるということも覚えておいたほうがいい。

水道水に不安を抱かせ、消費者を二四時間三六五日、ペットボトルに縛りつけようとするボトル飲料水会社の巧妙なキャンペーンは、消費者だけでなく政府にも影響を与えているように見受けられる。ボトル入り飲料水の売り上げに大きな追い風となっているのが、水をたくさん飲むよう奨励する政府のキャンペーンだ。イギリスの栄養ガイドラインには、一日に少なくともコップ六〜八杯の水分（一・二リットル）を摂取するようにと書かれているし、気温の変化がより大きいアメリカとオーストラリアでは、少なくともコップ八杯、つまり約二リットルの水分を摂取することが勧められている。そして、その量を飲み干したうえで、もっと多く飲むようにという点がつねに強調されている。このように、喉が渇いて脱水症になるのではないかということが最近では心配されているが、それを裏づける科学的根拠はあるのだろうか？　一言で答えれば、ノーだ。脱水症への懸念を裏づける根拠はまったくない[3]。一方、高齢者の水分摂取量を一〇年にわたって調べた綿密な研究によれば、腎機能や死亡率などの指標において、水を多く摂取したことによる効果は示されなかった。

水道水がこれほど怖がられる理由の一つとして、塩素などの化学物質が健康に悪いのではないかという不安が挙げられる。塩素は気体で、水に加えると、すぐに蒸発する。塩素は、細菌を減らして感染症を予防するため、アメリカやイギリスをはじめとする多くの国で水道水に加えられている。水道水における残留塩素の濃度は、塩素が注入された浄水場から家の水道管までの距離によって異なる。すべての国が水に塩素を日常的に加えているとは限らないが、だからといって、そうでない国の水の安全性が低いわけではない。オランダは水に塩素を入れていないが、水道水を介した感染症の発生は、塩素注入が法律で義務づけられているイギリスやアメリカの三分の一から四分の一にとどまる。(4) 地域によっては、塩素の代わりに塩素を含む化合物が消毒に用いられ、なかには何日も残留する可能性のある化合物もある(たとえばクロラミン)。一般的に、ほとんどの水道水は、ろ過せずに飲んでも安全だが、浄水器を購入すれば、残留塩素の濃度をさらに下げることができる。私は北ロンドンの自宅で、水質試験紙を用いて水道水をチェックしたところ、遊離残留塩素は一ｐｐｍ未満だったので、おおいにほっとした。

理屈のうえでは、水道水に高濃度の塩素が含まれていると、腸内微生物によくない可能性があるが、プールの水をしょっちゅう飲んでいるのでもない限り、腸に入ってくる塩素はごく微量だ。もっとも、水道水で問題とされるのは塩素だけではない。高価な活性炭フィルターや逆浸透膜浄水器を購入するのなら話は別だが、水道水にはイブプロフェンやエストロゲン、抗菌性物質、抗うつ薬などの一般的な医薬品がほんの少し残留している。(5) 残留濃度は低いが、それらの医薬品はわずかながら累積的な影響を及ぼす可能性がある。たとえば、遺伝子の働き方を変えるかもしれない(このように、遺伝情報が後天的に決定される仕組みをエピジェネティクスという)。(6) ただ、水道水に化学物質が残留していることは、水道水からボトル入り飲料水に切り替える理由として正当なものだと思えるかもしれないが、二〇一三年の調査では、ボトル入り飲料水も水道水とたいして違わなかった。ボトル入り飲料水の二〇ブランドのうち一三ブランドで、水道水で見つかるのと同じような化学物質が検出され、なかにはビスフェノールA（BPA）などの内分泌攪乱《かくらん》物質もあったのだ。(7) BPAはプラスチックの原料として用いられる化学物質だが、遺伝子や性ホルモンに微妙な影響を与える可能性があるため、今では多くの国で、食品容器での使用が禁止されている。BPAは出生児の低体重に関連があるほか、乳がんや前立腺がん、卵巣がんといったホルモン関連がんのリスクの上昇と関連している。(8) 食品メーカーは、BPAを含まない「BPAフリー」プラスチックに切り替えることで消費者の不安に対応しているが、EUやアメリカの規制当局は、人間の健康に対するBPAの影響については、研究データがまだ決定的なものではないと述べている。(9)

私たちは、避けるべき悪い化学物質にこだわりがちだが、摂取できなければ困るミネラルが一つある。フッ素だ。フッ素は天然のミネラルで、量はさまざまだが水道水に含まれている。フッ素は歯磨き粉にも配合される。フッ化物（フッ素の化合物）は虫歯を減らすのに効果があることが証明されており、七〇年以上前から多くの国で水道水にフッ化物が添加されている。(10) 水道水に含まれるフッ化物の量は、地域によって異なる。なぜなら、フッ化物がほかの水道よりももともと多く含まれている水道もあるからだ。二〇一六年から二〇一七年、イギリスでは五歳児の四分の一に虫歯があった。砂糖の摂取量が多いせいで、虫歯のある子どもの率は上昇し続けている。だから政府は考えるまでもなく、フッ化物を添加した水道水をもっと飲むように、子どもにも大人にも働きかけるべきだろう。というのは、それは安全かつ手軽で効果的な公衆衛生対策であり、加糖飲料を控えさせる手段でもあるからだ。

私たちはまた、ボトル入り飲料水の生産が環境に与える影響にも目を向けなくてはならない。ボトル入り飲料水を生産するのに必要なエネルギーは、同量の水道水を生産する場合の二〇〇〇倍にのぼる。なお悪いことに、一リットルの水を浄化するのに約四リットルの水が必要とされ、容器のペットボトルを製造するのに一〇リットル以上の水が必要だ。そのうえ、ボトル入り飲料水は、需要の高いロンドンやニューヨークのような都市まで何千キロも輸送しなくてはならない。「フィジーウォーター」などの高級ブランドは、「カーボンニュートラル」だと主張している。売り上げの一パーセントを環境保護プロジェクトに再投資し、フィジー諸島で植林しようとしているからだ。しかし、こんなポーズにすぎない取り組みでは、ボトル入り飲料水の生産に伴う膨大なエネルギーコストやプラスチックごみによる環境負荷を解消できない。つまり、その程度では排出される二酸化炭素をちゃらにはできないのだ。

ボトル入り飲料水を購入する人の多くは、ボトルをリサイクルしようとする。そうすれば、環境廃棄物の多くを減らせると思っているからだ。しかし私たちは、リサイクルされるボトルは世界で五本に一本にも満たず、再生ペットボトルの原料となるのはさらに少ないことに気づいていない。イギリスでは、リサイクルされたペットボトルのうち、ペットボトルに生まれ変わるのはわずか一〇パーセントだ。多くの国がプラスチックの使用量を懸命に減らそうとしているが、中国やインドネシア、フィリピンは違い、それらの国では、管理されずに排出されるプラスチックごみが世界でも特に多い。[11] イギリスのコーンウォール地方の美しい海岸でさえ「プラスチック戦争地帯」と言われており、嵐のたびにペットボトルやストロー、包装容器が浜辺に流れ着く。世界では毎秒二万本近くのペットボトルが消費されており、それらはいたるところにたまりつつある。

プラスチックごみのほとんどは、最終的に太平洋などの海を漂流する。プラスチックごみが滞留している悪名高い海域がある。そこは「太平洋ごみベルト」として知られ、面積はフランスの国土の二倍に相当する。プラスチックの一部は確かにリサイクルされるが、それは想像するほどの量ではない。海洋魚の多く（イギリスの海域で獲れる魚の三分の一を含む）の体内は、ペットボトルが劣化して粉々になったマイクロプラスチックだらけであり、それを人間が摂取することになる。[12] これらの微粒子が人体や腸内微生物とどのように相互作用するのかは、まだ解明されていないし、まともに想像することさえできない。毎年、約八〇〇万トンのプラスチックごみが海に流入しており、その多くはアジアからだ。プラスチックごみを減らす確実な方法の一つとして、飲料水の容器をペットボトルからガラス瓶に切り替えることがある。ガラスはリサイクルしやすく、化学物質で水を汚染することもないし、食物連鎖に入らない。だが、ガラス瓶はペットボトルより少し高くつく。おそらくそれが、飲料水の供給をますます支配するようになっている多国籍企業（コカ・コーラ社、ペプシコ社、ネスレ社、ダノン社）がガラス瓶に戻すことに尻込みしている理由だと思われる。

ボトル入り飲料水は環境によくないし、水道水より健康によいわけでもない。では、少なくとも水道水よりおいしいのだろうか？　味の評価は完全に主観的なものだが、それでもボトル入り飲料水が水道水よりおいしいとはおそらく言えない。目隠しの味覚テストでは、水道水のほうが、ほとんどのミネラルウォーターより高いスコアを示している。ボトル入り飲料水の味については、イギリスのワイン雑誌『デキャンター』が二〇〇七年にロンドンでおこなった目隠しの味覚テストが有名だ。そのテストでは、ワインテイスティングの専門家たちに二四のブランドのボトル入り飲料水を比較してもらった。その結果、古きよきロンドンの水道水は三位だった。値段は、一リットルあたり〇・一ペニーもしない。成績が下位だったボトル入り飲料水には、ニュージーランド産の水もあった。それは火山の地下からくみ上げられた水で、値段は水道水の五万倍もするのに、みじめにも順位は一八位だった。『デキャンター』誌の調査以降、ほかの味覚テストでも似たような結果が出ている。つまり、値段と味に明らかな関連はなく、ニューヨークの水にせよロンドンの水にせよ、水道水の得点はかなり高いことが多い。ただ、味覚テストから、ブランドによって水の味が異なるということは確かに示された。おそらく、ミネラルの含有量が異なるからだろう。私は好奇心にかられ、実験で用いる蒸留水の味見をしてみた。すると妙に苦くてまずかった。その理由は、蒸留水でミネラルが除去されていることにありそうだ。ある説によれば、人体にとっては、唾液の成分と調和してバランスが取れるように、水に塩（塩化ナトリウム）やカルシウムなどの天然のミネラルが入っていることが必要であり、そうでない場合には味蕾が味の刺激を受け取らないという。[13]

人びとに、炭酸飲料やフルーツジュース、コーディアル〔ハーブや果物をシロップに漬けたノンアルコール濃縮飲料〕などの甘くて虫歯の原因になる飲料ではなく、水をもっと飲んでもらうのは、もちろんよいことだ。とはいえ、不安や誤った情報を利用してボトル入り飲料水の市場を拡大することは、地球にも財布にもやさしくない。もしあなたが幸運にも、世界で特に先進的かつ安全な飲料水システムがある国々にいるのなら、ボトル入り飲料水の必要性を正当化するのは困難だ。

飲む水を水道水からボトル入り飲料水に切り替えても、健康効果が得られるわけではない。それにペットボトルには、化学物質や有害かもしれない物質が多く含まれている。高価なボトル入り飲料水にこだわる前に、目隠し味覚テストで本当に味の違いがわかるかどうかを調べてみるといいだろう。私のように、水道水のほうが好きだという結果が出るかもしれない。水道水を飲むことを続ければ、毎年、地球上に五〇〇〇億本のペットボトルがたまるという世界的規模の罪を減らせるし、マーケティングの力にも立ち向かえる。

# 20 アルコールは飲んでもいい?

**定説** 飲酒は健康に悪いと決まっている

何の罪悪感もなくワインやビールを友人たちと楽しめた時代は、過去のものとなった。政府はアルコールについても目を光らせており、イギリスやオランダなどの国では、一日あたりの飲酒量について、ワインならグラス一杯以下、ビールなら一パイント(約五七〇ミリリットル)以下にすることを国民に求めている。私たちは、アルコールを飲むと、がんや肝疾患、心疾患などの多くの病気のリスクが高まると聞かされている。これは、適度な飲酒が今も積極的に奨励されている地中海諸国とは大違いだ。地中海諸国の飲酒パターンは、アングロサクソン文化とはまったく異なる。地中海諸国では、小柄な老婦人たちが毎晩のように地元のバーやカフェに集い、付き合いで友人たちと飲酒する光景が見られる。子どもは一二歳になったら、食事のときに薄めたワインを楽しんでよい。イギリス人はアルコール好きで、平均の飲酒量は多い。それでも、一九九〇年には一二・六リットルだった一人あたりの年間摂取量は、二〇一七年には一〇・四リットルへと二〇パーセント減っており、一六〜二四歳のイギリス人の三分の一は、まったく飲酒しないようになり始めている。

同様のパターンが、酒豪国の多い東ヨーロッパ全体にも現れている。そのようなことから、一〇年以内にヨーロッパは飲酒量が世界で最も多い地域ではなくなり、韓国とブラジルが飲酒量の特に多い国々の仲間入りをすると見られている。平均的なアメリカ人の飲酒量（年間八・七リットル）は、すでに平均的なイギリス人よりも少ない（イギリスでもビールの売り上げは毎年一〜二パーセントずつ減っている）[1]。一方、ノンアルコールビールの売り上げは、世界全体で二〇一九年に前年比で約二五パーセント増え、ノンアルコール飲料市場は二〇二四年には二五〇億ドル以上に達する見込みだ。毎週、世界各国の首都に新しいノンアルコールバーが開店している。だが、飲酒量が全体的に減少傾向を示しているとはいえ、まだ問題がある。世界で年間三〇〇万人以上が飲酒に関連する原因で死亡しているのだ（これは死亡する人の二〇人に一人にあたる）。集団レベルで見た場合、アルコールの有害度は大麻やコカイン、ヘロインの一〇〇倍あるということが、一貫して主張されている[2]。

大量の飲酒は、どう見ても健康に悪い。アメリカでは、飲酒する人の約一〇パーセントが依存症になる。依存症が肝疾患、心の健康問題、自殺や早期死亡につながることも少なくない[3]。過度な飲酒は、怪我、悪酔いによる欠勤、交通事故、警察の取り締まり、急性アルコール中毒による救急搬送、アルコール関連疾患など、膨大な社会的コストをもたらす。全体的な飲酒量は減っているかもしれないが、三六カ国の一二五万人以上を対象とした最近の世界的な調査から、イギリス人は過度な飲酒という観点で世界のワーストクラスだとわかった。平均すると、飲酒するイギリス人は、週に一度くらい暴飲する。多くの人は友人たちとの付き合いで飲んでいて暴飲してしまうのだが、過度な飲酒は犯罪、攻撃的な態度、肉体的な暴力や性的暴力といった反社会的な行動を引き起こす可能性がある。

だが、話はそれほど単純ではない。フランス人の飲酒量は多いが（平均で一人あたり年間一一・八リットル）、平均寿命は国内総生産（GDP）の上位一二カ国のなかで三番目に高い。[4] 一九七〇年代後半以降におこなわれた複数の観察研究によって、少量から中等度の飲酒（一日あたり一〜二杯）をする人びとでは、まったく飲まない人びとと比べて、心疾患による死亡が少ないことが一貫して示唆されている。[5] 飲酒量と死亡の関係は、飲酒量がきわめて多い場合ときわめて少ない場合の両方で死亡リスクの上昇が見られるので、J字型曲線やU字型曲線と言われることがある。これらの研究は観察研究なので、バイアスが入りやすいが、飲酒に関する科学的根拠としては観察研究が最高レベルだ。なぜなら、ランダム化比較試験では被験者に飲酒ないし禁酒を何年も強いる必要があり、そのような研究は倫理的配慮の面から不可能だからだ。これらの観察研究から飲酒の心臓保護効果が示唆されているわけだが、イギリスでは、保健省が飲酒とがんに関する新しいデータを二〇一六年に発表した際、こうした効果は無視された。[6] 保健省の報告書によれば、習慣的に飲酒している人では、飲酒量によらず、がんになるリスクが高く、飲酒量とともにリスクはますます高くなるということだった。このリスクは、女性と男性で差があった。そして女性の場合、安全な飲酒量はなく、一週間あたりグラス一杯のワインを飲んでも、がんのリスクにさらされると予測された。また、このガイドラインでは、以前の研究からの報告を黙殺し、アルコールによる心臓への健康効果はほとんどの人にはないと述べていた。これを受けてイギリスは、推奨される飲酒量を男女ともに、一日あたりワインなら小さなグラスで一杯（一七五ミリリットル）、ビールなら二杯に引き下げた。この量は、一週間あたり最大で一四単位（純アルコールで一一二グラム）に相当する。

イギリスのガイドラインは現在、ヨーロッパのなかでも特に厳しい部類に入る。それによれば、推奨される飲酒量は、飲酒に対する意識が高く合法的に飲酒できる年齢が二一歳であるアメリカよりも少ない〔イギリスの合法的な飲酒年齢は一八歳〕。アメリカでは、男性は一週間あたり二四・五単位（純アルコールで一九六グラム）、つまり一日あたり一般的なアルコール飲料を二杯まで飲んでもよいとされている。これは、イギリスのガイドラインで男性に対して設定されている量の二倍に近い。ちなみに適切な飲酒量や安全な飲酒量に関する国際的なコンセンサスはない。イギリスのガイドラインでは安全な飲酒量はないとされているが、ワインを愛するチリでは、一日あたりグラス六杯、つまり一週間あたり四九単位までなら「健康リスクは低い」と考えられている。国によって飲酒量の目安が異なるという事実から、飲酒量に関する科学的結論は、言われているより不確かだということがわかる。

イギリスの飲酒ガイドラインは、多くの研究者から激しく批判された。二〇一七年に発表されたアメリカの新しい二件の研究は、イギリス当局のアドバイスとは食い違うものだった。アメリカの研究では、三三万三〇〇〇人が一二年にわたって追跡された結果、一日に一～二単位のアルコールを飲んだ人びとでは、まったく飲まなかった人びとより寿命が長く、心疾患にかかっている割合が約二〇パーセント低いことが示されたのだ。(7) 研究者たちによれば、アルコールの健康効果は、いくつかのがんのリスクがわずかに高まることを上回るということだった。このほか、脳への影響を見た研究もあった。ある研究では、三〇〇〇人のアメリカ人を晩年の三〇年間追跡したところ、少量の飲酒によって記憶障害や認知症の予防効果が認められた。この知見は、二〇一七年に発表された詳細な研究によって裏づけられた。それは、脳スキャンを利用してイギリスの五五〇〇人の公務員を三〇年間追跡した研究だ。(8) この研究によれば、認知症のリスクは、一週間あたりワインをグラス六杯以上飲む被験者たちでは高く、ときおり飲む被験者たちではやや低かった。このような少量の飲酒による多少の予防効果は、より大きな集団である九〇〇〇人以上の公務員を対象として、脳スキャンを利用せずに認知症のリスクを調べた研究でも確認された。(9) なお、アルコールについては、見落とされがちな側面がもう一つある。それは、アルコールが多くの人びとに喜びをもたらし、コミュニティの社会的絆を高めうることだ。このようなことは、寿命の延長や心の健康の増進に重要な役割を果たす。(10)

アルコールと健康リスクに関する分析結果が二〇一八年に二件発表され、心疾患を含めて広範な健康リスクを合わせて考慮した場合、飲酒量の「安全な上限」はないことが示唆された。また、数カ国の約六〇万人の飲酒者を対象とした新しい分析の結果も発表され、これは「アルコール摂取により心臓発作のリスクはわずかに低下。だが全体として死亡率は確実に上昇」という見出しで報じられた。ただし、この論文の奥深くには、心臓発作を減らす効果が最も大きいのは一日に一～二単位の飲酒量であるように見え、その程度の飲酒をする人びとでは、まったく飲まない人びとより死亡率が三〇パーセント低いという知見が埋もれていた[11]。

さらにもう一つ、発表ずみの研究データを要約した大規模な研究の結果が、数カ月後に公表された。それはビル＆メリンダ・ゲイツ財団が資金を提供した研究で、アルコールと、病気や交通事故などの二三種類のよくある有害な健康問題に関連があることがわかった。やはりこの研究でも、全死亡率との関連において、これくらいなら安全とされる飲酒量は示唆されなかったが、適度な飲酒によって心疾患や糖尿病の予防効果がいくらかあることは認められた。この分析では、酒をまったく飲まない人の健康問題のリスクに関するデータをあえて示さなかった[12]。そのようなデータは誤解を与えかねないと、研究者たちが考えたからだ。しかし、データを相対リスクとして示すこと、言い換えれば、非飲酒者群に対する飲酒者群の相対リスクだけを示すことのほうが、より誤解を招く。なぜなら、個人のリスクを把握するためには相対リスクより絶対リスクのほうが重要だし、絶対リスクによって、飲酒量が少量なら飲酒関連問題が起こる可能性がきわめて低いことを説明できるからだ。この研究では、アルコールを一日にグラス一杯飲むと飲酒関連問題のリスクが〇・五パーセント上がると結論づけられた。これを受け入れたうえで、相対リスクを絶対リスクに変換すれば、一日にグラス一杯の飲酒によって、飲酒関連問題の影響を受ける人が飲酒者二万五〇〇〇人あたり一年に一人増えることを意味する。[13] これは、アルコールがすべてワインの場合、ワインが一二五万本消費されるごとに（二万五〇〇〇人が一日にグラス一杯、つまり一週間あたり一本を一年にわたって飲むという前提）、アルコール関連問題が一年に約一件多く発生するということだ。これを自分に置き換えてみると、一人で一〇〇万本に到達することさえ無理だろうから、私は毎晩グラス一杯のアルコールを飲んでもリスクは低いと見ている。それに、まったく飲酒しないことが健康によいという科学的根拠は弱いようだ。

アルコールの分解能力は人によって違う。アルコールをすみやかに効率よく代謝できれば、血中に入る量が減る。ということは、体への影響が少ないので、酩酊《めいてい》する可能性も低くなる。だが残念ながら、アルコールの分解能力を変えることは難しい。なぜならそれはおもに、おそらく性別も含めて、民族や年齢、体の大きさといった自分では制御できない要因によって決まるからだ。たとえば、東アジア系の人の三分の一以上には、アルコールを分解するのに必要なアルデヒド脱水素酵素の活性型がない。[14] そのような人が飲酒するとアセトアルデヒドが血中に蓄積し、不快感を伴う重度の顔面紅潮が生じる。

イギリスやオーストラリアでは、飲酒量について男女を問わず厳しい制限が設けられているが、スペインやアメリカでは、男性は女性のほぼ二倍飲んでもよいことになっている。また一九八〇年代まで、アルコール依存症はもっぱら男性の問題だと考えられていたこともあり、アルコールに関する研究のほとんどは男性でおこなわれた[15]。

大規模な研究がなく一貫性も認められないが、いくつかの研究データから、女性は男性よりアルコールの影響を受けやすいことが示唆されている[16]。二〇一九年、メディアがある研究データを取り上げ、女性がアルコールとがんの「致命的な関連」を気にしていないと指摘した[17]。その研究データからは、毎日グラス二杯のワイン（またはダブルのジントニック）〔イギリスではダブルはジン五〇ミリリットルに相当〕を飲むと、生涯で乳がんになるリスクが一・五パーセント上がることが示唆されている。これは、乳がんになる平均リスクが一一パーセントから一二・五パーセントに上がる可能性があるということだ。近親者に乳がん患者が多くいる女性なら、一・五パーセント上がるというだけでも、飲酒するかどうかの判断が左右されるかもしれない。だが、たとえ乳がんの生涯リスクに関するこのデータが正確だったとしても（実際には違うが）、ほとんどの女性にとって、飲酒による乳がんのリスクはごくわずかだ。個々の女性が乳がんになるリスクを見極めるためには、体重増加や妊娠、運動不足など、さまざまなリスク因子を考慮に入れる必要があり、飲酒はそのようなリスク因子の一つにすぎない。以上をまとめると、過度な飲酒は間違いなく男女どちらにとっても問題だと言えるものの、確かなデータがまだ十分ではないので、女性は飲酒量を男性よりかなり少なくすべきだという結論はまだ出せない。

最近まで、アルコールが腸内微生物叢にどんな影響を及ぼすのかや、特定のアルコール飲料がほかのアルコール飲料より健康によいのかどうかを調べた研究はほとんどなかった。これについては、スペインでの小規模な臨床試験で、いくつかの飲料を被験者たちに数週間ずつ順に摂取してもらった結果、赤ワインは腸内微生物の多様性を高める効果がジンや水より強いこと、それに赤ワインによって血圧も下がることが示唆されている[18]。また、ほかの研究によって、ワインに含まれている主要なポリフェノールの一種であるレスベラトロールの作用が、腸内微生物によって強まることが示されている。別のアメリカの研究では、飲酒によって口腔内の微生物の組成が変わることが示されたが、集団を長期的に調べたデータはほかにない[19]。幸いにも、私たちが進めている双生児研究（ＴｗｉｎｓＵＫ）では、イギリスの一四二一人の双生児を対象として、腸内微生物叢に対するアルコールの総摂取量、飲酒頻度、アルコールの種類（ビール、シードル、蒸留酒、白ワイン、赤ワイン）の影響を検討した。その後、アメリカとベルギーの二つの別の集団でも調べたところ、イギリスの研究結果が再現された。これらの研究から、三つの集団すべてにおいて、赤ワインを毎日飲むと腸内微生物の多様性が有意に高まるが、ビールや蒸留酒にはそのような効果はないことがわかった[20]。白ワインも腸内微生物の多様性を高めたが、その程度はわずかだった。おそらく赤ワインとは違い、ブドウの皮に由来するポリフェノールが少ないからだろう。職人がつくったシードルのなかには、ポリフェノールが赤ワインより多く含まれているものもあるが、私たちの研究ではシードルを飲んでいた被験者が少なかったので、効果を確かめることはできなかった。というわけで、適度な量の赤ワイン（グラス一〜二杯）を飲むことは、腸内微生物のためになるだろうし、腸内微生物は赤ワインの健康効果を説明するうえで重要な鍵となる可能性がある。

調査によると、多くの人びとが飲酒量を減らそうとしている。それを表す最近のトレンドとして、「ドライ・ジャニュアリー（一月は禁酒しよう）」などがある。これは二〇一四年にイギリスで始まった世界的なチャリティーキャンペーンで、飲みすぎやすいクリスマスシーズンのあとに一カ月間の禁酒を奨励する運動だ。二〇一九年には四〇〇万人以上のイギリス人、アメリカ人の飲酒者の五人に一人が一月に禁酒しようとした。追跡調査によると、一カ月間の禁酒をやり遂げた人の七一パーセントが、以前より活力があり、睡眠の質もよくなったと答えた。そのような人びとでは、二月に飲酒量が跳ね上がることもなく、問題のある飲酒もその後少なかったという。イギリス当局は休肝日を週に二、三日設けることを勧めているが、その効果を裏づける科学的根拠はあまり多くない。[21] だが専門家たちは、休肝日を週に一日つくり、飲酒する日でも量を少し控えたほうが、おそらく健康のためによいという点に同意している。試しに休肝日を設けて、集中力が高まるかどうかや、より安眠できるかどうかを確かめてみるといいだろう。

政府は、大量に摂取すれば健康に悪いことが明らかなもの、つまりアルコールなどへの制限を強化したりガイドラインを押しつけたりして、国民の健康維持に貢献しているような印象を与えようとする。ただし、ガイドラインの指示と政府の措置は互いに矛盾することがある。それは砂糖（糖類）に対するアプローチに二面性があるのと似たような状況だ。北欧のいくつかの国を除けば、アルコールの値段は安いうえ、世界的にますます安くなってきた。アルコールの値段は、世界のほとんどの地域で、ほかの種類の商品と比べて相対的に下がっている。イギリスでは、ウォッカはスーパーマーケットで標準サイズの瓶一本が一一ポンド未満で買えるし、ウォッカにフルーツジュースを加えたカクテルは一リットルで四ポンドだ。イギリス政府は、蒸留酒一本につき価格の七七パーセントを酒税として徴収する。二〇一七年には酒税による税収が一一〇億ポンドあり、アルコール関連問題による医療費などの推定の社会的コストを上回った。アメリカではアルコールはさらに安く、ウォッカは一本あたり九ドルもしない。酒税は全米で一九八〇年以来、約三〇パーセント下がった。[22] 可処分所得と比較して、アルコールの購入費用は一九八〇年以降、四分の一になったことになる。アルコールの単位あたりの酒税は五セントに満たない。だが、アルコールによって巨大な経済的コストが生じる。ある推定によれば、アメリカではアルコール飲料一杯あたり二ドル以上のコストを納税者は負担している。[23] アルコール飲料、特に安いアルコール飲料を値上げすれば、問題飲酒を予防して命を救えるが、加糖飲料や加工食品と同じで世界的に酒類業界のロビー活動は強い影響を及ぼしている。世界中の政府は、国民に飲酒量を減らすよう呼びかける一方で酒類業界に助成金を出しており、偽善的だ。

過剰な飲酒は、飲酒に関連する社会問題も含めて有害だという点に異議を唱える人はいない。だが、不適切なアドバイスを信じて、夜にグラス一杯のワインを飲むのをやめてしまう人びともいる。最近のあらゆる観察研究から、ほとんどの人にとって適度な飲酒は、まったく飲まないか、飲みすぎる場合よりも心臓の健康によいという結果が出ていることを覚えておいてほしい。ガイドラインには、推奨されるアルコールの摂取量の単位や純アルコールのグラムが示されているが、それは混乱を助長している。というのは特に、アメリカやイギリスなどの多くの国では「グラス一杯」の量が過去三〇年で倍に増えているからだ。[24] それに対して地中海諸国では、グラスのサイズはあまり変わっていない。

飲む量を減らす最も手っ取り早い方法は、ビールやワイン用のグラスを今より小さなものに買い替え、休肝日を週に何日かつくることだ。もちろん、(小さな)グラス一杯か二杯で止めるのが難しいときもある。とりわけ、アルコール飲料が安く、飲むのが文化的に重要な国ではそうだろう。だが、個人にとってアルコールのリスクがどの程度あるのかは、より率直に透明性のある形で示されるべきだ。政府に国民の健康を守る義務があるのは明らかなのだから。ただ、問題とすべきは過度な飲酒であって、グラス一杯の上質なワインを飲みながら、ゆったりと食事をしてくつろぐことに目くじらを立てるべきではないと思う。乾杯!

# 21 フードマイレージ

**定説** 地元産の食品がつねに最良である

アメリカでは、通常の食品は家庭の食卓に到達するまでに一五〇〇マイル（約二四〇〇キロ）運ばれる。イギリスはかつて、世界の多くの品種のリンゴを生産していた。だが、今ではリンゴの七〇パーセントを輸入しており、なかには一万マイル（約一万六〇〇〇キロ）以上運ばれてくるものもある。バングラデシュでは、エビは主要な輸出品であり、養殖されたエビの九五パーセントが五〇〇〇マイル（約八〇〇〇キロ）以上運ばれていく。エビの養殖はイギリス国内でもおこなわれているうえに、バングラデシュでは四〇〇〇万人（人口の二五パーセント）の食料が十分でないにもかかわらず、エビのカクテルを食べたいという私たちの欲求を満たすためにバングラデシュから輸送されるのだ。メキシコからは、二〇億個以上のアボカドがやはり同じくらいの距離を運ばれていっているが、それにはメキシコの森林破壊や化学合成物質の過剰使用という代償が伴う。ハワイはサトウキビを栽培しているが、小袋入りの砂糖は一万マイルを移動してからハワイのカフェに戻ってくる。世界の食料輸送には、環境や社会、経済への莫大な負担がつきものだ。こうした負担には、大気汚染や温室効果ガス（二酸化炭素、メタン、一酸化窒素など）の増加による地球温暖化も含まれる。この温室効果ガスが増えると、地球からの熱の放出が減って気温が上がる。

これらの影響に対する懸念が高まり、いわゆる「フードマイレージ」の削減に関する議論が導かれた。「フードマイレージ（フードマイル）」はシティ大学教授で消費者運動家のティム・ラングが一九九二年につくり出した用語で、食品が生産者から最終消費者に運ばれるまでの距離を意味する。まじめな消費者は、このような食品の輸送に伴う環境負荷を減らして地球を守るため、今では地元産の食品を購入している。つまり、世界的なスーパーマーケットチェーンではなく地元の農場直売所や地元の供給業者からイチゴやトマトを買って、環境の保護や、経済や生産者の支援に取り組んでいるのだ。地元で生産されたものを買うということは、食品が工業的に製造された容器に入れられて世界中から何千キロも航空機で運ばれてくるのではなく、農家の畑から食卓にまっすぐにやって来るということだ。こうした地産地消は簡単そうに聞こえるし、一見いいことづくめのようだ。

おそらく地元の生産者は、農薬や除草剤を減らす（第22章を参照）、地元の野生生物の多様性を支えるなど、持続可能な農業によって環境を保護しようとするだろう。だが、地元産の食品を買えばフードマイレージや二酸化炭素排出量が減るので環境を保護できるという主張は、正しいとは限らない。世間で思われているのとは違い、地元産のイチゴやトマトでも季節外れに買うとなると、食品一キログラムあたりの生産や輸送にかかるエネルギー量は、海外からの輸入品を買う場合とたいして変わらないので、環境に優しいわけではない。だから、地元産の食品は、ぜひ旬の時期に利用しよう。イギリスなら、夏のあいだは地元産のイチゴを買うとよいが、一年中そうしたほうがいいとは思わないでほしい。

輸入品の果物や野菜はふつう、巨大なコンテナで運ばれる。したがって、輸送距離が長い分、二酸化炭素が余計に排出されるとしても、輸送される食品が大量なので、単位輸送量あたりの二酸化炭素排出量はそこまで多くはない。推定によれば、海上輸送は航空輸送の五〇倍、二酸化炭素の排出効率がよい。ただ、大量生産された果物や野菜に頼ることの大きなマイナス面は、それらが一般に、味ではなく供給量や供給安定性を重視して生産されていることだ。しかし、だからといってスーパーマーケットを利用する消費者のほとんどは、大量生産品の購入を思いとどまるわけではないようだ。ほとんどの輸入品は船や電車、大型トラックで運ばれる。環境への影響を見ると、これらのどの手段でも、地元での配達用小型トラックによる輸送と比べて、単位距離あたりの燃料消費量は少ない。実際、農場直売所と大量流通システムを比較したイギリスの研究では、消費者が車で地元の農場直売所に買いに行く場合のほうが、野菜を宅配してもらう場合よりも、二酸化炭素排出量削減の観点で劣ることがわかった。ただし、自転車を使うのなら、どちらの手段よりも優れている。[1] イギリスで消費される食品のフードマイレージは三〇〇億マイルと推定され、そのうち八二パーセントは国内で生み出される。二〇〇五年には、フードマイレージの半分以上が、ただ家から車で地元の食料品店に買い物に行くことで生じていた。というわけで、地元産の食品を買えば、それらが農場から食卓まで運ばれる距離は確かに減るかもしれないが、燃費の悪い自家用車で何度も買い物に出かけると、環境上の利点は相殺されてしまう可能性が高い。

食品輸送による二酸化炭素の排出量は、輸送の手段によって異なる。イギリスでは、大型トラックなどの重量物運搬車によるすべての輸送の約四分の一がイギリス各地における食品の輸送であり、それによる二酸化炭素の排出量は、道路車両全体による二酸化炭素の排出量の約一〇パーセントを占めている。アフリカからイギリスに輸入される果物や野菜は、四〇パーセントが空輸される。アフリカの一部の貧しい地域は、イギリスとの食品貿易に経済を依存しているので、最近、フードマイレージに関心が集まっていることに現地の生産者は不安を抱いている。アフリカから空輸される生鮮食品の購入をやめることは、一見すると環境保護の観点で理にかなっているかもしれないが、そうしたところでイギリスの二酸化炭素総排出量の減少幅は〇・一パーセント未満だ。航空輸送は環境負荷の点で注目されているが、世界のフードマイレージの一パーセントもない。二〇〇六年、イギリスの大手小売業者二社が、客に空輸品の購入をやめて地元産の食品を買うよう促すため、「空輸品」を表す新しい食品ラベルを導入した。この戦略は現在ならうまくいくかもしれないが、当時は売り上げに目に見えるほどの効果が出なかったため、中止された。食品ラベルに農産物の輸送手段を示している国はなかなかない。地産地消を支持する主張は、地元産の食品を購入すれば輸送に伴う二酸化炭素の排出量を減らせるという点では正しいが、それははるかに大きくて複雑な環境負荷の全体像の一部にすぎないので、フードマイレージだけを考慮するのはあまりにも短絡的だ。

あなたは、イギリスでウェールズ産のラム肉を購入することが、空輸された冷凍ラム肉を購入することよりも環境にとって悪いと知ったら驚くかもしれない。実は、一万一〇〇〇マイル（約一万八〇〇〇キロ）離れたニュージーランドから輸入されるラム肉は、意外なことにウェールズ産ラム肉より環境負荷が少なく、カーボンフットプリント〔商品の原料調達から生産、廃棄、リサイクルまでを通して排出された温室効果ガスを二酸化炭素の排出量に換算した数値〕が小さい。[2] 食品が、地元での生産方法よりも持続可能な形で生産されているのなら、輸送の影響はある程度相殺できる。ニュージーランドのヒツジは一般に、環境効率のよい水力発電を利用する農場で飼育されている。また、ニュージーランドの天候はイギリスよりやや温暖なので、牧草の生育がよく、年間を通じて放牧できるので、飼料が少なくてすむ。二酸化炭素の排出量は、イギリス産のラム肉では一トンあたり二八四九キログラムだが、ニュージーランド産のラム肉ではわずか六八八キログラムだ。これらの数字の正確さについては多少の疑問が投げかけられているが、ラム肉の生産はニュージーランドのほうがイギリスより効率的だという点に、ほとんどの人が同意している。

トマトはイギリス国内の地域で容易に栽培できるが、輸入量が特に多い農産物の一つだ。そして実のところ、スペインからトマトを輸入するほうが、イギリスの温室で生産するよりも、エネルギー効率の面で持続可能性が高い。それに、そのほうが消費者にとって安いというメリットもある。スペインも一年中日光に恵まれているわけではないが、消費者は形の整ったトマトが安定して供給されることを求める。そうした背景を踏まえ、スペインのアルメリア南部の農家はビニールハウスを利用することで、輸出向けにトマトの栽培時期を従来の期間（五月から一〇月）から一年中へと徐々に拡大してきた。トマト栽培は経済的に成功を収めることとなり、現在ではビニールハウス畑が六万四〇〇〇エーカー（約二万六〇〇〇ヘクタール）以上の土地を占めている。輝くハウス群は、宇宙から見える地上最大の人工建造物だ。地球のほかの地域で同じように自然の太陽光を活用しようとしても、寒い地域ではどんな方法だろうと、おそらく望むような結果は出ないだろう。ビニールハウスはコストがかかるが、旬があるイチゴなどの果物を栽培する場合、温室より二酸化炭素効率が高い。それに、ビニールハウス産のイチゴは、路地で有機栽培されたイチゴと比べても二酸化炭素効率が高い(3)。

ところで、何かの食品を国内で自然に生産できないのなら、その国の人びとは、そもそもそれを食べ続けてもいいのだろうか？　ヨーロッパ人が飲むオレンジジュースの八〇パーセント以上は、世界最大のオレンジジュース生産国であるブラジルから輸入されている。数年前の研究から、ドイツで消費されるオレンジジュースの需要を満たすのに必要なオレンジを栽培するためだけに三七万エーカー（約一五〇〇平方キロメートル）の土地が必要だということが示された。世界中のすべての人がドイツ人と同じようにオレンジジュースを飲んだら、単にオレンジを栽培するために三二〇〇万エーカー（約一三万平方キロメートル、およそギリシャの国土に相当する面積）の土地が必要になる。また同じ研究によって、地元で生産されたカシスジュースには、輸入オレンジジュースと同じくらいの量のビタミンが含まれているが、輸送距離が短いので、二酸化炭素の排出量ははるかに少ないとわかった。

さらには、同じ食品を輸出していながら、輸入もしている国もある。アメリカは世界有数のイチゴ生産国だが、その大半はカナダや日本に輸出されており、一方でアメリカ人はメキシコから輸入された安いイチゴに頼っている。同じく、ブルーベリーはコネチカット州で季節的に生産されるが、アメリカは、より安い品をチリから輸入している。このような場合、住民が地域の食料生産能力の範囲内で暮らし、遠方からの輸入品ではなく地元産のベリー類を消費すれば、持続可能性ははるかに高まるだろう。

太陽が照りつける暑い気候で栽培された地中海産トマトの味に勝るものはない。だから、人工光を利用した巨大な温室で、土を使わずチューブで水や肥料を与えて栽培されたイギリスやオランダの地元産トマトではなく、旬の時期にスペインから輸入されたトマトや家庭で育てたトマトを食べるようにすることは理にかなっている。それに冬のあいだは、地元でとれる冬が旬の果物や野菜をもっと食べるべきだ。

ありがたいことに、果物や野菜の自家栽培が広がりつつある。最近、都市部で農業が増えており、住宅の庭やテラス、バルコニーで果物や野菜がつくられているだけでなく、都心の学校やコミュニティセンター、さらには企業が、都市公園や共有の公園、施設の屋上で作物を栽培している。市民農園は、運よく借りることができれば、健康によいものを食べたいが新鮮な地元産の有機農産物を買う余裕はないという人びとにとって、安く利用できる選択肢になる。ただし、あまり勢い込むのはよくない。まずは現実的になって、都市農業と市民農園だけでは決してすべての人を養えないということを認識する必要がある。農地は世界の土地面積の三五〜四〇パーセントを占めるが、都市と郊外は合わせてもわずか一パーセントしかない。

フードマイレージを減らすことにばかり目を向けてしまい、環境問題の全体像を見失っている人もいる。地球環境を守り、気温の上昇を抑え、一〇〇億人に近づきつつある世界の人びとに食料が行き渡るようにしたいのなら、植物性食品をより多く食べ、動物性食品の摂取を大幅に減らして緩やかな菜食主義者《フレキシタリアン》になるといいだろう。その効果は大きいと考えられる。第9章で述べたように、畜産（おもに牛肉）では、動物を飼育するのに広大な土地が必要であり、畜産による温室効果ガスの排出量は世界の排出量の約一五パーセントを占めている。[4] イギリスでは、食事を変えるだけで食生活に関連する温室効果ガスの総排出量が一七パーセント減少し、寿命が平均八カ月延びると推定された。[5] 世界全体では、肉を含む食事から菜食に変えることによって、農地の約七六パーセントを自然な環境に戻すことができるだろう。[6] どの動物性食品についても、輸送や加工、包装といった生産の後ろのほうの工程はあまり重要ではない。たとえば、乳製品の最終製品の輸送に伴う二酸化炭素の排出量は、牛乳の生産段階のわずか一〇パーセントだ。一キログラムの牛肉の生産に伴う二酸化炭素の排出量は、農地を得るために森林を伐採することによる二酸化炭素排出量の増加を考慮した「炭素機会費用」という概念を取り入れると、一人の乗客がロンドンとニューヨークを航空機で往復したときの二酸化炭素排出量に相当すると推定されている。[7] たとえ、これらの正確な数値には議論の余地があるとしても（実際に論争の的になっている）、環境負荷を考えるうえで、地球上の食料供給源や食事の選択の相対的な重要性は無視できない。[8]

フードマイレージは、食品の持続可能性を評価するときに考慮すべき一つの側面にすぎない。この概念は、二酸化炭素の排出や食品輸送に関する話のきっかけとして役立つが、そろそろ食と環境について、より大きな視点から考えることが必要だ。現在、世界の家畜頭数は人口より速く増えている。もちろん、自家栽培の農産物や地元で職人がつくった食品はなるべく利用したほうがいいが、持続可能なラム肉、トマト、バナナを外国から手に入れるほうが環境に優しい場合があることに気づいてほしい。それぞれの食品について、輸送手段や生産方法、包装、輸送量を考慮したうえで二酸化炭素排出量に着目すべきだ。また、食料生産は気候変動、生物多様性の損失、土地利用システムの変化、淡水の使用、肥料からの窒素とリンの流れという五つの要素からなる枠組みを中心に成り立っているというグローバルな視点も欠かせない。

消費者にとっては、正確でわかりやすい情報が食品ラベルに表示されていることが必要だ。有機栽培トマトのカーボンフットプリントがビニールハウス栽培トマトより高いことが示されているなど、食品生産と環境に関する情報のなかには、わかりにくかったり一般受けしなかったりするものがあるとしても、ラベルの情報がわかりやすければ、消費者は確かな情報に基づいて食品を選べる。政府や小売業者が、地域の食料生産能力を重視しながら、自分で果物や野菜を育てたり旬のものを食べたりすることを市民に促してくれるとありがたい。イタリアやスペインなどでは、ほとんどの果物や野菜が一年の特定の時期しか食べられないことを消費者が受け入れているが、ほかの多くの国では、旬を大事にする文化が失われている。

季節に合わせて食べるには、考え方を変えることが必要だ。そうすれば、おそらく冬のあいだに新鮮なイチゴを食べようとは思わないだろうし、代わりにブラックベリー、スローベリー、冷凍ベリーを選べばいいことがわかる。同じく、アボカドやマンゴー、パイナップルが一年中供給されなくてもいいと思えるだろう。これらの食品を食べるのをやめる必要はないが、このような熱帯産の食品は、ふだんから欠かせない必需品ではなく、ときどき味わう楽しみだと思ってほしい。同じ考え方が肉や魚にも当てはまる。それらはほとんど遠い国から輸入されるので、環境への影響ははるかに大きい。今も肉を毎日食べているのなら、トマトの産地はどこなのかと気にするのは筋違いだ。肉や魚の摂取を減らすこと、質の高いものにお金をもっと出すこと、そして地元でつくられる別の選択肢を利用することを考えてほしい。食品の産地に近づくほど、生産方法や品質を確認しやすくなる。一方、飲料は食品とは違い、水以外は不可欠なものではないし、私たちの消費に伴うカーボンフットプリントのかなりの割合を占めている。だから、清涼飲料を控えることを検討してほしい。

まずは食生活を変えることに踏み出してみて、少しずつ変更を重ねていこう。たとえば、スーパーマーケットに車で行くのをやめる、食品の無駄をなくそうとする、使い捨てのプラスチック容器を使わないようにする、旬の食品を買う、余った食品を冷凍する、なるべく自家栽培をする、といったことを心がけるのだ。今挙げた項目のうち二つだけでも実行できれば、環境への負担を減らすのに役立つ。

そして、見た目は地味かもしれないが、安い野菜や果物を食事に取り入れよう。たとえば、イギリスでは根菜のパースニップ、カブ、ルタバガなどが冬に多く栽培されているし、アメリカではサツマイモ、スイートコーン、オレンジ、ブドウが豊富だ。食品選びのヒントがほしければ、地元の青果店に寄ってみよう。あるいは、新鮮な旬の有機食材を毎週届けてくれる地域の野菜宅配サービスを試してみるのもいいかもしれない。地元の優れた食品生産者を支えることは、間違いなく重要だ。それは健康だけでなく環境にもよいことだし、利用できる加工度の低い食品の幅を広げ、スーパーマーケットの力を弱めることにもつながる。ただし、環境にかかわる選択は、次世代のために地球を守るという大局的見地に立って考えることが必要だ。

# 22 野菜と農薬

## 定説　農薬や除草剤は安全である

グリホサートは世界で最もよく使われている除草剤だ。イギリスでは五〇〇万エーカー（約二万平方キロメートル）以上の農地で使われており、アメリカでは作物の九〇パーセントに対して使われている。グリホサートは、モンサント社（現バイエル社）がもともとタンクや金属パイプの化学洗浄剤として開発したものだが、土壌にたらすと、よく生えるさまざまな雑草を枯らすことがわかり、同社は除草剤として特許を取得した。グリホサートは一九七四年に発売されると、その後四〇年にわたり、毎年数十億ドルの売り上げを生み出した。グリホサートが人気を博したのは、効果的な除草剤だったからというだけでなく、作物と競合する植物を特異的に枯らすことができるうえに動物には害がなかったからだ。また、グリホサートを使えば畑の耕作を減らせるので、土壌の侵食や二酸化炭素の排出を抑えることもできた。重要なのは、ほかの除草剤とは違い、グリホサートは人間にとって安全だと世界各国の当局から見なされたことだ。それを受けてモンサント社は、グリホサートは食卓塩より安全に口にできると豪語した。

この除草剤を使えば、農家は作業効率や収穫量を上げ、農産物の価格を下げることができる。トウモロコシの種子は、グリホサートをまいても枯れないように遺伝子組み換えがなされた。そうすると、種まきとグリホサートの散布を同時におこなえるので、農産業にとってメリットがある。グリホサートは現在、七五〇種類以上の除草剤に含まれており、「ラウンドアップ」という商品名の除草剤が最もよく知られている。グリホサートは畑や庭、ゴルフ場の雑草を減らすために広く使われているほか、作物の収穫直前の噴霧もおこなわれている。作物の葉や茎を枯らして収穫を容易にするのだ。イギリス北部の海辺でも、雑草を駆除するために散布されている。そのため、地球上の人びとの大半が、多かれ少なかれグリホサートにさらされているわけだが、これは前例のない状況だ。グリホサートは世界的に売れたので、当然ながら綿密な調査の対象になった[1]。グリホサートの代替品を開発するには、数億ドルの費用と少なくとも一〇年の年月がかかると言われている。もし使用が段階的に禁止されたら、作物の収穫量が減る一方で二酸化炭素の排出量が増え、農産物の価格が上がるだろう。多くの農業従事者は除草剤に頼りきっているので、現状を変えることへの抵抗感は強いはずだ。モンサント社の主張によれば、八〇〇本以上の論文でグリホサートの安全性が示されているという。また、グリホサートはアメリカの環境保護庁やヨーロッパ食品安全機関、それに世界保健機関（ＷＨＯ）のさまざまな専門委員会の審査に合格している。

しかし二〇一五年、WHOに報告書を提出する専門組織の国際がん研究機関が農業界に衝撃を与えた。グリホサートに対する以前の評価を覆し、「おそらく発がん性がある」というグループに分類し直したのだ。(2)国際がん研究機関は、利用可能なすべてのデータを再検討し、実験動物でがんが引き起こされるという科学的根拠は説得力があると判断した。具体的には、検討された一五件の長期研究のうち七件で、リンパ腫を含めて腫瘍のリスクの上昇が認められた。当時、人間を対象とした研究のデータはわずかしかなかったが、それらの数少ない研究からも、グリホサートががんを引き起こすことが示唆された。こうして突如、食のサプライチェーンを支えていたおなじみの除草剤は、それまでよりはるかに厳しい目を向けられるようになった。

アメリカでは、カリフォルニア州の環境当局もグリホサートを、人間で発がん性の疑いがある物質として分類したが、アメリカ環境保護庁は科学的根拠を検討し、グリホサートは依然として安全だという見方を変えなかった。環境保護庁は農薬業界の強力なロビー活動の圧力を受けており、より厳しい食品医薬品局（FDA）の委員会も、グリホサートに関する科学的根拠を詳細に分析するのを農薬業界によって阻止された。ヨーロッパでは、ヨーロッパ食品安全機関が科学的根拠を検討したが、国際がん研究機関の報告とは異なり、発がん性を示す明らかな根拠を見出せなかった。そのため、賛否両論はあったものの、グリホサートを再承認した。

国際がん研究機関とヨーロッパ食品安全機関はその後も、利益相反の疑惑を含め、意見の相違をめぐって公然と論争を続けている。グリホサートを発がん性のある物質に分類するように助言した国際がん研究機関の主要な専門家は、グリホサートの健康被害についてメーカーを訴えた裁判を手助けしていたヨーロッパの弁護士グループから一六万ドルを受け取っていたが、弁護士グループとの関係について明らかにしなかった。[3] さらに、国際がん研究機関は発がん性の評価に関して神経質すぎるという評判もある。たとえば前述したように、赤身肉やベーコン、焦げたトースト、焙煎したコーヒー豆に対しても、人間のデータで発がん性が裏づけられていないのに、おそらく発がん性があるという評価をくだしたからだ。

ただ今では、グリホサートに関する報告書の数百万ページを占める安全性のデータは、ほとんどがメーカーから出されたものだということがわかっている。アメリカにおける最近の訴訟事例から、これらの文書に多くの欠陥があることが露呈している。単純な盗用もあったし、「第三者の」科学者が書いたかのように見せかけて、実はメーカー側が作成した報告書もあった。また、アメリカ環境保護庁が、メーカーから提出された動物での発がん性に関する実験データに基づいて、一九八五年にグリホサートを発がん性の可能性がある物質に分類したが、メーカーの巧妙なロビー活動によって、この決定が数年後に覆されていたこともわかった。

カリフォルニア州南部の一〇〇人の高齢者を対象とした研究から、尿中のグリホサート濃度が過去三〇年間でほぼ一〇倍になり、ほとんどのヨーロッパ人よりも高いレベルに達したことが示された。[4] とはいえ、この濃度でも十分に安全限度内だとされている。どうやら、動物で悪影響が出る濃度の数千分の一だからのようだ。ヨーロッパやアメリカの規制当局は除草剤や殺虫剤の残留濃度を定期的に監視し、それらが「安全な」レベルにあることを確認しているが、そもそもの基準が緩すぎはしないかという疑問には依然答えられていない。アメリカの「安全な」残留濃度が、より厳しいヨーロッパの数倍緩い値である一方、ヨーロッパの数カ国（ドイツやベルギーなど）を含む世界の一五カ国以上が、グリホサートの全面的な使用禁止を独自に表明している。(5)

カリフォルニア州の陪審団は二〇一八年、まれなタイプの血液がんである非ホジキンリンパ腫を発症した校庭作業員の男性に八〇〇〇万ドルの賠償金を支払うようモンサント社に命じる評決を出した。男性はグリホサートを含む除草剤のラウンドアップを定期的に散布し、何百ガロン〔一ガロンは約三・八リットル〕も使った。陪審団は、本件ではそれが発症の原因だと思われる十分な証拠があると述べた。最近では、庭の芝生にラウンドアップを頻繁に散布していた夫婦の一人が非ホジキンリンパ腫を発症し、四年後にもう一人も発症した件で、カリフォルニア州の別の裁判所がモンサント社に、懲罰的損害賠償金として二〇億ドルを夫婦に支払うよう命じた。だが、モンサント社は化学大手のバイエル社に六三〇億ドルで買収されたので、訴訟が上訴されて争われる可能性があり、賠償金が支払われるまでに何年もかかることもありうる。ほかにも九〇〇〇件の訴訟が係争中であり、バイエル社は原告に対する和解金として総額一〇〇億ドルの支払いを検討しているという話だ。

人間の疫学データは、はっきりしていないうえに一貫性もないため、非ホジキンリンパ腫の正確な診断や分類は難しい。だが二〇一六年、あらゆる血液がんと白血病を調べた質の異なる六件の研究を対象としたメタ分析の結果が発表され、グリホサートへの曝露に関連して、それらのがんの相対リスクが約三〇パーセント高まることがわかった（これは相対リスクとしては「わずか」だと言ってよい数字ではあるが）[6]。より最近の二〇一九年に発表された研究では、一般市民の五〜一〇倍のグリホサートにさらされたフランス、ノルウェー、アメリカの三〇万人以上の農業従事者が追跡された。この研究では、非ホジキンリンパ腫全体のリスクの上昇は認められなかったが、びまん性大細胞型B細胞リンパ腫というまれなタイプのがんの相対リスクは、若干だが三六パーセント高まったことがわかった[7]。これらの血液がんの発生率は過去三〇年間で目立つほど上がっているわけではないので、たいていの人にとってグリホサートの影響はほとんどないはずだが、仕事熱心な庭師や農業従事者が長年にわたって大量のグリホサートにさらされたら、いくつかのがんのリスクが実際に高まっている可能性がある。最新のデータから、有機リン酸エステル類のような、より強力な殺虫剤は、グリホサートよりずっと健康に悪い可能性があり、非ホジキンリンパ腫を含めて特定の免疫関連がんを引き起こすおそれがあると示唆されている[8]。

そもそもグリホサートのような化学合成物質が人気なのは、人間などの哺乳類には無害だとされていたからだ。グリホサートは植物体内の特別な生合成経路を遮断する。すると、植物は必須のタンパク質構成要素（アミノ酸）をつくれなくなるので枯れる。だが問題は、土壌に生息する微生物と人間の腸に生息する微生物が同じ生合成経路をもっていることだ。これは、微生物やその遺伝子がグリホサートの影響をひどく受けやすいことを意味する。グリホサートは微生物の正常な代謝を狂わせる。微生物は私たちの健康維持に役立つ物質を何千種類も生成しているが、グリホサートはそれらも変化させる。腸内微生物叢の役割として大きいのは、免疫系を安定させて過剰反応を起こさないようにすることだ。したがって、これらの除草剤や殺虫剤に長期間さらされたら免疫系に影響が出る可能性があるという見方は、論理の飛躍でもない。農薬の摂取と免疫疾患やアレルギー疾患のわずかな増加に関連があるという疫学的根拠が、弱い根拠ではあるもののいくつかあり、特にリスクの高い人びとでは、そのような傾向が認められている。リスクの高い人としては、幼少期に発達障害を発症する可能性のある子どもや、非有機農産物を食べている出産適齢期の女性などが挙げられる(9)。げっ歯類の研究は説得力に欠けるとはいえ、低用量のグリホサートを与えられたラットの子どもでは、脳やホルモンに問題が生じた。また、グリホサートによってマウスの腸内微生物が変化し、不安やうつ様の症状につながることが示されている(10)。最近のデータによれば、グリホサートはミツバチの腸内微生物叢も混乱させ、ミツバチの健康や授粉に影響を与えている。ミツバチの数が急速に減っているのは偶然ではないかもしれない(11)。

政府機関は、グリホサートは現在の使用量では人間にとって安全であり、食品に残留している量は定期的にチェックされているとして国民を安心させる。だが、グリホサートの使用量は増える傾向にある一方、安全基準は、げっ歯類に大量のグリホサートを与えてがんの発生が異常に増えるかどうかを調べた古い実験動物データに基づいている。たとえば、人間の腸内微生物叢にもっと微妙な変化が起こるのかといったことは調べられていない。私たちはグリホサートを心配すべきだろうか？　果物や野菜はどれも、こすり洗いし、皮をむく必要があるだろうか？　あるいは、値段の高い有機の果物や野菜に切り替える必要があるだろうか？

たとえ農薬の摂取量を減らそうと意識的に努力したとしても、少量の摂取は免《まぬが》れそうにない。洗っても残留物の一部しか取り除けないし、野菜や果物（特にベリー類）は、洗えば洗うほど自然な風味がなくなる。皮をむいても、内部まで浸透する化学合成物質に対しては意味がない。

有機農産物は、農薬の残留濃度が従来の農産物の四分の一か五分の一にとどまるかもしれないが、ゼロというわけではない。なぜなら、農薬は今や空気にも土にも水の供給源にも含まれているからだ。当然ながら、多くの人が有機認証制度やその価値について疑いを抱いている。だが皮肉とも言うべきことに、有機農産物の未来を信じている勢力がある。世界有数の食品大手だ。それらの企業は、親しみを感じさせる家族経営農場の絵柄を食品ラベルに載せて有機ブランドを展開し、有機農業生産者の買収を徐々に進めている。それは有機農産物の世界市場が、特に中国などで拡大しつつあることが見えるからだ。アメリカの有機酪農場のなかには、今や一万五〇〇〇頭のウシを飼育できるところもある。こうした例を見れば、遅まきながら、私たちのなかにある古き良き有機生産者のイメージは壊れていくかもしれない。

日頃から有機食品を食べたほうが健康によいのかどうかを調べた質の高い研究はないが、フランスでは約六万九〇〇〇人が有機食品とがんのリスクについて約五年にわたり追跡調査された。

その結果、一六種類の有機食品を日常的に食べていた被験者では、いくつかのがんのリスクが約四分の一低いことがわかった。[12] この研究は期間が短すぎたし、観察デザインにもお決まりのバイアスがかかっていたが、有機食品には確かに偶然以上のがんの予防効果があるように見えた。それにやはり、非ホジキンリンパ腫のリスクは、有機食品を日常的に食べていた被験者で低かった。これは、六八万人の女性を対象として、あらゆるがんのリスクを九年間追跡したイギリスの大規模な集団研究の結果とも似ている。ただし、その研究は有機食品を焦点としたものではなく、データの質はあまりよくなかったが。[13]

無農薬の有機農産物に対する姿勢は、国によって大きく異なる。現在、EUでは土地の六パーセント以上が有機農業に利用されているが、アメリカではわずか一パーセントだ。オーストリアなどの一部の国では、販売されている農産物のほぼ四分の一が有機で、有機農産物の消費が最も多いのはドイツだが、アメリカでは、有機農産物の割合は二パーセントもない。

食品の好みにもよるが、あなたは思ったより多くの除草剤にさらされている可能性がある。多くの一般的な果物や穀物では除草剤の残留濃度が高いこともよくあり、加工処理や洗浄、それに皮をむいてもあまり減らないのだ。朝食は楽しみたい、とはいえ有機食品を買おうとまでは思わないという人も、次のような話は聞き流せないのではないだろうか。実は、アメリカとイギリスの政府機関がそれぞれ、一般的な朝食用の食品ではグリホサートの残留濃度が特に高いことを見出したのだ。残留濃度はポリッジ用オーツ麦（オートミール）が最も高く、続いてオーツ麦シリアルの「チェリオ」、全粒粉ベーグル、全粒粉パンが高かった。さらに、有機ブランドの卵や、有機ブランドのいくつかのサンプルでもグリホサートが検出された[14]。健康的なふすまシリアルでも、試験されたものの多くで中〜高濃度の残留農薬が検出された。

私たちは、現在進めている双生児の研究から、人間に関する質の高いデータがじきに得られるだろうと期待している。ただ初期の研究では、菜食をするか、新鮮な果物や野菜をたくさん食べて健康的な食生活をしようとしている人びとのほうが、血中や尿中における農薬や除草剤の濃度が、実のところより貧しい食生活をしている人びとより高いことを示唆する結果も出ている。

私たちはみな、本来は食品に含まれていない物質を摂取したときの長期的な影響について、もっと考える必要がある。私たちはかつて、汚染物質や排気ガスについてあまり心配していなかったが、今では、それは愚かだったと気づいている。なぜなら、これらの物質は皮膚や肺を通じて体内に入り、脳などの多くの臓器に影響を及ぼすからだ。なかには、避けたほうが間違いなくいい物質もある。農薬の影響についてはまだ解明されていない部分もあるが、果物や野菜は、もう少しよく洗うことを考えるか、自分で栽培することを検討してみよう。そして、今度買い物に行ったときには、小さくていびつな有機ニンジンや有機のポリッジ用オーツ麦を、ちょっと割高でも買うことを考えてみてもいい。

# 23 私を信頼しないで、私は医者なんです

**定説** 医師は何でも知っている

この本は、栄養や食事や食品について独自の見方で考えるものだ。私たちは食品をめぐる夢物語を一方的に教え込まれたせいで、だんだん不健康になり、不安をより募らせている。この本は、そんな状況への対処法を伝えるものだ。この本の目的は、あなたが栄養ガイドラインの対象とされている平均的な人ではなく、人はみな一人ひとり違う存在なのだと気づいてもらうことにある。平均的な人などいない。もちろん、食と健康に関する不明な点や誤った考えを本書で片っ端から指摘することには危険も伴う。それは、特に何を食べるかという問題について、あなたが専門家への信頼を失い、誰を信頼すればいいのかわからなくなってしまうからだ。従来のメディアもソーシャルメディアも、製品やアドバイスへのお墨付きを得るために今も医師の地位を利用している。ソーシャルメディアのスターたちは、自らの力で権威ある存在になりつつある。とはいえ、

白衣に身を包んで聴診器をもち、白く光る歯を見せてポーズを取っている昔ながらの医師のイメージさえあれば、何らかの主張やビタミンサプリメントや流行のダイエット法を売り込めることもあるようだ。たとえ、ポーズを取っている当の医師が、治療にあたったことも、一人として患者を診たこともないとしても。

私たちは、医師に医学的なアドバイスを期待する。だが、私たちが最もよく診てもらう、かかりつけ医、つまり一般開業医たちは、たいてい働き過ぎでストレスがたまっており、健康全般や生活習慣について患者にアドバイスをする時間がほとんどない。ほとんどの医学教育は、患者の症状を見極めて、重篤な病気が疑われる場合には専門医に紹介することや、一般的な疾患に対して治療薬を処方することを目的としている。多くの欧米諸国では、六年間の医師養成課程で栄養に関する教育に充てられるのは、わずか数日だけだ。栄養を扱う教育の時間は二三時間あることが望ましいとされているが、医学部の七三パーセントではそれだけの時間を確保できていない。しかも、その大部分はわかりにくい栄養生化学に費やされ、すぐに忘れ去られる。結局、多少なりとも実用的な栄養学の知識を学べるのは二〜三時間程度しかない[1]。それで、若い医師が家庭医療の専門家となるための教育を受ける段階では、もう栄養に関する教育はおこなわれず、彼らは多くの場合、医学部で学んだわずかな知識など忘れてしまっている。このように、医師が栄養学の実践的な教育や技術を身につける機会は足りないわけだが、残念ながらこうした実態は世界中の医学教育に共通しており、歯科や看護、理学療法の分野でも同じことが言える[2]。

専門医も、栄養学の教育という意味では似たり寄ったりだ。専門医を目指すアメリカの若手医師の研修について調べた研究によると、七五パーセントが、基本的な栄養のことを患者と話し合う自信がないと感じていた。この数値はイギリスでも同じだと思われる。私が所属する名高いロンドン大学教育病院で、こんなことがあった。あるとき、糖尿病などの内分泌疾患分野で五年間の研修プログラムを受けていた聡明な若い医師が、私の骨粗鬆症クリニックを見学していた。彼の話では、自分たちの九割が、研修後には栄養関連のアドバイスが重要となる2型糖尿病患者を診ることになるのに、自分と一〇人の同僚は食事や栄養に関する教育を五年間で一時間しか受けないという。医学研修では、やりがいのある診断検査や薬の処方ばかりが取り上げられ、生活習慣のアドバイスは、医療において検査や薬と同じくらい重要なことも多いのに、すっかり見落とされている。一般開業医にも病院勤務医にも、継続的な教育の一環として食事や栄養のアドバイスの変化に対応していく義務はない。

では、一般の医師はどこから栄養アドバイスを仕入れるのだろうか？　処方薬ならば、製薬会社の親切な医薬情報担当者が最新情報や知識を与えてくれ、無料の販促資料を提供してくれるが、栄養については事情が違う。誰も医師のデスクに、患者への配布用としてナッツやブロッコリー入りのバスケットを置いていってくれたりしない。そのため医師たちは知識の大部分を、健康によい食品の種類や量を図示したフードガイドピラミッド（アメリカ）や「イートウェル（Ｅａｔｗｅｌｌ）」プレート（イギリス）など、待合室に貼ってある政府のアドバイスやポスターから少しずつ断片的に得ている。しかしすでに見たように、これらのアドバイスの多くは、陳腐だったり、間違っていたり、時代遅れだったりする。

医師も一般市民と同じで、食品業界から直接的・間接的に影響を受ける。たとえばコカ・コーラ社は、運動の健康効果が確実に注目されるように、そして食事や超加工食品が槍玉に挙げられないようにするため、非営利団体のＩＬＳＩ（国際生命科学研究機構）を通じて中国の保健当局に取り入っている。第6章で見たように、コカ・コーラ社が同じ目的のためにアメリカで研究資金を提供した事実が発覚している。ＩＬＳＩはコカ・コーラ社の元上級副社長によって設立された、紛う方なきロビー団体だ。その運営や資金提供についてはあまり公表されないが、ペプシコ社やネスレ社、マクドナルド社をはじめ、少なくともほかの巨大食品会社一二社の支援を受けており、世界中の公衆衛生活動や医師に遠まわしながら効果的に影響を与えている。(3)

医師で栄養学を専門にしたいと望む者はほとんどいない。栄養学は、華やかさに欠けるうえ臨床現場にロールモデルもいないので、医師が手術をしたり強力な薬を処方したりすることのできる、よりやりがいのある領域と比べておろそかにされている。栄養学の重要性を本当に認識している者がいても、この分野には研究基盤がない。先週、腸内微生物叢や栄養の分野に取り組みたいと希望するイギリスの三人の若手医師から相談を受けたが、私は実際的な支援ができなかった。この分野では研究者のキャリアパスがなく、研究博士のための研究助成金を探すことしかできなかったからだ。

私は最近、ある大きな診療所で非常勤看護師をしている友人に話を聞いた。診療所はイギリス南西部のデボン州にあり、管理している患者は二万五〇〇〇人以上にのぼる。彼女はすべての糖尿病患者の世話をしており、多くの患者に低カロリー・低糖質の食事療法をうまく指導している。それなのに、一三人いる医師の誰も彼女に関心を示さず、医師からの支援はないそうだ。『ランセット』誌に、過体重の糖尿病患者三〇〇人を対象としてニューカッスルでおこなわれた研究の成果が掲載された。それによると、低カロリー食（一日八〇〇キロカロリー）を八週間続けられたら、患者の九〇パーセントで症状が落ち着き、投薬を止めることができた(4)。イギリス以外の臨床試験でも、栄養指導に熱心な一部の一般開業医が、2型糖尿病患者の五〇パーセントにおいて、投薬を完全にやめられたと報告している。もちろんすべての患者が食事療法を実行する意志力や精神力をもっているわけではないだろう。しかし、ほとんどの医師は糖尿病患者に対して、食事療法という新しい選択肢を提示すらしていない。代わりに医師たちは今でも、自分が熟知している、より安易な方法を選ぶ。すなわち、糖尿病の進行を遅らせるために薬を出し、脂肪の多い食品を避けるように指示するのだ。しまいに、患者は天寿をまっとうせずに亡くなる。

もう一つの問題は、食事に関するアドバイスが更新されるスピードが遅いことだ。仮に食品が複雑な化学薬品だと見なされていたら、アドバイスを変更する必要性は、より真剣に受け止められるのかもしれない。あるとき、メタ分析によって、有用な消炎鎮痛薬のバイオックス〔日本では未承認〕が心疾患のリスクを三〇パーセント以上高めることが示された。すると、バイオックスはすぐに回収され、すべての医師が一週間以内に手紙と電子メールで通知を受け取った。

一方、食品についてイギリスの状況を見てみると、イギリス公衆衛生庁や国民医療制度（NHS）は、減量のために糖質中心の朝食を毎日摂るよう患者にアドバイスし続けているが、二〇一五年以降、それが逆効果であることを示す明確な科学的根拠が存在している。そういえば、ガイドラインを書き換えるには時間がかかり、迅速化することはできないという話を私が当局から聞いたのも二〇一五年のことだ。しかし、私たちはいまだにガイドラインの変更を待ち続けている。当局の話では、ガイドラインの作成や変更には、食品業界を含めて多くの利害関係者が絡んでいるということだった。もちろん食品業界は、人びとが加工食品の多い食事を摂らないようになって、儲かる収益源が減ると都合が悪いだろう。ビタミンDやオメガ3脂肪酸などのサプリメントについても、同じような話がある。それらは薬ではなく食品のように扱われるので、健康効果がないことが証明されているにもかかわらず、摂取を勧めるアドバイスがなかなか変わらないのだ。

多くの医師は、薬に関する新しい情報に疎いことは許されないのに、食品についてはそれが許されている。たとえば、高コレステロール食品によって血中コレステロール値が上がるという通説は一〇年以上前に覆されたにもかかわらず、卵などの高コレステロール食品を摂取する患者のことを今なお心配している医師が多い。

医師に栄養問題を扱う自信が欠けていることは、肥満患者への対応に表れている。医師は、肥満に関連する問題にしばしば目をつぶる。患者の気を悪くさせたり、患者から苦情が寄せられたりするのではないかと恐れるからだ。イギリスのかかりつけ医を対象とした最近の調査によれば、かかりつけ医の約三人に一人が、体重のことに触れて患者に気まずい思いをさせたことがあると思っており、以降、体重のことを話題にする勇気がないということだった。もっとも、フランスやベルギーの医師仲間から聞いた話では、体重について患者と直接話し合うことにためらいはなく、ほとんどの患者は別に腹を立てないということなので、これは文化的な問題のようだ。患者の七割以上に生活習慣関連の問題があるにもかかわらず、残念ながら、かかりつけ医で食生活や食品選びについて患者を助ける自信や知識、時間のある者は非常に少ない。

医療従事者の振る舞いが、自らの体重や食事によって影響を受ける可能性もある。自分自身が太っていたら、減量のことをアドバイスしにくいだろうし、偏った食生活をしていたら、食事に関する有能な指導者になれるとは思えない(5)。私が医師になったころには、医師が診療所でタバコを吸うこともあったが、今やそのようなことはない。とはいえ今でも多くの医師が、缶入り清涼飲料、ポテトチップスやビスケットの袋をデスクに置くことを何とも思っていないし、ほとんどの病院には、チョコレートや加工食品のスナックでいっぱいの自動販売機が置いてある。

多くの国で医学教育の改革に向けた取り組みがなされているが、大学を取り巻く利害関係のせいで、遅々として進まないおそれがある。最近の調査によると、平均的なイギリスの医学生が受ける栄養学の講義は今なお二〜三時間しかないが、生化学や薬物療法の講義は多い。平均的な医学生は肥満より壊血病にくわしい可能性があるが、彼らが壊血病の症例を目にすることは一生ないだろう。こうした悲惨な状況を変えようとしている人びとは多く、私もその一人だ。ただ、NHSでさえ、この状況が問題だとわかっていても、変えることができない。また、私を含め医学教育の改革を進めようとしている人びとや、医学教育の改善を積極的に働きかけているグループもいくつかあるが[6]、そのような改革が実践に取り入れられるのに一〇年ほどかかるというのも問題だ。

では、栄養や生活習慣に関するよりよいアドバイスを患者に提供してもらうために、今日の医師にどのような教育をすればよいだろうか？ 医師は忙しすぎるしストレスを受けているので、これ以上学ぶのは無理だという意見も多いが、それでも栄養学を毎年の継続教育プログラムの一環として必須の科目にすべきだ。多くの人の話では、医師は必ずしも患者からの有用な情報に耳を傾けるわけではないという。だが、私の前著『ダイエットの科学』を読んでから、それをかかりつけ医のために購入して渡したという人もいる。

医師は、栄養のくわしい知識がそもそも必要だとは思っていないこともよくある。栄養について指導すべき患者がいたら、栄養アドバイザーや栄養士に紹介してしまえばすむからだ。しかしアメリカの研究から、質の悪い食事が心臓発作や脳卒中、2型糖尿病によるすべての死亡原因の半分を占めているという実態が明らかにされている[7]。栄養学に関する最新の知識を継続的に取り入れることも、医師にとっては課題だ。最新の情報をつねに把握している医療従事者もいるが、過去の知識に縛られている医療従事者もいる。そのような人びとは、一〇年以上前の知識に基づくと思われるアドバイスや手引きに黙々と従い、患者一人ひとりに合わせるのではなく、画一的なチェックリストを使おうとする。困ったことに、多くの医師は、いまだにカロリー信奉の考えを体重管理の中心に据えているか、サプリメントの怪しい世界にどっぷりとつかっており、本物の食べ物に関する有用なアドバイスをきちんとおこなえない。

イギリスのもう一つの問題は、栄養関連の職種に関することだ。栄養士は専門の医療従事者であり、病院で病気の治療にあたる。一方、栄養アドバイザーはふつう、健康な人びとに対応する。栄養療法士はどちらの仕事もおこなうが、この職についてはあまり規制がない。どの国でも専門職である栄養士と、そうでない栄養アドバイザーの名称は紛らわしく、栄養学の教育についてもコンセンサスがない。肥満は、まだ病気とは見なされていないので、多くの国において、栄養士は肥満対策を優先課題とは考えていない。もう一つ、栄養士の不足も明らかに問題だ。イギリスには医師が二九万人いるが、公認の栄養士は八〇〇〇人しかいない（そのうち働いているのは約半数）。アメリカでは、栄養士や栄養アドバイザーが対応する相手の範囲がイギリスより柔軟とはいえ、医師が一〇〇万人以上いるのに対し、登録されている栄養士はまだ九万人ほどしかいない――それなのに、栄養士が対応すべき肥満の人は一億人以上いる。

肥満は、国民の三人に一人に影響を及ぼしている健康問題だ。医師はもうこれ以上、肥満についての知識をおろそかにすることも、この問題を見て見ぬふりすることもできない。

# 結論　健康によい食生活とは

重い物体は軽い物体より地面に速く落ちるという定説が、近代科学の父ガリレオによって覆されるまでに二〇〇〇年かかった。ガリレオはピサの斜塔から重さの違う物体を落下させ、定説の誤りを証明したのだ。栄養学は今、似たような転換点に差しかかっている。さまざまな状況から判断すると、この人口過密な地球に住む私たちのうち十分な数の人が、この本で述べてきた人間や地球環境についての新しい見方を受け入れ、真の変化を生み出せるはずだ。

私たちは、カロリーを計算すること、栄養ガイドラインに従うこと、脂肪や糖質の割合を表示した紛らわしい食品ラベルを信じることに頼っているが、そうした的外れなことはやめる必要がある。それに、おやつを食べたい、しょっちゅう水分を補給したいという気持ちと闘わなければならないし、ときどき絶食時間が長くなったり食事を抜いたりするのを怖がってはいけない。本書をここまで読んできた人は、平均的な人などいそうにないということに気づいているはずだ。

とすると言うまでもないが、何をどれだけ食べるべきかを指示する「平均的な人」向けの栄養ガイドラインに従ったり、誰かが提案している特別な食事を実践したりしても、効果がない可能性が高い。私たちは自分で考える必要がある。マーケティングに乗せられて、ボトル入り飲料水を飲んだり貴重な土地を飼料の栽培用に使ったりして、地球の環境や自分の健康を損なってはならない。

この本について覚えておいてほしいポイントをいくつか挙げよう。まず、食品に関する情報は、もっと吟味しなくてはならない。なぜなら、そのような情報はたいがい、既得権益者によって提供されているかゆがめられており、えてしてデータの裏づけや科学的根拠が乏しいからだ。それから、健康問題は単純な一つの原因によって引き起こされる、あるいは一つの手っ取り早い解決策がある、そしてそれを自分だけが知っている、などと主張する人を絶対に信じてはならない。さらに、物質Xを取り除くなり、Xの特別なサプリメントを購入するなりすれば、病気が治ったり減量できたりするとうそぶく人に対しては、相手にしないか異議を唱える必要がある。また、とにかく一日一万歩が必要だとか、ウォーキングやヨガをもっとする必要があるといったメッセージにとらわれて、食生活の改善がそっちのけにならないようにしよう。なにしろ、運動は減量の手段としては役に立たないからだ。

私自身、この本の執筆に向けてリサーチしたことで、多くの食品に対する見方が変わった。たとえば、ほとんどの魚は今や養殖魚か絶滅危惧種なので、魚をたくさん食べる気がしなくなったし、ボトル入り飲料水やダイエット飲料を飲む気も失せた。塩分を摂取することや少量のワインを飲むことについては、今ではあまり心配しなくなったが、自分の消費するものが環境に及ぼす影響のほうが、はるかに心配だ。パック入りの食品を買うときは、原材料がいくつ入っているのかをかぞえ、その数から買うかどうかを判断する。「減塩」「低カロリー」「低脂肪」「グルテンフリー」「非遺伝子組み換え」といった誤解を招く表示は無視することにして、むしろそのような文言は、その製品を買わないほうがよいことを示す手がかりと見なす。

この本で紹介した多くの例が、あなたが誇大宣伝や恐怖を煽る情報、誤った情報に対処したり、自分に合う食事や食品を見つけたりする際に役立てばと願っている。食品の科学は決して単純ではなく、複雑になる一方だが、時間の試練に耐えるはずの優れた確かなメッセージはこれだ（ジャーナリストのマイケル・ポーランが『フード・ルール』（ラッセル秀子訳、東洋経済新報社）で語った言葉を応用した）。添加物を摂取せず、植物性食品を中心として、バラエティ豊かな食事をする。

なお、すべての栄養アドバイスが間違っているわけではないということも覚えておいてほしい。政治家や食品業界が科学研究の知見をあいまいにしてしまう前の段階を見てみれば、ほぼすべての専門家がいくつかの点に同意している。まず、明らかに重要なのは、植物性食品の摂取を増やすことだ。そうすれば、食物繊維やポリフェノール、主要な栄養素を多く摂取できる。ただし、ほとんどのガイドラインでは、果物や野菜をただ食事に加えればいいような書き方がなされているが、そうではなく、果物や野菜を食べる代わりにほかの食品をやめる必要がある。それと、植物性食品ならどれも同じというわけではなく、ポリフェノールを多く含むもののほうがいい。一般に、果物や野菜の鮮やかな色や濃い色は、ポリフェノールが多いという目印だ。たとえば、ベリー類、豆、アーティチョーク、ブドウ、プルーン、赤キャベツ、ホウレンソウ、ピーマン、トウガラシ、ビートの根、キノコなどがそうだ。タンニンの渋みや、それに苦味もポリフェノールが多く含まれているという目印だ。高品質のコーヒー、緑茶、エキストラバージンオリーブオイル、ダークチョコレート、赤ワインなどは、はっきりとそれがわかるだろう。もっとも、毎日ケールのスムージーばかり飲むべきではない。植物性食品の数と種類が多いことが重要だ。一週間のうちに食べる植物性食品が多いほど（理想的には二〇～三〇種類）、腸内微生物は健康になって組成も多様になるので、健康の維持に役立つ。植物性食品をたくさん食べるのは、思ったほど難しくないし、植物のどの部分——穀粒、葉、球根（鱗茎《りんけい》）、花、種子、木の実、根——を食べても、ハーブやスパイスを食べてもいい[1]。なるべく機械処理や化学処理が少ない植物性食品を丸ごと食べるのも賢明なことだ。私たちはみな、自分の食習慣のなかで、もっと冒険できる。たとえば、目新しい植物性食品の味を見てみたり、いろいろな野菜のセットや食材の宅配サービスを利用したりすることができる。そうすることで、私は口にする植物性食品の種類や菜食料理のテクニックが増えた。

　いわゆるプロバイオティクス食品や発酵食品は、腸の微生物コミュニティが、生きている新顔と日頃から触れる機会を与えてくれる。良質のチーズ（理想的には低温殺菌されていない牛乳でつくられたもの）を食べることや、脂肪分を取り除いていない自然なヨーグルトを定期的に食べることは、ほとんどの人にとって健康にいい。複数の微生物をさらに濃縮された形で摂取したければ、発酵乳飲料のケフィアや発酵茶（コンブチャ）（第18章を参照）を試してみるか、ザワークラウトやキムチなどの発酵野菜を食事に加えてみるといい。発酵食品は自分でもつくれる。ちなみに、自家製のものには市販品より微生物が多く含まれていることが多い。研究からは、微生物の効果を十分に得るには少量の発酵食品を定期的に（毎日か一日おきに）摂取する必要があることが示されている。それは、新しい微生物は腸内に定着せず、それらの化学信号による有益な効果は一時的なものだからだ。

食品については、それ自体が健康によいか悪いかではなく、ほかの食品との比較で考える必要があることを覚えておいてほしい。肉や魚、ジャガイモなどの食品の摂取量を減らしたら、代わりに野菜を皿に載せるといい。そういうふうに、植物性食品の摂取量は増やしていける。

地球を救うために私たちが個人としてできる最大の貢献が、肉や魚、乳製品の消費量を減らすことなのは間違いない。そうすれば、木や植物を育てる土地が多く残るので、人間を守って養うことがより効率よくできる。また、動物性食品では、産地や質、飼育方法の持続可能性が大きく異なる可能性があるので、そのような面にもっと注意を払うべきだ。同じ理由から、私たちは口にするすべての植物について、よりくわしく知る必要がある。植物性食品を多く食べるほど摂取する機会が増える除草剤についてもっと考えるべきだし、除草剤の健康リスクがさらにわかるまでは、有機食品を選ぶことも検討する必要がある。できれば、植物性食品を買うときに、セルフレジで支払いをすませる店ではなく、店員のいる信頼できる店に行くべきだ。そのような店では、質問をして自分の知識を高めることができる。

ウェアラブルデバイスは運動や睡眠、ストレス、心臓の働き、それにおそらくもっと多くのデータを記録する装置で、生活の一部になりそうだ。あなたがこの本を読むころには、私たちがPREDICT研究（第1章を参照）で使用した個人用持続血糖測定器を、健康な人びとが処方箋なしで入手できるようになっているかもしれない。そうなったら自分で実験できるし、値段も手頃になっている可能性がある。ゾエ社[2]などの営利企業は、一人ひとりに合った栄養情報を届ける食品アプリを開発している。そのようなアプリから提供されるアドバイスのレベルや精度は、アプリを使う人が増えて利用者のデータが共有されるほど改善されていく。そのようなアプリを使えば、朝食にポリッジとトーストのどちらを食べるとよいのかや、おやつにアイスクリーム、ダイジェスティブビスケット、チョコレートのどれを食べるとよいのかといったアドバイスを得られるだろう。さらにいずれは、食事や運動をするのに最適な時間がわかるようになったり、活力を高める、代謝率を高める、さらには睡眠の質を高める食品を選べるようになったりする可能性もある。

今挙げた手段や自前の実験がどれも好みに合わないとしても、誰でも健康リスクを減らせる簡単な方法はまだある。一つの方法は、血中の脂質やインスリンの増加、血糖値の上昇や低下によって、一日のなかで体に大きな代謝ストレスがかかる回数を減らすことだ。血糖値の上昇や低下に敏感で、エネルギーレベルの変化や食べたいという欲求を実際に感じ取れる人も少しはいるが、私を含め、それ以外の人は、なかなかそうはいかない。そこで食事のメモを取ったり、食事ログアプリを利用したりすれば参考にできる。あるいは、甘いものの助けなしに失神せず昼食までもつかどうかを見てみてもいい。検査しないとはっきりしたことはわからないが、食後の血糖値の急上昇（スパイク）の「平均」の数を減らし、それによって代謝ストレスや空腹信号を減らせると思われる原則がいくつかある。まずは、精製度の高い糖質の摂取量を減らすことだ。なぜなら、ほとんどの人にとっては、それらに含まれている砂糖（糖類）が最も簡単に減らせるものだからだ。私が試してうまくいったのは、インスタントのポリッジ用オーツ麦をやめてスティールカットオーツ麦［もみ殻を取り除いたオーツ麦の粒を二、三個に割って調理しやすくしたもの］にしたことや、白パンをサワー種を使ったライ麦パンに変えたことだ。もう一つ、すぐに思いつく手段としては、特別なごちそうは別として、甘い飲料やスナックをやめるという手がある。特に、それらを間食として単独で飲み食いするのはよくない。なお、フルーツジュースやスムージーも甘い飲料に入る。精製糖質を食べるときに、乳製品などの脂肪の多い食品や高繊維食品と組み合わせることも、多くの人で効果がある。具体的に言えば、トーストにジャムではなくチーズを合わせる、果物はヨーグルトと一緒に食べるといったことだ。

ただし、おそらく忘れられがちな最も重要なメッセージは、高加工食品や超加工食品をなるべく避けるべきだということだろう。加工食品には添加物がいくつも含まれており、そのような物質の多くは、単独でも、ほかの物質と組み合わさる形でも健康に長期的な悪影響を及ぼす可能性が高い。食品メーカーは、消費者が加工食品をつい食べすぎてしまうように味を操作していることがわかっている。そして、おもな化学物質の多くは、腸内微生物の健康を妨げかねない。そのような物質には、人工甘味料や乳化剤、保存料などがある。これらの物質のどれも、祖先たちが食べていたものには、もともと含まれていない。したがって、腸内微生物や遺伝子やホルモンは、それらを安全に処理できるようにはまだ進化していないだろう。このほか、避けるべきもののリストに抗菌性物質も加える必要がある。多くの安い肉や一部の養殖魚には、微量の抗菌性物質が含まれている。[3] また、農薬や除草剤も腸内微生物にとって有害だという科学的根拠が増えている。これは、果物や野菜を洗い、余裕があれば有機製品を買う理由として十分なものだ。

私たちはみな食事のマンネリ化に陥っており、仕事の日の朝食と昼食が決まりきっていることもよくある。私は一〇年にわたって同じ健康的なサンドイッチを食べていたので、それが自分に合っているはずだと決めつけていたが、同じような思い込みはしてほしくない。自分に合う食品を見つけることをわかりやすくたとえれば、あなた個人のエンジンが最も効率よく動くための最高の燃料を見つけるようなものだ。燃料が適切ならば体の燃費が向上し、体のシステムをきれいな状態に保てる。だが燃料を間違えたら、体の燃費が悪くなり、健康によくない副産物がたまる。

とはいえ多くの人は、どんな食品が自分に最も適しているのかよくわかっていない。それを考慮すると、体が処理しにくい物質をしょっちゅう食べてしまうリスクを減らすために、食事に変化をつけるのは理にかなっている。

食事の時間を変える実験をおこなって、体の反応を調べることは簡単にできる。たとえば、朝食を何日か抜いてみて、絶食時間が長くなった影響をどう感じたか記録してみよう。ちなみに、絶食時間が長いのは健康のためになるということが次第に認められつつある。[4] 私はこの本を書いているとき、食事時間の影響をテストするため、ある日、甘いマフィンを四時間ごとに三つ食べてみた。すると血糖値が乱高下したので、精神面でも肉体面でも怖いと感じた。教科書に書かれている「平均的な」人の血糖値の日内変動とは違い、私の最大かつ最も不健康な血糖値のピークは朝に現れ、夕方までにだんだん下がっていった。これは私の体が、同じ量の糖質でも一日の後半のほうがよく処理できることを示している。したがって私の場合、一日のなかで一番大切な食事は夕食であるべきだ。しかし、あなたはまったく違うかもしれない。あなたも、たまに絶食したり、一日のなかで異なる時間に運動したりしてみてもいい。運動を食事の前にするか後にするか、糖質を食べる前にするか後にするかなどを試してみて、体がどう反応するかを見てみよう。私たちは個人として自分の体のニーズにもっと耳を傾ける必要があるし、ニーズは年を取るにつれて徐々に変わっていく。人生は一つの大きな実験だ。

自分や家族の食習慣を変えることと、国や地球のレベルで食習慣を変えることは別問題だ。偏った食事は現代病を引き起こす唯一最大の要因であり、それに起因する死亡が総死亡の半数近くを占める。(5) 私たちは医療費をまかなうために多額の税金を支払っているので、偏った食事は問題であり、誰でもそれを解決したいと思うはずだ。制度を変えることは、いつものように政治的駆け引きと資金の問題に行き着く。私たちが食べれば食べるほど食品会社は儲けるし、本物の食品ではなく超加工食品を食べれば食べるほど、食品会社はもっと儲ける。たびたび間食することは体重管理に役立つと私たちが言われたころに、食品会社がおいしいスナックを新たに考案して一儲けし、「定期的な間食の健康効果を証明する」研究に資金も出していたのは意外なことだろうか？　また、精製糖質の朝食用シリアルやオートミール、そしてオレンジジュースからなる朝食を摂ることが健康維持や体重管理に欠かせないと私たちが言われたころに、食品大手が加工食品の製品や研究、食のアドバイスの背後にいたのは驚くべきことだろうか？

もし、タバコ会社や酒類会社が、健康に対するタバコやアルコールの悪影響についての研究のほとんどに出資したり、将来の研究に影響を与えたりしようものなら、市民はそうした状況を受け入れないだろう。にもかかわらず、食品ではそれを許してしまっている。アメリカ農務省の栄養ガイドライン諮問委員会は、肉や超加工食品の摂取量を減らすことの効果に関する科学的根拠について二〇二〇年に報告する予定だったが、二〇一九年にロビー活動によって阻まれた。諮問委員会の勧告は、アメリカの食料供給の約三分の一に直接影響を及ぼし、ほかの多くの国にも影響を与える。(6) ほとんどの国では、こうしたプロセスはアメリカよりさらに透明性が低く、意思決定は密室でおこなわれる。

現在は、食品会社が研究資金を提供して科学者や顧問に影響力を振るったり、食品会社のロビイストが清涼飲料やジャンクフードへの課税を阻止しようとして政治家に圧力をかけたりしているが、そんなことはもう許すべきではない。加工食品が本物の食品よりはるかに安いのは政府のせいだ。私たちは、健康のために使う巨額の金からだけでなく、税金を通じても健康に悪い食品に助成金を払っている。アメリカでは、すべての助成金のうち約三分の一がトウモロコシや小麦の生産者に交付される。さらに、加工食品の鍵となる食品添加物にも助成金が支払われているが、一方でほとんどの果物や野菜には、助成金は出されない。EUの助成金も同様で、二〇一八年には、健康にも環境にも悪い加工食品のすべての原材料（砂糖、肉、乳製品、大豆、動物飼料を含む）に四一〇億ユーロが支払われた。私たちは、健康によい食品が安くなるように働きかける必要がある。たとえ、ジャンクフードの課税につながるとしても、それを求めることが必要だ。タバコやアルコールに税が初めて導入されたときは反対の声も多かったが、時が経つにつれて、それらの税は当然のものとして受け入れられるようになった。食品をめぐっては、悪い食品に出され続けている助成金、ジャンクフード税、業界によるロビー活動、環境や地球への重大な影響など、利害が対立する課題がたくさんある。もし政治家たちがこのような課題に真正面から取り組まないのなら、彼らが新しい病院を建てると約束して市民の健康の増進に尽力しているふりをすることを、もはや許してはならない。

多国籍企業が私たちの国で自然の河川や水源を無理やり奪い、水をペットボトルに入れて一〇〇〇倍の利幅を得ていると聞いたら、みな怒りを募らせるべきだ。特に、これらのペットボトルは海に浮かぶことになるか、マイクロプラスチックになって魚に取り込まれ、最終的には人間の腸に入るのだから、手をこまねいていてはいけない。プラスチックごみを減らす取り組みでは、レジ袋に数ペンス課税するという単純な取り組みが多くの国で劇的な効果を生んでいる。プラスチックの代わりとなるよりよいものを選べるのなら、こうした税をほかのプラスチック製の商品や包装に広げるのを阻む正当な理由はない（食品会社や飲料会社が課税に反対していることを除いては）。

食品会社は巨額のマーケティング予算を持っているが、消費者を守るため、健康に悪い食品の広告にはタバコやアルコールと同様の規制をかける必要がある。私たちは、チリなどの国の先例に倣うべきだ。チリでは、健康によさそうに装った朝食用シリアルなどのジャンクフードの包装に動物のキャラクターを載せることが禁じられている。また、買い物客が超加工食品をすぐに見分けられるように、シンプルな黒い八角形の警告サインも導入された。それとは対照的に、多くの国では食品ラベルの表示が複雑すぎて誰も理解できない。このほか、食品が健康によいことをメーカーが本当に証明できない限り、「ビタミン添加」や「低脂肪」といった健康的なイメージを喚起する文言を包装に表示することも禁じるべきだ。自分が食べているものについて理解を深められるように、食品表示の透明性を高めることがぜひとも求められる。

私は、栄養に関する政府の取り組みのほとんどは間違っていると思っている。しかも、利害が衝突するために、政府主導で政策を変更することができない。現在は、健康によく加工度の低い食品の消費を促す仕組みがない。そのうえ、政府には大きな財政的圧力がかかっている。イギリスでは、二〇一八年に加糖飲料に対する課税（通称「砂糖税」）が導入され、いろいろな意味で成果を挙げた。そして、課税が国民の行動をすみやかに変えることが示されたので、糖類の多いほかの食品にも課税の対象が拡大されるのではないかと期待された。ところが、砂糖税の導入と同時期に、政府はより多くの精製糖の製造と安い砂糖の輸入を認める法律を可決した。これによって、加工食品に加えられる砂糖の価格が押し下げられた。しかも、砂糖生産者はＥＵの助成金を年間七億ドル受け取っている。[7]残念ながら、二〇一八年の砂糖税は偽りの夜明けだったのかもしれない。というのは、二〇一九年にボリス・ジョンソン政権が業界のロビイストに屈し、方針を一八〇度転換してこの「悪行税」を廃止すると宣言したからだ。一方、私の知る限り、健康によいからという理由で野菜などの食品に助成金を出している主要国の政府はまだなく、野菜の価格は、超加工食品と比べて世界的に上がり続けている。

現在は、食品業界が研究に出資しているせいで研究がゆがめられているが、そのような状況を変えるには、公平な食品研究により多くの資金が流れるようにする必要がある。そして、添加物の入ったジャンクフードの悪影響を厳密な方法で糾弾する時が来ている（五〇年は遅いと思われるが）。肥満や食品に関する研究費は、まったく足りていない。アメリカ国立衛生研究所が、がんやエイズ（ＨＩＶ感染症）の研究に投じている費用は、糖尿病研究と肥満研究を合わせた額と比べて、がん研究で約一〇倍、エイズ研究で約三倍にのぼる一方で、糖尿病や肥満に関連する医療費は、がんやエイズに関連する医療費よりはるかに多く、患者も何倍も多い。(8) これと同じ傾向はほかの多くの国でも見られる。

私の意見では、科学的根拠としての価値の低い小規模な動物研究に多額の研究費がつぎ込まれる一方で、人間を対象とした大規模な研究にはきわめて不十分な研究費しか回されていない。人間は人間（ヒト）という種なので、最高のドッグフードが何なのかを研究しても人間の栄養を改善することはできない。一つの薬物を売り出すためには、その効果と安全性を示す必要があり、製薬会社はそのために何十億ドルも費やすことができる。ならば、食品に同様の金額を配分することや、今や製薬会社よりはるかにお金をもっている世界的食品会社に製薬会社と同じことをするよう強制することが、なぜできないのだろうか？

また、医療従事者が、たとえ養成期間中に栄養や肥満についてほとんど習わなかったとしても、それらについての知識がないままでいることは、もはや許されない。医師や看護師、理学療法士はみな重要な役割を担っているのだから、真っ先に禁煙すべきなのと同じく、率先して自分の食習慣を傍目にもわかるほど変えるべきだ。イギリスやアメリカなどの多くの国では、看護師や介護福祉士の肥満率が高く、(9) 病院では収入源としてジャンクフードが売られ、その自動販売機まで並んでいる。あなたが、待合室にお菓子がいっぱいあって、変色した虫歯のある歯科医がいる歯科医院に最後に行ったのはいつだろうか？　私たちはみな、このような欠陥のある偽善的な医療サービスにお金を払っているが、よりよいサービスを求めるべきだ。

食品は最高の「薬」だが、きわめて複雑なものでもある。もうこれ以上、食品のような重要なものを巨大企業や公務員、ブロガー、有名人の手に委ねるわけにはいかない。私たちはみな、食品についてもっとよく知る責任を、めいめいが負っている。教育は大きな希望だ。私たちは子どもたちに、歩き方や読み書きを教えるのと同じ熱意をもって、本物の食べ物と偽の食べ物について教える必要がある。

# 付録　食生活を改善する12のポイント

この本で一番重要な点は、この本は、あなた個人が何をどのように食べるべきかを教えるものではない、ということだ。私は、すべての人に当てはまるガイドラインを提供するという罠に陥らないように最善を尽くしたつもりだ。だが、あえて私が学んだことを、覚えやすくて説得力があり、すべての人に当てはまる一般的なアドバイスに落とし込むとすれば、これから挙げる12のポイントにまとめられる。

1　添加物を摂取せず、植物性食品を中心として、バラエティ豊かな食事をする。

2　食品の健康効果を裏づける科学的根拠に疑問を投げかけ、手っ取り早いたった一つの解決策なるものを信じない。

3　食品ラベルや企業のマーケティングにだまされない。

4　食べるものに関しては、自分が「平均的な人」ではないことを理解する。
5　食事のマンネリ化を避ける。多様な食品を食べ、実験しながら自分に合う食品を探す。
6　食事のタイミングを変えたり食事を抜いたりして、自分に合う食事のタイミングを探す。
7　サプリメントではなく、本物の食品を摂取する。
8　原材料が一〇種類以上入っている超加工食品を避ける。
9　腸内微生物の多様性を高めるための食品を食べる。
10　血糖値や血中脂質の値が急上昇する回数を日頃から減らす。
11　肉や魚の食べる量を減らす。それらの持続可能性を確かめる。
12　本物の食べ物の重要性について、自ら学んで、次の世代に教えていく。

# 謝辞

この本の出版は、私のエージェントであるコンビル&ウォルシュ社のソフィー・ランバートと、ジョナサン・ケープ社のすばらしい編集者ビー・ヘミングの熱意がなければ、実現しなかっただろう。私はこの一〇年間、二人と緊密に協力してきた。栄養学の教育を受けたハリエット・スミスは、調査員となって、私が導いた結論の背後にある膨大な量の論文とデータの多くをまとめ、おおいに助けてくれた。多くの研究者やジャーナリストが直接的、間接的に支援してくれたが、特に感謝したいのは次に挙げる人びとだ。ティム・ラング、マリオン・ネスレ、ビー・ウィルソン、サラ・ベリー、キャシー・ウィリアムソン、マリタ・ヘネシー、テッド・ディナン、ジョン・クライアン、アダム・フォックス、トーマス・バーバー、キャロライン・ル・ロイ、アナ・ロドリゲス、ピーター・キンダーズリー、ダリウシュ・モザファリアン、ロビン・メスナージュ、ポール・フランクス、カット・アーニー、エマ・トンプソン、グレッグ・ワイズ、ヨタム・オットレンギ、ダン・サラディーノ、ニコラ・トウィリー、シンシア・グレーバー、ゾーイ・ウィリアムズ、そして双生児研究（ＴｗｉｎｓＵＫ）に参加してくれたボランティアたち――通称「マック家の双子」や「ターナー家の双子」など――は、臨床試験のすばらしい被験者たちであり、有益な議論をおこなううえで助けになってくれた。ジョン・ビンセント、パトリック・ホールデン、ヘレン・ブラウニング、ガイ・ワトソン、セバスチャン・ポール、フィル・チョウェンジク、ロブ・フィッツジェラルド、レスリー・ブックバインダー、レオラ・エイサン、それにツイッターやインスタグラムを長年フォローしてくれている人びとからも有益な意見をもらった。また、既存の制度に挑み、医学生や医師に対する栄養学教育の改善に取り組んでいる多くの人びとに感謝したい。

私は自らの研究チーム、なかでも忠実なアシスタントのビクトリア・バスケスや、何でもうまくさばいてくれるデビー・ハート、そしてキングス・カレッジ・ロンドンの教員たちの揺るぎないサポートにお礼を言わねばならない。ゾエ・グローバル社の共同設立者であるジョージ・ハジゲオルギウとジョナサン・ウルフ、そしてゾエ・グローバル社のロンドンとボストンのすばらしい研究チームは、この本のプロジェクトの鍵だった。私は、驚くべき産学コラボレーションとして実施されたＰＲＥＤＩＣＴ研究による最新の結果を特別に利用させてもらった。そして七〇人以上の人びとが、私のさまざまな自己実験や、一人ひとりに合わせた栄養摂取について探る研究を助けてくれたり、容認してくれたりした。ＰＲＥＤＩＣＴ研究を一緒に進めたアメリカのマサチューセッツ総合病院のアンディ・チャン、スタンフォード大学のクリストファー・ガードナー、イタリアのニコラ・セガタ、タフツ大学のホセ・オルドバスにも感謝したい。

私の研究にはキングス・カレッジ・ロンドンの継続的な支援が必要だった。研究ではおもにウエルカム・トラスト、イギリスの医学研究協議会（MRC）、国民医療制度（NHS）、慢性疾患研究財団（CDRF）、デニス・コーツ財団から資金提供を受けており、心から感謝している。

最後に、私に我慢して付き合ってくれ、アドバイスをしてくれた妻や家族、親しい友人たちを忘れるわけにはいかない（彼らがいなければ、この本ははるかに早く仕上がったとは思うけれども）。

(DiRECT) : an open-label, cluster-randomised trial', *The Lancet* (2018) ; 391 (10120): 541–551
5 https://www.ncbi.nlm.nih.gov/pubmed/21366836; D. Zhu, 'The relationship between health professionals' weight status and attitudes towards weight management: a systematic review', *Obesity Reviews* (2011); 12(5): e324–337
6 nutritank.com and thedoctorskitchen.com
7 K. E. Aspry, 'Medical nutrition education, training and competencies to advance guideline-based diet counseling by physicians', *Circulation* (2018) ; 137: e821–e841

**結論**

1 D. McDonald, 'American gut: an open platform for citizen science microbiome research', *mSystems* (2018); 3(3): e00031–18
2 joinzoe.com
3 M. J. Blaser, 'Antibiotic use and its consequences for the normal microbiome', *Science* (2016); 352: 544–545
4 R. de Cabo, 'Effects of intermittent fasting on health, aging and disease', *New England Journal of medicine* (2019); 381: 2541–51
5 US Burden of Disease Collaborators, 'The state of us health, 1990–2010: burden of diseases, injuries, and risk factors', *JAMA* (2013); 310(6): 591–606
6 Laura Reiley, 'How the Trump administration limited the scope of the USDA's 2020 dietary guidelines', *Washington Post* (30 August 2019)
7 Ron Sterk, ' EU Sugar producers suffer after reform', *Food Business News* (8 August 2019)
8 H. Moses, 'The anatomy of medical research: US and international comparisons', *JAMA* (2015); 313(2): 174–89
9 R. G. Kyle, 'Obesity prevalence among healthcare professionals in England: a cross-sectional study using the Health Survey for England', *BMJ Open* (2017); 4 Dec: 018498; and S. E. Luckhaupt, 'Prevalence of obesity among US workers and associations with occupational factors', *Am J Prev Med* (2014); 46(3): 237–248

Environmental Health (2019); 18(1): 2; and M. E. Leon, 'Pesticide use and risk of non-Hodgkin lymphoid malignancies in agricultural cohorts from France, Norway and the USA: a pooled analysis from the AGRICOH consortium', *International Journal of Epidemiology* (2019); 48(5): 1519–1535

8 L. Hu, 'The association between non-Hodgkin lymphoma and organophosphate pesticides exposure: a meta-analysis', *Environmental Pollution* (2017); 231: 319–328

9 B. González-Alzaga, 'A systematic review of neurodevelopmental effects of prenatal and postnatal organophosphate pesticide exposure', *Toxicology Letters* (2014); 230(2): 104–121; and Y. Chiu, 'Association between pesticide residue intake from consumption of fruits and vegetables and pregnancy outcomes among women undergoing infertility treatment with assisted reproductive technology', *JAMA* (2018); 178(1): 17–26

10 F. Manservisi, 'The Ramazzini Institute 13-week pilot study glyphosate-based herbicides administered at human-equivalent dose to Sprague Dawley rats', *Environmental Health* (2019); 18(1): 15; and Y. Aitbali, 'Glyphosate-based herbicide exposure affects gut microbiota, anxiety and depression-like behaviors in mice', *Neurotoxicology and Teratology* (2018); 67: 44–49

11 E. V. Motta, 'Glyphosate perturbs the gut microbiota of honey bees', *PNAS* (2018); 115(41): 10305–10310

12 J. Baudry, 'Association of frequency of organic food consumption with cancer risk: findings from NutriNet-Santé Prospective Cohort Study', *JAMA* (2018); 178(12): 1597–1606

13 K. E. Bradbury, 'Organic food consumption and the incidence of cancer in a large prospective study of women in the UK', *British Journal of Cancer* (2014); 110: 2321–2326

14 http://www.anh-usa.org/wp-content/uploads/2016/04/ANHUSA-glyphosate-breakfast- study-FINAL.pdf (19 April 2016)

### 第23章

1 K. Womersley, 'Medical schools should be prioritising nutrition and lifestyle education', *BMJ* (2017); 359: j4861

2 J. Crowley, 'Nutrition in medical education: a systematic review', *Lancet Planetary Health* (2019); 9: PE379–E389

3 S. Greenhalgh, 'Making China safe for Coke: how Coca-Cola shaped obesity science and policy in China', *BMJ* (2019); 364: k5050

4 M. E. Lean, 'Primary care-led weight management for remission of type 2 diabetes

and mass distribution approaches', *Food Policy* (2009); 34(2): 150–155
2 C. Saunders, 'Food miles, carbon footprinting and their potential impact on trade', *Semantic Scholar* (2009); AARES 53rd annual conference at Cairns, 10–13 February 2009
3 E. Soode-Schimonsky, 'Product environmental footprint of strawberries: case studies in Estonia and Germany', *J Environ Management* (2017); 203 (Pt 1): 564–577
4 W. Willett, 'Food in the Anthropocene: the EAT-Lancet Commission on healthy diets from sustainable food systems', *The Lancet* (2019); 393(10170): 447–492
5 J. Milner, 'Health effects of adopting low greenhouse gas emission diets in the UK', *BMJ Open* (2015); 5: e007364
6 J. Poore, 'Reducing food's environmental impacts through producers and consumers', *Science* (2018); 360: 987–992
7 T. D. Searchinger, 'Assessing the efficiency of changes in land use for mitigating climate change', *Nature* (2018); 564: 249–253
8 George Monbiot, 'We can't keep eating as we are – why isn't the IPCC shouting this from the rooftops?', *The Guardian* (9 August 2019)

**第22章**

1 R. Mesnage, 'Facts and fallacies in the debate on glyphosate toxicity', *Frontiers in Public Health* (2017); 5: 316
2 https://www.iarc.fr/wp-content/uploads/2018/07/MonographVolume112-1.pdf (20 March 2015)
3 Ben Webster, 'Weedkiller scientist was paid £120,000 by cancer lawyers', *The Times* (18 October 2017)
4 P. J. Mills, 'Excretion of the herbicide glyphosate in older adults between 1993 and 2016', *JAMA* (2017); 318(16): 1610–1611
5 J. V. Tarazona, 'Glyphosate toxicity and carcinogenicity: a review of the scientific basis of the European Union assessment and its differences with IARC', *Archives of Toxicology* (2017); 91(8): 2723–2743; and C. J. Portier, 'Update to Tarazona et al. (2017): glyphosate toxicity and carcinogenicity: a review of the scientific basis of the European Union assessment and its differences with IARC', *Archives of Toxicology* (2018); 92(3): 1341
6 E. T. Chang, 'Systematic review and meta-analysis of glyphosate exposure and risk of lymphohematopoietic cancers', *Journal of Environmental Science and Health, Part B* (2016); 51(6): 402–434
7 C. Gillezeau, 'The evidence of human exposure to glyphosate: a review',

individual-participant data for 599,912 current drinkers in 83 prospective studies', *The Lancet* (2018); 391(10129): 1513–1523

12 M. G. Griswold, 'Alcohol use and burden for 195 countries and territories, 1990–2016: a systematic analysis for the Global Burden of Disease Study 2016', *The Lancet* (2018); 392(10152): 1015–1035

13 A. L. Freeman, 'Communicating health risks in science publications: time for everyone to take responsibility', *BMC Medicine* (2018); 16(1): 207

14 H. J. Edenberg, 'The genetics of alcohol metabolism: role of alcohol dehydrogenase and aldehyde dehydrogenase variants', *Alcohol Research and Health* (2007); 30(1): 5–13

15 S. M. Ruiz, 'Closing the gender gap: the case for gender-specific alcoholism research', *Journal of Alcoholism and Drug Dependence* (2013); 1(6): e106

16 V. Vatsalya, 'A review on the sex differences in organ and system pathology with alcohol drinking', *Current Drug Abuse Reviews* (2017); 9(2): 87–92

17 Peter Lloyd, 'Deadly link between alcohol and breast cancer is "ignored by middle-aged women who are most at risk of developing the disease"', *Mail Online* (13 February 2019)

18 M. I. Queipo-Ortuño, 'Influence of red wine polyphenols and ethanol on the gut microbiota ecology and biomarkers', *Am Journal of Clinical Nutrition* (2012); 95(6): 1323–1334

19 A. Chaplin, 'Resveratrol, metabolic syndrome, and gut microbiota', *Nutrients* (2018); 10(11): e1651; and X. Fan, 'Drinking alcohol is associated with variation in the human oral microbiome in a large study of American adults', *Microbiome* (2018); 6(1): 59

20 C. I. LeRoy, 'Red wine consumption associated with increased gut microbiota α-diversity in 3 independent cohorts', *Gastroenterology* (2019); pii: S0016–5085(19): 41244–4

21 R. O. de Visser, 'The growth of "Dry January": promoting participation and the benefits of participation', *Eur J Public Health* (2017); 27(5): 929–931

22 T. S. Naimi, 'Erosion of state alcohol excise taxes in the United States', *Journal of Studies on Alcohol and Drugs* (2018); 79(1): 43–48

23 https://www.cdc.gov/alcohol/index.htm (2019)

24 Z. Zupan, 'Erosion of state alcohol excise taxes in the United States', *BMJ* (2017); 359: j5623

**第21章**

1 D. Coley, 'Local food, food miles and carbon emissions: a comparison of farm shop

9 EFSA, 'Bisphenol A: new immune system evidence useful but limited', *EFSA Reports* (13 October 2016)
10 Z. Iheozor-Ejiofor, 'Water fluoridation for the prevention of dental caries', *Cochrane Database of System Reviews* (2015); 6: CD010856
11 J. R. Jambeck, 'Marine pollution. Plastic waste inputs from land into the ocean', *Science* (2015) 13; 347(6223): 768–71
12 P. G. Ryan, 'Monitoring the abundance of plastic debris in the marine environment', *Proceedings Transactions Royal Soc B* (2009); 364: 1999–2012
13 L. M. Bartoshuk, 'NaCl thresholds in man: thresholds for water taste or NaCl taste?', *Journal of Comparative and Physiological Psychology* (1974); 87(2): 310–325

**第20章**

1 https://www.alcohol.org/guides/global-drinking-demographics/ (2019)
2 D. W. Lachenmeier, 'Comparative risk assessment of alcohol, tobacco, cannabis and other illicit drugs using the margin of exposure approach', *Scientific Reports* (2015); 5: 8126
3 R. Bruha, 'Alcoholic liver disease', *World Journal of Hepatology* (2012); 4(3): 81–90; and G. P. Jordaan, 'Alcohol-induced psychotic disorder: a review', *Metabolic Brain Disease* (2104); 29(2): 231–243
4 https://www.alcohol.org/guides/global-drinking-demographics/ (2019)
5 A. S. St Leger, 'Factors associated with cardiac mortality in developed countries with particular reference to the consumption of wine', *Lancet* (1979); 1(8124): 1017–1020; and A. Di Castelnuovo, 'Alcohol dosing and total mortality in men and women: an updated meta-analysis', *Archives of Internal Medicine* (2006); 166 (22): 2437–2445
6 https://www.gov.uk/government/news/new-alcohol-guidelines-show-increased-risk-of-cancer (8 January 2016)
7 B. Xi, 'Relationship of alcohol consumption to all-cause, cardiovascular, and cancer-related mortality in US adults', *J. American College of Cardiology* (2017); 70(8): 913–922
8 K. A. Welch, 'Alcohol consumption and brain health', *BMJ* (2017); 357: j2645
9 S. Sabia, 'Alcohol consumption and risk of dementia: 23-year follow-up of Whitehall II cohort study', *BMJ* (2018); 362: k2927
10 J. Holt-Lunstad, 'Social relationships and mortality risk: a meta-analytic review', *PLOS Medicine* (2010); 7(7): e1000316
11 A. M. Wood, 'Risk thresholds for alcohol consumption: combined analysis of

14 I. Argou-Cardozo, 'Clostridium bacteria and autism spectrum conditions: a systematic review and hypothetical contribution of environmental glyphosate Levels', *Medical Sciences* (2018); 6(2): 29

15 D. W. Kang, 'Differences in fecal microbial metabolites and microbiota of children with autism spectrum disorders', *Anaerobe* (2018); 49: 121–131

16 S. Mizuno, 'Bifidobacterium-rich fecal donor may be a positive predictor for successful fecal microbiota transplantation in patients with irritable bowel syndrome', *Digestion* (2017); 96(1): 29–38

17 M. I. Butler, 'From isoniazid to psychobiotics: the gut microbiome as a new anti-depressant target', *British Journal of Hospital Medicine* (2019); 80(3): 139–145

18 F. N. Jacka, 'Maternal and early postnatal nutrition and mental health of offspring by age 5 years: a prospective cohort study', *J Acad Child & Adol Psych* (2013); 52(10): 1038–1047

19 Felice Jacka, *Brain Changer: How diet can save your mental health*, Yellow Kite (2019)

**第19章**

1 A. Saylor, 'What's wrong with the tap? Examining perceptions of tap water and bottled water at Purdue University', *Environmental Management* (2011); 48(3): 588–601

2 D. Lantagne, 'Household water treatment and cholera control', *Journal of Infectious Diseases* (2018); 218(3): s147–s153

3 M. McCartney, 'Waterlogged?', *BMJ* (2011); 343: d4280

4 F. Rosario-Ortiz, 'How do you like your tap water?', *Science* (2016); 351(6267): 912–914

5 E. Brezina, 'Investigation and risk evaluation of the occurrence of carbamazepine, oxcarbazepine, their human metabolites and transformation products in the urban water cycle', *Environmental Pollution* (2017); 225: 261–269

6 T. Spector, *Identically Different*, Weidenfeld & Nicolson (2012)

7 M. Wagner, 'Identification of putative steroid receptor antagonists in bottled water', *PLOS ONE* (2013); 8(8): e72472

8 W. Huo, 'Maternal urinary bisphenol A levels and infant low birth weight: a nested case-control study of the Health Baby Cohort in China', Environmental International (2015); 85: 96–103; and H. Gao, 'Bisphenol A and hormone-associated cancers: current progress and perspectives', *Medicine* (2015); 94(1): e211

## 第18章

1 E. Jakubovski, 'Systematic review and meta-analysis: dose-response relationship of selective-serotonin reuptake inhibitors in major depressive disorder', *American Journal of Psychiatry* (2016); 173(2): 174–183

2 J. S. Lai, 'A systematic review and meta-analysis of dietary patterns and depression in community-dwelling adults', *American Journal of Clinical Nutrition* (2014); 99(1): 181–197; and D. Recchia, 'Associations between long-term adherence to healthy diet and recurrent depressive symptoms in Whitehall II Study', *European Journal of Nutrition* (2019); 1: 1–11

3 C. F. Reynolds, 'Early intervention to preempt major depression in older black and white adults', *Psychiatric Services* (2014); 65(6): 765–773

4 F. N. Jacka, 'A randomised controlled trial of dietary improvement for adults with major depression (the "SMILES" trial)', *BMC Medicine* (2017); 15(1): 23

5 J. Firth, 'The effects of dietary improvement on symptoms of depression and anxiety: a meta-analysis of randomized controlled trials', *Psychosomatic Medicine* (2019); 81(3): 265–280; and S. Mizuno, 'Bifidobacterium-rich fecal donor may be a positive predictor for successful fecal microbiota transplantation in patients with irritable bowel syndrome', *Digestion* (2017); 96(1): 29–38

6 A. Sánchez-Villegas, 'Mediterranean dietary pattern and depression: the PREDIMED randomized trial', *BMC Medicine* (2013); 11: 208

7 M. Valles Colomer, 'The neuroactive potential of human gut microbiota in quality of life and depression,' *Nature Microbiology* (2019); 4: 623–632

8 J. M. Yano, 'Indigenous bacteria from the gut microbiota regulate host serotonin biosynthesis', *Cell* (2015); 161(2): 264–276

9 I. Lukić, 'Antidepressants affect gut microbiota and Ruminococcus flavefaciens is able to abolish their effects on depressive-like behavior', *Translational Psychiatry* (2019); 9(1): 133

10 M. J. Walters, 'Associations of lifestyle and vascular risk factors with Alzheimer's brain biomarkers during middle age', *BMJ OPEN* (2018); 8(11): e023664

11 T. Akbaraly, 'Association of long-term diet quality with hippocampal volume: longitudinal cohort study', *American Journal of Medicine* (2018); 131(11): 1372–1381

12 S. E. Setti, 'Alterations in hippocampal activity and Alzheimer's disease', *Translational Issues in Psychological Science* (2018); 3(4): 348–356

13 P. Zheng, 'The gut microbiome from patients with schizophrenia modulates the glutamate-glutamine-GABA cycle and schizophrenia-relevant behaviors in mice', *Science Advances* (2019); 5(2): eaau8317

voluteers: a double-blind randomized placebo trial', *Gastroenterology* (2019); 157: 881–883

7 H. M. Roager, 'Whole grain-rich diet reduces body weight and systemic low-grade inflammation without inducing major changes of the gut microbiome: a randomised cross-over trial', *Gut* (2019); 68: 83–93

**第17章**

1 UK exercise guidelines: https://www.nhs.uk/live-well/exercise/ (30 May 2018); US exercise guidelines: https://health.gov/paguidelines/ (2019)

2 W. W. Tigbe, 'Time spent in sedentary posture is associated with waist circumference and cardiovascular risk', *International Journal of Obesity* (2017); 41(5): 689–696

3 H. Fujita, 'Physical activity earlier in life is inversely associated with insulin resistance among adults in Japan', *Journal of Epidemiology* (2019); 29(2): 57–60

4 H. Pontzer, 'Hunter-gatherer energetics and human obesity', *PLOS ONE* (2012); 7(7): e40503

5 N. Casanova, 'Metabolic adaptations during negative energy balance and potential impact on appetite and food intake', *Proceedings of the Nutrition Society* (2019); 78(3): 279–289

6 D. M. Thomas, 'Why do individuals not lose more weight from an exercise intervention at a defined dose? An energy balance analysis', *Obesity Reviews* (2013); 13(10): 835–847

7 Alexi Mostrous, 'Coca-Cola spends £10m to counter links with obesity', The Times (18 December 2015); and Jonathan Gornall, 'Sugar: spinning a web of influence', *BMJ* (2015); 350: h231

8 M. Nestle, *Unsavory Truth: How Food Companies Skew the Science of What We Eat*, Basic Books (2018)

9 T. D. Noakes, 'Lobbyists for the sports drink industry: example of the rise of "contrarianism" in modern scientific debate', *Br J of Sports Med* (2007); 41(2): 107–109

10 L. M. Burke, 'Swifter, higher, stronger: What's on the menu?', *Science* (2018); 362 (6416): 781–787

11 S. R. Chekroud, 'Association between physical exercise and mental health in 1.2 million individuals in the USA between 2011 and 2015', *Lancet Psychiatry* (2018); 5: 739–746

12 C. R. Gustafson, 'Exercise and the timing of snack choice: healthy snack choice is reduced in the post-exercise state', *Nutrients* (2018); 10(12): 1941

**第15章**

1 https://www.cdc.gov/healthcommunication/toolstemplates/entertainmented/tips/Allergies.html (12 August 2019)

2 R. S. Gupta, 'Prevalence and severity of food allergies among US adults', *JAMA Netw Open* (2019); 2(1): e185630

3 Shayla Love, 'Food intolerance tests are shoddy science and traps for disordered eating', *Vice* (23 February 2018)

4 L. Wenyin, 'The epidemiology of food allergy in the global context', *International Journal of Environmental Research and Public Health* (2018); 15(9): 2043

5 C. Hammond, 'Unproven diagnostic tests for food allergy', *Immunology and Allergy Clinics of North Americ*a (2018); 31(1): 153–163

6 D. Venkataram, 'Prevalence and longitudinal trends of food allergy during childhood and adolescence: results of the Isle of Wight Birth Cohort study', *Clinical and Experimental Allergy* (2018); 48(4): 394–402

7 E. Yousef, 'Clinical utility of serum specific IgE food testing in general practice: a tertiary care experience', *Journal of Allergy and Clinical Immunology* (2019); 143(2): AB275

8 B. P. Vickery, 'AR101 oral immunotherapy for peanut allergy', *New England Journal of Medicine* (2018); 379(21): 1991–2001

9 R. A. Pretorius, 'Maternal fiber dietary intakes during pregnancy and infant allergic disease', *Nutrients* (2019); 11(8): 1767

10 P. A. Eigenmann, 'Are avoidance diets still warranted in children with atopic dermatitis?', *Pediatric Allergy and Immunology* (2020); 1: 19–26

**第16章**

1 B. Lebwohl, 'Long term gluten consumption in adults without celiac disease and risk of coronary heart disease: prospective cohort study', *BMJ* (2017); 357: j1892

2 U. Volta, 'High prevalence of celiac disease in Italian general population', *Digestive Diseases and Science* (2011); 46(7): 1500–1505

3 J. R. Biesiekierski, 'Non-coeliac gluten sensitivity: piecing the puzzle together', *United European Gastroenterology* (2015); 3(2): 160–165

4 V. Melini, 'Gluten-free diet: gaps and needs for a healthier diet', *Nutrients* (2019); 11(1): 170

5 C. S. Johnston, 'Commercially available gluten-free pastas elevate postprandial glycemia in comparison to conventional wheat pasta in healthy adults: a double-blind randomized crossover trial', *Food Funct* (2017); 8(9): 3139–3144

6 I. D. Croall, 'Gluten does not induce gastrointestinal symptoms in healthy

16 https://www.nhs.uk/conditions/pregnancy-and-baby/foods-to-avoid-pregnant/ (23 January 2017)

17 D. L. Villazanakretzer, 'Fish parasites: a growing concern during pregnancy', *Obstetrical & Gynecological Survey* (2016); 71(4): 253–259

18 C. M. Taylor, 'A review of guidance on fish consumption in pregnancy: is it fit for purpose?', *Public Health Nutrition* (2018); 21(11): 2149–2159

19 T. D. Solan, 'Mercury exposure in pregnancy: a review', *Journal of Perinatal Medicine* (2014); 42(6): 725–729

20 E. Ebel, 'Estimating the annual fraction of eggs contaminated with Salmonella enteritidis in the United States', *International Journal of Food Microbiology* (2000); 61(1): 51–62

21 A. Gyang, 'Salmonella Mississippi: a rare cause of second trimester miscarriage', *Archives of Gynecology and Obstetrics* (2008); 277(5): 437–438; K. Ravneet, 'A case of Salmonella typhi infection leading to miscarriage', *Journal of Laboratory Physicians* (2011); 3(1): 61–62; and S. E. Majowicz, 'The global burden of nontyphoidal salmonella gastroenteritis', *Clinical Infectious Diseases* (2010); 50 (6): 882–889

22 https://www.bbc.co.uk/news/magazine-32033409 (25 March 2015)

23 A. Awofisayo, 'Pregnancy-associated listeriosis in England and Wales', *Epidemiology and Infection* (2015); 143(2): 249–256

24 M. Madjunkov, 'Listeriosis during pregnancy', *Archives of Gynecology and Obstetrics* (2017); 296(2): 143–152

25 https://www.cdc.gov/listeria/technical.html (12 December 2016)

26 Maggie Fox, 'Prepared salads recalled for salmonella, listeria risk', *NBC News* (19 October 2018)

27 M. Withers, 'Traditional beliefs and practices in pregnancy, childbirth and postpartum: a review of the evidence from Asian countries', *Midwifery* (2018); 56: 158–170

28 C. Nagata, 'Hot–cold foods in diet and all-cause mortality in a Japanese community: the Takayama study', *Annals of Epidemiology* (2017); 27(3): 194–199

29 O. Koren, 'Host remodeling of the gut microbiome and metabolic changes during pregnancy', *Cell* (2012); 150(3): 470–480; and A. N. Thornburn, 'Evidence that asthma is a developmental origin disease influenced by maternal diet and bacterial metabolites', *Nature Communications* (2015); 6: 7320

weight: A Dose-response meta-analysis', *PLOS ONE* (2015); 10(7): e0132334
3 L. Holst, 'Raspberry leaf – should it be recommended to pregnant women?', *Complementary Therapies in Clinical Practice* (2009); 15(4): 204–208
4 D. A. Kennedy, 'Safety classification of herbal medicines used in pregnancy in a multinational study', *BMC Complementary Alternative Medicine* (2016); 16: 102
5 E. P. Riley, 'Fetal alcohol spectrum disorders: an overview', *Neuropsychology Review* (2013); 21(2): 73–80
6 U. S. Kesmodel, 'The effect of different alcohol drinking patterns in early to mid pregnancy on the child's intelligence, attention, and executive function', *BJOG* (2012); 119(10): 1180–1190
7 S. Popova, 'Estimation of national, regional, and global prevalence of alcohol use during pregnancy and fetal alcohol syndrome: a systematic review and meta-analysis', *The Lancet* (2017); 5: e290–e299
8 R. F. Goldstein, 'Association of gestational weight gain with maternal and infant outcomes: a systematic review and meta-analysis', *JAMA* (2017); 317(21): 2207–2225
9 https://www.nice.org.uk/guidance/ph27/chapter/1-Recommendations#recommendation-2-pregnant-women (July 2010)
10 C. H. Tam, 'The impact of maternal gestational weight gain on cardiometabolic risk factors in children,' *Diabetologia* (2018); 61(12): 2539–2548
11 V. Allen-Walker, 'Routine weighing of women during pregnancy — is it time to change current practice?', *BJOG* (2015); 123(6): 871–874
12 F. Hytten, 'Is it important or even useful to measure weight gain in pregnancy?' Midwifery (1990); 6(1): 28–32; and M. G. Dawes, 'Repeated measurement of maternal weight during pregnancy. Is this a useful practice?', *BJOG* (1991); 98(2): 189–194
13 https://www.nhs.uk/common-health-questions/pregnancy/how-much-weight-will-i-put-on-during-my-pregnancy/ (18 October 2018)
14 K. V. Dalrymple, 'Lifestyle interventions in overweight and obese pregnant or postpartum women for weight management: a systematic review', *Nutrients* (2018); 10(11): e1704.
15 C. Alvarado-Esquivel, 'Miscarriage history and Toxoplasma gondii infection: a cross-sectional study in women in Durango City, Mexico', *European Journal of Microbiology and Immunology* (2014); 4(2): 117–122; and F. Roberts, 'Histopathological features of ocular toxoplasmosis in the fetus and infant', *Archives of Ophthalmology* (2001); 119(1): 51–58

9 C. Pickering, 'Caffeine and exercise: what next?', *Sports Medicine* (2019); 49(7): 1007–1030
10 J. Snel, 'Effects of caffeine on sleep and cognition', *Progress in Brain Research* (2011); 190: 105–117
11 A. P. Winston, 'Neuropsychiatric effects of caffeine', *Advances in Psychiatric Treatment* (2005); 11(6): 432–439
12 M. Lucas, 'Coffee, caffeine, and risk of depression among women', *Archives of Internal Medicine* (2011); 171(17): 1571–1578
13 M. Lucas, 'Coffee, caffeine, and risk of completed suicide: results from three prospective cohorts of American adults', *World Journal of Biological Psychiatry* (2012); 15(5): 377–386
14 C. Coelho, 'Nature of phenolic compounds in coffee melanoidins', *Journal of Agricultural and Food Chemistry* (2014); 62(31): 7843–7853
15 D. Gniechwitz, 'Dietary fiber from coffee beverage: degradation by human fecal microbiota', *Journal of Agricultural and Food Chemistry* (2007); 55(17): 6989–6996
16 M. A. Flaten, 'Expectations and placebo responses to caffeine-associated stimuli', *Psychopharmacology* (2003); 169(2): 198–204; and C. Benke, 'Effects of anxiety sensitivity and expectations on the startle eyeblink response during caffeine challenge', *Psychopharmacology* (2015); 232(18): 3403–3416
17 L. Mills, 'Placebo caffeine reduces withdrawal in abstinent coffee drinkers', *Psychopharmacology* (2016); 30(4): 388–394
18 EFSA, 'EFSA opinion on the safety of caffeine' (23 June 2015)
19 B. Teucher, 'Dietary patterns and heritability of food choice in a UK female twin cohort', *Twin Research and Human Genetics* (2007); 10(5): 734–748
20 A. G. Dulloo, 'Normal caffeine consumption: influence on thermogenesis and daily energy expenditure in lean and postobese human volunteers', *American Journal of Clinical Nutrition* (1989); 49(1): 44–50
21 M. Doherty, 'Effects of caffeine ingestion on rating of perceived exertion during and after exercise: a meta- analysis', *Medicine and Science in Sports* (2005); 15 (2): 69–78

**第14章**

1 https://www.nhs.uk/conditions/pregnancy-and-baby/foods-to-avoid-pregnant/ (23 January 2017); and https://www.acog.org/Patients/FAQs/Nutrition-During-Pregnancy? (February 2018)
2 J. Rhee, 'Maternal caffeine consumption during pregnancy and risk of low birth

*Metab Cardiovasc Dis* (2018); 29(2): 107–114

14 L. Chiavaroli, 'DASH dietary pattern and cardiometabolic outcomes: an umbrella review of systematic reviews and meta-analyses', *Nutrients* (2019); 11(2), pii: E338

15 Caroline Scott-Thomas, 'Salt replacements could be deadly, say renal specialists' *FoodNavigator* (19 March 2009)

16 K. He, 'Consumption of monosodium glutamate in relation to incidence of overweight in Chinese adults: China Health and Nutrition Survey (CHNS)', *Am J Clin Nutr* (2011); 93(6): 1328–36

17 Q. Q. Yang, 'Improved growth performance, food efficiency, and lysine availability in growing rats fed with lysine-biofortified rice', *Sci Rep* (2017); 7(1): 1389

**第13章**

1 Boston Collaborative Drug Surveillance Program, 'Coffee drinking and acute myocardial infarction', *The Lancet* (1972); 300(7790): 1278–1281; and H. Jick, 'Coffee and myocardial infarction', *New England Journal of Medicine* (1973); 289(2): 63–67

2 P. Zuchinali, 'Effect of caffeine on ventricular arrhythmia: a systematic review and meta-analysis of experimental and clinical studies', *EP Europace* (2016); 18(2): 257–266

3 M. Ding, 'Long-term coffee consumption and risk of cardiovascular disease: systematic review and a dose-response meta-analysis', *Circulation* (2013); 129(6): 643–659

4 A. Crippa, 'Coffee consumption and mortality from all causes, CVD, and cancer: a dose-response meta-analysis', *Am Journal of Epidemiology* (2014); 180(8): 763–775

5 J. K. Parker, 'Kinetic model for the formation of acrylamide during the finish-frying of commercial French Fries', *J. Agricultural and Food Chemistry* (2012); 60(32): 9321–9331

6 Hannah Devlin, 'How burnt toast and roast potatoes became linked to cancer', *The Guardian* (27 January 2017)

7 B. Marx, 'Mécanismes de l'effet diurétique de la caffeine', *Médecine Sciences* (2016); 32(5): 485–490

8 Q. P. Liu, 'Habitual coffee consumption and risk of cognitive decline/dementia: a systematic review and meta-analysis', *Nutrition* (2016); 32(6): 628–636; and G. W. Ross, 'Association of coffee and caffeine intake with the risk of Parkinson disease', *JAMA* (2000); 283(20): 2674–2679

review and meta-analysis', *Critical Reviews in Food Science & Nutrition* (2018); 58(8): 1359–1374
21 T. A. Saunders, 'Growth and development of British vegan children', *American Journal of Clinical Nutrition* (1988); 48(3): 822–825; and Mitchell Sunderland, 'Judge convicts parents after baby dies from vegan diet', *Vice* (15 June 2017)

## 第12章

1 M. Webb, 'Cost effectiveness of a government supported policy strategy to decrease sodium intake: global analysis across 183 nations', *BMJ* (2019); 356: i6699
2 K. Trieu; 'Salt reduction initiatives around the world – a systematic review of progress towards the global target', *PLOS ONE* (2015); 10(7): e0130247
3 'Hidden salt present in popular restaurant meals', *BBC News online* (11 March 2013)
4 A. J. Moran, 'Consumer underestimation of sodium in fast food restaurant meals', *Appetite* (2017); 113: 155–161
5 K. Luft, 'Influence of genetic variance on sodium sensitivity of blood pressure', *Klin Wochenschr* (1987); 65(3): 101–9
6 O. Dong, 'Excessive dietary sodium intake and elevated blood pressure: a review of current prevention and management strategies and the emerging role of pharmaconutrigenetics', *BMJ Nutrition Prevention & Health* (2018); 1: doi: 10.1136
7 N. A. Graudal, 'Effects of low sodium diet versus high sodium diet on blood pressure, renin, aldosterone, catecholamines, cholesterol, and triglyceride', *Cochrane Database Syst Rev* (9 April 2017); 4: CD004022
8 A. J. Adler, 'Reduced dietary salt for the prevention of cardiovascular disease', *Cochrane Database Syst Rev* (2014); 12: CD009217
9 H. Y. Chang, 'Effect of potassium-enriched salt on cardiovascular mortality and medical expenses of elderly men', *Am J Clin Nutr* (2006); 83(6): 1289–96
10 E. I. Ekinci, 'Dietary salt intake and mortality in patients with type 2 diabetes', *Diabetes Care* (2011); 34(3): 703–9
11 R. R. Townsend, 'Salt intake and insulin sensitivity in healthy human volunteers', *Clinical Science* (2007); 113(3): 141–8
12 A. Mente, 'Urinary sodium excretion, blood pressure, cardiovascular disease, and mortality', *The Lancet* (2018); 392(10146): 496–506
13 F. P. Cappuccio, 'Population dietary salt reduction and the risk of cardiovascular disease. A scientific statement from the European Salt Action Network', *Nutr*

experience?', *American Journal of Clinical Nutrition* (1994); 59(5): 1124S–1129S

6 S. Mihrshahi, 'Vegetarian diet and all-cause mortality: evidence from a large population-based Australian cohort – the 45 and Up Study', *Preventative Medicine* (2017); 97: 1–7

7 P. N. Appleby, 'Mortality in vegetarians and comparable nonvegetarians in the United Kingdom', *American Journal of Clinical Nutrition* (2016); 103(1): 218–230

8 G. Segovia-Siapco, 'Health and sustainability outcomes of vegetarian dietary patterns: a revisit of the EPIC-Oxford and the Adventist Health Study 2 cohorts', *Eur J Clin Nutr* (Jul 2019); 72(Suppl 1): 60–70

9 G. M. Turner-McGrievy, 'A two-year randomized weight loss trial comparing a vegan diet to a more moderate low-fat diet', *Obesity* (2012); 15: 2276–2281

10 E. Fothergill, 'Persistent metabolic adaptation 6 years after "The Biggest Loser" competition', *Obesity* (2016); 24: 1612–1619

11 F. Barthels, 'Orthorexic and restrained eating behaviour in vegans, vegetarians, and individuals on a diet', *Eat Weight Disord* (2018); 23(2): 159–166

12 N. Veronese, 'Dietary fiber and health outcomes: an umbrella review of systematic reviews and meta-analyses', *Am J Clin Nutr* (2018); 107(3): 436–444

13 H. E. Billingsley, 'The antioxidant potential of the Mediterranean diet in patients at high cardiovascular risk: in-depth review of PREDIMED', *Nutrition and Diabetes* (2018); 8(1): 13; and S. Subash, 'Neuroprotective effects of berry fruits on neurodegenerative diseases', *Neural Regeneration Research* (2014); 9(16): 1557–1566

14 M. J. Bolland, 'Calcium intake and risk of fracture: systematic review', *BMJ* (2015); 351: h4580

15 https://waterfootprint.org/en/resources/waterstat/ (November 2019)

16 C. Whitton, 'National Diet and Nutrition Survey: UK food consumption and nutrient intakes', *British Journal of Nutrition* (2011); 106(12): 1899–1914

17 P. Clarys, 'Dietary pattern analysis: a comparison between matched vegetarian and omnivorous subjects', *Nutrition Journal* (2013); 12: 82

18 H. Lynch, 'Plant-based diets: considerations for environmental impact, protein quality, and exercise performance', *Nutrients* (2018); 10(12): 1841

19 R. Pawlak, 'The prevalence of cobalamin deficiency among vegetarians assessed by serum vitamin B12: a review', *European Journal of Clinical Nutrition* (2014); 68(5): 541–548

20 L. M. Haider, 'The effect of vegetarian diets on iron status in adults: a systematic

*CNN* (March 7, 2019)
21 Kimberly Warner, 'Deceptive dishes: seafood swaps found worldwide', *Oceana Report* (7 September 2016)
22 D. A. Willette, 'Using DNA barcoding to track seafood mislabeling in Los Angeles restaurants', *Conservation Biology* (2017); 31(5): 1076–1085
23 Kahmeer Gander, 'Fraudsters are dyeing cheap tuna pink and selling it on as fresh fish in £174m industry', *The Independent* (18 January 2017)
24 R. Kuchta, 'Diphyllobothrium nihonkaiense tapeworm larvae in salmon from North America', *Emerging Infectious Diseases* (2017); 23(2): 351–353
25 K. Iwata, 'Is the quality of sushi ruined by freezing raw fish and squid? A randomized double-blind trial', *Clinical Infectious Diseases* (2015); 60(9): e43–e48
26 A. Planchart, 'Heavy metal exposure and metabolic syndrome: evidence from human and model system studies', *Current Environmental Health Reports* (2018); 5(1): 110–124
27 E. Oken, 'Fish consumption, methylmercury and child neurodevelopment', *Current Opinion in Pediatrics* (2008); 20(2): 178–183; and S. K. Sagiv, 'Prenatal exposure to mercury and fish consumption during pregnancy and attention-deficit/hyperactivity disorder-related behavior in children', *Archives of Pediatrics and Adolescent Medicine* (2012); 166(12): 1123–1131
28 T. S. Galloway, 'Marine microplastics spell big problems for future generations', *Proceedings of the National Academy of Sciences* (2016); 113(9): 2331–2333
29 A. S. Abdelhamid, 'Omega-3 fatty acids for the primary and secondary prevention of cardiovascular disease', *Cochrane Systematic Review* (2018); 7: CD003177
30 https://friendofthesea.org/; https://fishwise.org/; https://globalfishingwatch.org

**第11章**

1 C. Losasso, 'Assessing influence of vegan, vegetarian and omnivore oriented Westernized dietary styles on human gut microbiota', *Frontiers in Microbiol* (2018); 9: 317
2 J. R. Benatar, 'Cardiometabolic risk factors in vegans; A meta-analysis of observational studies', *PLOS ONE* (2018); 13(12): e0209086
3 H. Kahleova, 'Cardio-metabolic benefits of plant-based diets', *Nutrients* (2017); 9(8): 848
4 M. J. Orlich, 'Vegetarian dietary patterns and mortality in Adventist Health Study 2', *JAMA Internal Medicine* (2013); 173(13): 1230–1238
5 V. Fønnebø, 'The healthy Seventh-Day Adventist lifestyle: what is the Norwegian

(7): 753–763
5 J. Øyen, 'Fatty fish intake and cognitive function: FINS-KIDS, a randomized con-trolled trial in preschool children', *BMC Medicine* (2018); 16: 41
6 J. F. Gould, 'Seven-year follow-up of children born to women in a randomized trial of prenatal DHA supplementation', *JAMA* (2017); 317(11): 1173–1175
7 D. Engeset, 'Fish consumption and mortality in the European Prospective Investigation into Cancer and Nutrition cohort', *European Journal of Epidemiology* (2015); 30(1): 57–70
8 L. Schwingshackl, 'Food groups and risk of all-cause mortality: a systematic review and meta-analysis', *American Journal of Clinical Nutrition* (2017); 105 (6): 1462–1473
9 M. Song, 'Association of animal and plant protein intake with all-cause and cause-specific mortality', *JAMA Internal Medicine* (2016); 176(10): 1453–1463
10 D. S. Siscovick, 'Omega-3 polyunsaturated fatty acid (fish oil) supplementation and the prevention of clinical cardiovascular disease: a science advisory from the American Heart Association', *Circulation* (2017); 135(15): e867–e884
11 T. Aung, 'Associations of omega-3 fatty acid supplement use with CVD risks: meta-analysis of 10 trials involving 77,917 individuals', *JAMA Cardiology* (2018); 3(3): 225–234
12 A. S. Abdelhamid, 'Omega-3 fatty acids for the primary and secondary prevention of cardiovascular disease', *Cochrane Systematic Review* (2018); 7: CD003177
13 J. E. Manson, 'Marine n − 3 fatty acids and prevention of cardiovascular disease and cancer', *New England Journal of Medicine* (2019); 380: 23–32
14 N. K. Senftleber, 'Marine oil supplements for arthritis pain: a systematic review and meta-analysis of randomized trials', *Nutrients* (2017); 9(1): e42
15 A. G. Tacon, 'Global overview on the use of fish meal and fish oil in industrially compounded aquafeeds', *Aquaculture* (2008); 285(1–4): 146–158
16 J. Poore, 'Reducing food's environmental impacts through producers and consumers', *Science* (2018); 360(6392): 987–992
17 Y. Han, 'Fishmeal application induces antibiotic resistance gene propagation in mariculture sediment', *Environmental Science and Technology* (2017); 51(18): 10850–60.
18 Patrick Whittle, 'Plagues of parasitic sea lice depleting world's salmon stocks', *The Independent* (19 September 2017)
19 Shebab Khan, 'Scottish salmon sold by a range of supermarkets in the UK has sea lice up to 20 times the acceptable amount', *The Independent* (29 October 2017)
20 Jen Christensen, ' Fish fraud: what's on the menu often isn't what's on your plate',

21 F. N. Jacka, 'Red meat consumption and mood and anxiety disorders', *Psychotherapy and Psychosomatics* (2012); 81(3): 196–19822
22 C. A. Daley, 'A review of fatty acid profiles and antioxidant content in grass-fed and grain-fed beef', *Nutrition Journal* (2010); 9(1): 10
23 C. Pelucchi, 'Dietary acrylamide and cancer risk: an updated meta-analysis', *International Journal of Cancer* (2015); 136: 2912–2922
24 J. G. Lee, 'Effects of grilling procedures on levels of polycyclic aromatic hydro -carbons in grilled meats', *Food Chemistry* (2016); 199: 632–638; and A. A. Stec, 'Occupational exposure to polycyclic aromatic hydrocarbons and elevated cancer incidence in firefighters', *Scientific Reports* (2018); 8(1): 2476
25 C. L. Gifford, 'Broad and inconsistent muscle food classification is problematic for dietary guidance in the US', *Nutrients* (2017); 9(9): 1027
26 N. Bergeron, 'Effects of red meat, white meat, and nonmeat protein sources on atherogenic lipoprotein measures in the context of low compared with high saturated fat intake: a randomized controlled trial', *Am J Clin Nutr* (2019) Jun 4: online
27 EFSA, 'Opinion of the scientific panel on food additives, flavourings, processing aids and materials in contact with food (AFC) related to treatment of poultry carcasses with chlorine dioxide, acidified sodium chlorite, trisodium phosphate and peroxy-acids', *European Food Safety Authority* (2006); 4(1): 297
28 Fiona Harvey, 'British supermarket chickens show record levels of antibiotic-resistant superbugs', *The Guardian* (15 January 2018)
29 Felicity Lawrence, 'Revealed: the dirty secret of the UK's poultry industry', *The Guardian* (23 July 2014)

**第10章**

1 C. A. Raji, 'Regular fish consumption and age-related brain gray matter loss', *American Journal of Preventive Medicine* (2014); 47(4): 444–451
2 M. C. Morris, 'Fish consumption and cognitive decline with age in a large community study', *Archives of Neurology* (2005); 62(12): 1849–1853
3 A. V. Saunders, 'Omega-3 polyunsaturated fatty acids and vegetarian diets', *Medical Journal of Australia* (2013); 1(2): 22–26
4 W. Stonehouse, 'Does consumption of LC omega-3 PUFA enhance cognitive performance in healthy school-aged children and throughout adulthood? Evidence from clinical trials', *Nutrients* (2014); 6(7): 2730–2758; and R. E. Cooper, 'Omega-3 polyunsaturated fatty acid supplementation and cognition: a systematic review & meta-analysis', *Journal of Psychopharmacology* (2015); 29

mortality and cardiometabolic outcomes: a systematic review and meta-analysis of cohort studies, *Ann Intern Med* (2019); 171(10): 721–731

7 R. Rubin, 'Blacklash over meat dietary recommendations raises questions about corporate lies to nutrition scientists', *JAMA* (2020)

8 T. D. Spector, 'Bacon rashers, statistics, and controversy', blog.bmj.com (9 October 2019)

9 J. E. Lee, 'Meat intake and cause-specific mortality: a pooled analysis of Asian prospective cohort studies', *American Journal of Clinical Nutrition* (2013); 98 (4): 1032–1041

10 E. Lanza, 'The polyp prevention trial continued follow-up study', *Cancer Epidemiology, Biomarkers and Prevention* (2007); 16(9): 1745–1752; and C. A. Thomson, 'Cancer incidence and mortality during the intervention and post intervention periods of the Women's Health Initiative Dietary Modification Trial', *Cancer Epidemiology, Biomarkers and Prevention* (2014); 23(12): 2924–2935

11 V. Bouvard, 'Carcinogenicity of consumption of red and processed meat', *The Lancet Oncology* (2015); 16(16): 1599–1600

12 J. J. Anderson, 'Red and processed meat consumption and breast cancer: UK Biobank cohort study and meta-analysis', *Eur J Cancer* (2018); 90: 73–82

13 D. Średnicka-Tober, 'Composition differences between organic and conventional meat: a systematic literature review and meta-analysis', *Br J Nutr* (2016); 115 (6): 994–1011

14 W. Willett, 'Food in the Anthropocene: the EAT-Lancet commission on healthy diets from sustainable food systems', *The Lancet* (2019); 393: 447–92

15 J. Poore, 'Reducing food's environmental impacts through producers and consumers', *Science* (2018); 360(6392): 987–992

16 M. Springmann, 'Options for keeping the food system within environmental limits', *Nature* (2018); 562: 519–52517

17 M. Springmann, 'Health-motivated taxes on red and processed meat: a modelling study on optimal tax levels and associated health impacts', *PLOS ONE* (2018); 13 (11): e0204139

18 J. L. Capper, 'The environmental impact of beef production in the United States: 1977 compared with 2007', *Journal of Animal Science* (2011); 89: 4249–4261

19 A. Lopez, 'Iron deficiency anaemia', *The Lancet* (2016); 387(10021): 907–1620

20 A. Mentre, 'Evolving evidence about diet and health', *The Lancet Public Health* (2018); 3(9): e408–e409; and F. N. Jacka, 'Association of Western and traditional diets with depression and anxiety in women', *American Journal of Psychiatry* (2010); 167(3): 305–311

2 C. A. Monteiro, 'Household availability of ultra-processed foods and obesity in nineteen European countries', *Public Health Nutrition* (2018); 21(1): 18–26

3 E. M. Steele, 'Ultra-processed foods and added sugars in the US diet: evidence from a nationally representative cross-sectional study', *BMJ Open* (2016); 6: e009892

4 K. Hall, 'Ultra-processed diets cause excess calorie intake and weight gain: an inpatient randomized controlled trial of ad libitum food intake', *Cell Metabolism* (2019); S1550–4131(19): 30248–7

5 J. M. Poti, 'Ultra-processed food intake and obesity: what really matters for health – processing or nutrient content?', *Current Obesity Reports* (2012); 6(4): 420–431

6 L. C. Kong, 'Dietary patterns differently associate with inflammation and gut micro -biota in overweight and obese subjects', *PLOS ONE* (2014); 9(10): e109434

7 R. Mendonça, 'Ultraprocessed food consumption and risk of overweight and obesity', American Journal of Clinical Nutrition (2016); 104(5): 1433–1440; and D. Mozzaffarian, 'Changes in diet and lifestyle and long-term weight gain in women and men', *New England Journal of Medicine* (2011); 364(25): 2392–2404

8 A. Bouzari, 'Vitamin retention in eight fruits and vegetables: a comparison of refrigerated and frozen storage', *Journal of Agricultural and Food Chemistry* (2015); 63(3): 957–962

**第9章**

1 http://www.fao.org/faostat/

2 V. Bouvard, 'Carcinogenicity of consumption of red and processed meat', *The Lancet Oncology* (2015); 16(16): 1599–1600

3 'Plant-based meat could create a radically different food chain', *The Economist* (12 October 2019)

4 M. Dehghan, 'Associations of fats and carbohydrate intake with cardiovascular disease and mortality in 18 countries from five continents (PURE): a prospective cohort study', *The Lancet* (2017); 390(10107): 2050–2062

5 X. Wang, 'Red and processed meat consumption and mortality: dose-response meta-analysis of prospective cohort studies', *Public Health Nutrition* (2016); 19(5): 893–905; and A. Etemadi, 'Mortality from different causes associated with meat, heme iron, nitrates, and nitrites in the NIH-AARP Diet and Health Study', *BMJ* (2017); 357: j1957

6 D. Zeraatkar, 'Red and processed meat consumption and risk for all-cause

15 M. C. Borges, 'Artificially sweetened beverages and the response to the global obesity crisis', *PLOS Medicine* (2017); 14(1): e1002195

**第7章**

1 G. Cowburn, 'Consumer understanding and use of nutrition labelling: a systematic review', *Public Health Nutrition* (2005); 8(1): 21–28

2 C. J. Geiger, 'Health claims: history, current regulatory status, and consumer research', *Journal of the American Dietetic Association* (1998); 98(11): 1312–1314

3 R. DuBroff, 'Fat or fiction: the diet-heart hypothesis', *BMJ Evidence-Based Medicine* (2019); 29 May, p. ii: bmjebm-2019–111180

4 http://www.fao.org/faostat/en/#data/FBS

5 F. Goiana-da-Silva, 'Front-of-pack labelling policies and the need for guidance', *Lancet Public Health* (2019); 4 (1): PE15

6 R. Estruch, 'Primary prevention of cardiovascular disease with a Mediterranean diet', *New England Journal of Medicine* (2013); 368: 1279–1290

7 G. Ares, 'Comparative performance of three interpretative front-of-pack nutrition labelling schemes: insights for policy making', *Food Quality and Preference* (2018); 68: 215–225

8 R. B. Acton, 'Do consumers think front-of-package "high in" warnings are harsh or reduce their control?', *Obesity* (2018); 26(11): 1687–1691

9 M. Cecchini, 'Impact of food labelling systems on food choices and eating behaviours: a systematic review and meta-analysis of randomized studies', *Obes Rev* (Mar 2016); 17(3): 201–10

10 S. N. Bleich, 'Diet-beverage consumption and caloric intake among US adults, overall and by body weight', *American Journal of Public Health* (2014); 104: e72–e78

11 J. Petimar, 'Estimating the effect of calorie menu labeling on calories purchased in a large restaurant franchise in the southern United States: quasi-experimental study', *BMJ* (2019); 367: l5837

12 J. S. Downs, 'Supplementing menu labeling with calorie recommendations to test for facilitation effects', *American Journal of Public Health* (2012); 103: 1604–1609

**第8章**

1 C. A. Monteiro, 'NOVA. The star shines bright', *World Nutrition* (2016); 7(1–3): 28–38

12 A. S. Abdelhamid, 'Omega-3 fatty acids for the primary and secondary prevention of cardiovascular disease', *Cochrane Systematic Review* (2018); 7: CD003177
13 J. E. Manson, 'Marine n-3 fatty acids and prevention of cardiovascular disease and cancer', *New England Journal of Medicine* (2019); 380(1): 23–32
14 S.U. Khan, 'Effects of nutritional supplements and dietary interventions on cardio -vascular outcomes', *Annals of Internal Medicine* (2019); 171(3): 190–198

**第6章**

1 I. Toews, 'Association between intake of non-sugar sweeteners and health outcomes: systematic review and meta-analyses of randomised and non-randomised controlled trials and observational studies', *BMJ* (2019); 364: k4718
2 E. K. Dunford, 'Non-nutritive sweeteners in the packaged food supply – an assessment across 4 countries', *Nutrients* (2018); 10(2): e257
3 D. G. Aaron, 'Sponsorship of national health organizations by two major soda companies', *American Journal of Preventative Medicine* (2017); 52(1): 20–30
4 J. Gornall, 'Sugar: spinning a web of influence', *BMJ* (2015); 350:h231 infographic https://doi.org/10.1136/bmj.h231
5 M. G. Veldhuizen, 'Integration of sweet taste and metabolism determines carbo-hydrate reward', *Current Biology* (2017); 27(16): 2476–2485
6 J. E. Blundell, 'Low-calorie sweeteners: more complicated than sweetness without calories', *American Journal of Clinical Nutrition* (2019); 109(5): 1237–1238
7 J. Suez, 'Artificial sweeteners induce glucose intolerance by altering the gut micro -biota', *Nature* (2014); 514(7521): 181–186
8 F. J. Ruiz-Ojeda, 'Effects of sweeteners on the gut microbiota: a review of experimental studies and clinical trials', *Advances in Nutrition* (2019); 10: s31–s48
9 K. Daly, 'Bacterial sensing underlies artificial sweetener-induced growth of gut Lactobacillus', *Environmental Microbiology* (2016); 18(7): 2159–2171
10 joinzoe.com
11 K. A. Higgins, 'A randomized controlled trial contrasting the effects of 4 low-calorie sweeteners and sucrose on body weight in adults with overweight or obesity', *American Journal of Clinical Nutrition* (2019); 109(5): 1288–1301
12 K. Olsson, 'Microbial production of next-generation stevia sweeteners', *Microbial Cell Factories* (2016); 15(1): 207
13 joinzoe.com
14 Q. P. Wang, 'Non-nutritive sweeteners possess a bacteriostatic effect and alter gut microbiota in mice,' *PLOS ONE* (2018); 13(7): e0199080

*Database of Systematic Reviews* (2013) Jan 31; (1): CD000980

2 S. M. Lippman, 'Effect of selenium and vitamin E on risk of prostate cancer and other cancers: the Selenium and Vitamin E Cancer Prevention Trial', *JAMA* (2009); 301(1): 39–51

3 F. Vellekkatt, 'Efficacy of vitamin D supplementation in major depression: a meta-analysis of randomized controlled trials', *Journal of Postgraduate Medicine* (2019); 65(2): 74–80; and D. Feldman, 'The role of vitamin D in reducing cancer risk and progression', *Nature Reviews Cancer* (2014); 14(5): 342–357

4 K. Trajanoska, 'Assessment of the genetic and clinical determinants of fracture risk: genome wide association and mendelian randomisation study', *BMJ* (2018); 362: k3225

5 B. Ozkan, 'Vitamin D intoxication', *Turkish Journal of Pediatrics* (2012); 54(2): 93–98

6 H. A. Bischoff-Ferrari, 'Monthly high-dose vitamin D treatment for the prevention of functional decline: a randomized clinical trial', *JAMA Internal Medicine* (2016); 176(2): 175–183; and H. Smith, 'Effect of annual intramuscular vitamin D on fracture risk in elderly men and women', *Rheumatology* (2007); 46(12): 1852–1857

7 K. Li, 'Associations of dietary calcium intake and calcium supplementation with myocardial infarction and stroke risk and overall cardiovascular mortality in the Heidelberg cohort', *Heart* (2012); 98: 920–925; and J. B. Anderson, 'Calcium intake from diet and supplements and the risk of coronary artery calcification and its progression among older adults: 10-year follow-up of the multi-ethnic study of atherosclerosis (MESA)', *Journal of the American Heart Association* (2016); 5 (10): e003815

8 B. J. Schoenfeld, 'Is there a postworkout anabolic window of opportunity for nutrient consumption?', *Journal of Orthopaedic and Sports Physical Therapy* (2018); 48(12): 911–914

9 M. C. Devries, 'Changes in kidney function do not differ between healthy adults consuming higher- compared with lower- or normal-protein diets: a systematic review and meta-analysis', *Journal of Nutrition* (2018); 148(11): 1760–1775

10 B. M. Burton-Freeman, 'Whole food versus supplement: comparing the clinical evidence of tomato intake and lycopene supplementation on cardiovascular risk fac-tors', *Advances in Nutrition* (2014); 5(5): 457–485

11 S. M. Lippman, 'Effect of selenium and vitamin E on risk of prostate cancer and other cancers: the Selenium and Vitamin E Cancer Prevention Trial', *JAMA* (2009); 310(1): 39–51

3 R. N. Carmody, 'Cooking shapes the structure and function of the gut microbiome', *Nature Microbiology* (2019); 4(12): 2052–2063
4 https://www.gov.uk/government/statistical-data-sets/family-food-datasets
5 A. Chaix, 'Time-restricted feeding prevents obesity and metabolic syndrome in mice lacking a circadian clock', *Cell Metab* (2019); 29(2): 303–319
6 C. Ebbeling, 'Effects of a low carbohydrate diet on energy expenditure during weight loss maintenance: randomized trial', *BMJ* (2018); 363: k4583
7 C. D. Gardner, 'Effect of low-fat vs low-carbohydrate diet on 12-month weight loss in overweight adults', *JAMA* (2018); 319(7): 667–679

**第4章**

1 D. Nunan, 'Implausible discussions in saturated fat "research"; definitive solutions won't come from another million editorials (or a million views of one)', *Br J Sports Med* (2019); 53(24): 1512–1513
2 https://www.nhs.uk/live-well/eat-well/the-eatwell-guide/ (28 January 2019)
3 V. W. Zhong, 'Associations of dietary cholesterol or egg consumption with incident cardiovascular disease and mortality', *JAMA* (2019); 321(11): 1081–1095
4 M. Dehghan, 'Associations of fats and carbohydrate intake with cardiovascular disease and mortality in 18 countries from five continents (PURE): a prospective cohort study', *The Lancet* (2017); 390: 2050–2062
5 R. Estruch, 'Primary prevention of cardiovascular disease with a Mediterranean diet supplemented with extra-virgin olive oil or nuts', *New Engl J Med* (2018); 378(25): e34
6 C. N. Serhan, 'Resolvins in inflammation', *J Clin Invest* (2018); 128(7): 2657–2669
7 V. W. Zhong, 'Associations of dietary cholesterol or egg consumption with incident cardiovascular disease and mortality', *JAMA* (2019); 321(11): 1081–1095
8 D. Mozaffarian, 'Dietary and policy priorities for cardiovascular disease, diabetes, and obesity: a comprehensive review', *Circulation* (2016); 133(2): 187–225
9 L. Pimpin, 'Is butter back? A systematic review and meta-analysis of butter consumption and risk of cardiovascular disease, diabetes, and total mortality', *PLOS ONE* (2016); 11(6): e0158118
10 C. D. Gardner, 'Effect of low-fat vs low-carbohydrate diet on 12-month weight loss in overweight adults', *JAMA* (2018); 319(7): 667–679

**第5章**

1 H. Hemilä, 'Vitamin C for preventing and treating the common cold', *Cochrane*

6 C. M. Astley, 'Genetic evidence that carbohydrate-stimulated insulin secretion leads to obesity', *Clin Chem* (2018); 64(1): 192–200
7 C. D. Gardner, 'Effect of low-fat vs low-carbohydrate diet on 12-month weight loss in overweight adults and the association with genotype pattern or insulin secretion: the DIETFITS randomized clinical trial', *JAMA* (2018) Feb 20; 319(7): 667–679

**第2章**

1 K. Sievert, 'Effect of breakfast on weight and energy intake: systematic review and meta-analysis of randomised controlled trials', *BMJ* (2019); 364: 142
2 J. A. Betts, 'Is breakfast the most important meal of the day?', Proceedings of the Nutrition Society (2016); 75(4): 464–474; and K. Casazza, 'Weighing the evidence of common beliefs in obesity research', *Critical Reviews in Food Science and Nutrition* (2014); 55(14): 2014–2053
3 D. J. Jenkins, 'Nibbling versus gorging: metabolic advantages of increased meal frequency', *New England Journal of Medicine* (1989); 321(14): 929–934
4 https://www.nhs.uk/live-well/eat-well/eight-tips-for-healthy-eating/ (12 April 2019)
5 K. Gabel, 'Effects of 8-hour time restricted feeding on body weight and metabolic disease risk factors in obese adults: a pilot study', *Nutrition and Healthy Aging* (2018); 4(4): 345–353; and R. de Cabo, 'Effects of intermittent fasting on health, aging and disease', *New England Journal of Medicine* (2019); 381: 2541–51
6 K. Casazza, 'Weighing the evidence of common beliefs in obesity research', *Critical Reviews in Food Science and Nutrition* (2014); 55(14): 2014–2053
7 J. Kaczmarek, 'Complex interactions of circadian rhythms, eating behaviors, and the gastrointestinal microbiota and their potential impact on health', *Nutrition Reviews* (2017); 75(9): 673–682
8 K. Adolfus, 'The effects of breakfast and breakfast composition on cognition in children and adolescents: a systematic review', *Advances in Nutrition* (2016); 7 (3): 590S–612S

**第3章**

1 J. Levine, 'Energy expenditure of nonexercise activity', *American Journal of Clinical Nutrition* (2000); 72(6): 1451–1454
2 J. A. Novotny, 'Discrepancy between the Atwater factor predicted and empirically measured energy values of almonds in human diet', *Am J Clin Nutr* (2012); 96 (2): 296–301

# 参考文献

**はじめに**

1 Masako, N., 'Dietary walnut supplementation alters mucosal metabolite profiles during DSS-induced colonic ulceration', *Nutrients* (2019); 11(5): 1118

2 J. P. A. Ioannidis, 'The challenge of reforming nutritional epidemiologic research', *JAMA* (2018); 320(10): 969–970

3 D. S. Ludwig, 'Improving the quality of dietary research', *JAMA* (2019)

4 https://blogs.bmj.com/bmj/2019/10/09/bacon-rashers-statistics-and-controversy/

5 Kate Taylor, 'These three companies control everything you buy', *Business Insider* (4 April 2017)

6 Marion Nestle, *Unsavory Truth: How Food Companies Skew the Science of What We Eat*, Basic Books (2018)

7 K. D. Hall, 'Ultra-processed diets cause excess calorie intake and weight gain: an inpatient randomized controlled trial of food intake', *Cell Metabolism* (2019)

8 T. D. Spector, 'Breakfast: a good strategy for weight loss?' *BMJ* (2 February 2019)

9 A. Astrup, 'WHO draft guidelines on dietary saturated and trans fatty acids: time for a new approach?', *BMJ* (2019); 366: l4137

10 A-L. Barabai, 'The Unmapped chemical complexity of our diet', *Nature Food* (2020); 1: 33–37

**第1章**

1 www.choosemyplate.gov

2 www.nhs.uk/live-well/eat-well/the-eatwell-guide/

3 A. J. Johnson, 'Daily sampling reveals personalized diet-microbiome associations in humans', *Cell Host & Microbe* (2019); 25(6): 789–802

4 joinzoe.com/studies

5 S. E. Berry, 'Decoding human postprandial responses to food and their potential for precision nutrition', PREDICT 1 Study, *Nature Medicine* (2020) (in press)

**ティム・スペクター（Tim Spector）**
キングス・カレッジ・ロンドン遺伝疫学教授、英国医科学アカデミーフェロー。双子研究の世界的な権威であり、個別医療や腸内マイクロバイオームの専門家でもある。発表した論文は900篇を超え、グーグルによって被引用件数トップ120人に選出されている。邦訳書に『ダイエットの科学』（白揚社）、『双子の遺伝子』（ダイヤモンド社）、『99％は遺伝子でわかる』（大和書房）がある。

**寺町朋子（てらまち・ともこ）**
翻訳家。京都大学薬学部卒業。企業で医薬品の研究開発に携わり、科学書出版社勤務を経て現在にいたる。訳書にキャロル『科学が暴く「食べてはいけない」の嘘』、ハリス『生命科学クライシス』、デステノ『信頼はなぜ裏切られるのか』、ズデンドルフ『現実を生きるサル 空想を語るヒト』（以上白揚社）、トリー『神は、脳がつくった』（ダイヤモンド社）、キルシュ＆オーガス『新薬の狩人たち』（早川書房）ほか多数。

ISBN 978-4-8269-0226-7

# 歪《ゆが》められた食《しょく》の常識《じょうしき》

## 食品《しょくひん》について聞《き》かされた事《こと》のほぼすべてが間違《まちが》っているわけ

二〇二一年三月二十八日　第一版第一刷発行

著　者　ティム・スペクター

訳　者　寺町朋子《てらまちともこ》

発行者　中村幸慈

発行所　株式会社　白揚社

〒101-0062　東京都千代田区神田駿河台1-7
電話 03-5281-9772　振替 00130-1-25400

装　幀　岩崎寿文

印刷・製本　モリモト印刷株式会社